ママドクターからの
幸せカルテ

子育ても
仕事も
楽しむために

❖小児科医・２児のママ
著　ウェンディ・スー・スワンソン

❖元日本小児科学会会長
総監訳　五十嵐 隆

❖産婦人科医・５児のママ
監訳　吉田穂波

西村書店

息子のフィンとオーデンへ
あなたたちがいてくれるおかげで、世界中のすべての子どもたちの健康を改善しようと、常に励まされています。
どうしようもないほどに、いつまでもあなたたちを愛し、畏敬の念に打たれているママより

Mama Doc Medicine
Finding Calm and Confidence in Parenting, Child Health, and Work-Life Balance

Wendy Sue Swanson, MD, MBE, FAAP
Pediatrician, Mom, Advocate, Author

本書は the American Academy of Pediatrics 刊行の Mama Doc Medicine, 1st Edition, © 2014 Wendy Sue Swanson, MD, MBE, FAAP の翻訳書である。本書に記載されている内容は、the American Academy of Pediatrics により刊行された当時のアメリカ合衆国における状況や実情を反映したものである。本書の翻訳は the American Academy of Pediatrics によるものではなく、翻訳に関する間違い、省略、そのほかの問題に関して the American Academy of Pediatrics が責任を負うものではない。

American Academy of Pediatrics
DEDICATED TO THE HEALTH OF ALL CHILDREN™

総監訳者のことば

米国の小児科医であるウェンディ・スー・スワンソン（Wendy Sue Swanson）医師が著したMama Doc Medicine の日本語版（『ママドクターからの幸せカルテ　子育ても仕事も楽しむために』）が完成したことを心からお慶び申し上げます。本書の翻訳は神奈川県保健福祉局の吉田穂波医師が、母であり医療の現場で活躍する多くの女性医師の協力を得て、2年の歳月をかけて完成に至ったものです。

アメリカでもわが国と同様に、根拠がなく、エビデンスレベルが低く、専門的知識が整理されていない子育て（parenting）や子どもの健康に関する情報が氾濫しています。アメリカでは、出生から3歳までに12回の、3歳から21歳までに毎年1回の定期健診（health supervision）の機会が保障され、わが国以上にすべての子どもの保護者と小児科医との交流の機会が担保されています。それにもかかわらず、保護者や子どもと小児科医との間でこころが通じ合えないことが少なくない実態にスワンソン医師は気づき、母親かつ医師として子育てに関する正しい情報を発信する必要性を感じました。そこで、ブログ（シアトル・ママ・ドック）やツイッター、フェイスブックなどのＩＴツールを駆使してオンラインで子育てについての正しい情報や母親としての悩みや思いについて発信し、その数は4年間で４００以上に及んでいます。それらの記事の中から、読者からよく読まれ、重要な内容を持つ94の記事を厳選し、そこに、新しいアイデアやヒント、画像などを加えたものが本書に掲載されています。記事の多くは子育て、子どもの環境、子どもの病気、予防接種に関するもので、いずれもエビデンスに基づいた科学的事実に根ざす信頼性の高い内容になっています。さらに第4部には小児科医として働きながら子育てをしてきたスワンソン医師のワークライフバランスと母親業に対する深い思いと愛情あふれる記述があり、読者は深い感銘を受けるだけでなく、勇気と安心感が湧いてくることでしょう。私は子育てに悩みながらも思いを巡らせるスワンソン医師がとても思慮に富んだ人だと思いました。

子育てをする医師だけでなく、仕事と子育てを両立させている保護者（母親だけでなく父親）にも本書を読んで戴きたいと願います。

国立成育医療研究センター理事長
五十嵐 隆

目次

第3部 予防接種 257

第4部 ワークライフバランスと母親業 371

ウェンディ・スー・スワンソンという人について

私はいつも、子どもの取扱い説明書がないことを不満に思っていました。子どもの育て方に関する優れた指導書もなければ、病院から赤ちゃんを腕に抱いて帰る前に読むべき入門書もなかったのです。それなら次に必要なのは偉大な小児科医です。

10年前に私の長男が生まれる前、子どもを持つ友人たちは小児科医に「インタビュー」するよう私をせっつきました。そんなこと、これまで思いつきもしませんでしたが、私はジャーナリストとして意見に従うことにしました。何名かの小児科医に試験的に電話をかけてみて、どの小児科診療所もこれから親になる人に向けて、小児科医の哲学や方針について説明を聞く夕方の会を設けていることを知りました。

自分自身が子育てをする上での冒険や不幸を恐れずに共有する小児科医がいますが、最終的には私もそのような医師のもとに落ち着きました。だって私たちは、3キロの塊（赤ちゃん）を人間らしく育て、食べたり、本を読んだり、他人に優しくしたり、片づけたりすることを教えようとしているのですから（この後半部分はわが家で今もなお現在進行形の内容です）。

ウェンディ・スー・スワンソンは、そんな小児科医です。彼女は、医療関係者に最も読まれている医学書から研究結果を引用しつつ、これらの統計結果を実生活に即したものにしようとしています。私が太平洋岸北西部に移り住み、子育てと小児医療について書き始めたとき、何度となく彼女のブログ「シアトル・ママ・ドック」に行きつきました。そこには役に立つ情報がぎっしり詰まっていて、語り口は率直できびきびしていながらも、思慮と洞察力に富んでいます。彼女が書いたものを読みながら、彼女が知り合いであるかのように感じました。でも、同じ町に住んでいたにもかかわらず、ワクチン接種に抵抗のある親たちの調査をするときまで、私たちが出会うことはありませんでした。ワクチン接種に対する躊躇は、ウェンディが熱意を持って取り組んでいるテーマのひとつです。彼女は、予防接種を受けさせる親の率が最も高い小児科医であることを誇りとしています。それは彼女が親に罪悪感を感じさせているからでも予防接種を強要しているからでもありません。彼女が親の心配に対し心を開いて共感している結果なのです。

ワクチン反対論者である女優のジェニー・マッカーシーが、『オプラ』〔テレビ番組〕で自分の息子がワクチンのせいで自閉症になったと話した朝、ウェンディは1歳児健診に来た赤ちゃんを診察しました。赤ちゃんの母親はその番組を見て、ワクチンを怖がっていました。ウェンディは、それを笑い飛ばすのでも、統計や予防接種制度を紹介しながらマッカーシーの言葉を冷笑するのでもなく、母親の話を傾聴しました。うなずきながら、母親の目を見ながら。そして、ワクチンと自閉症の関係を調べた研究結果では、これらの間にはっきりとした因果関係がないということがわかっていると伝えました。国内外の研究結果を知っている小児科医として、自分自身も2人の子どもたちにすべてのワクチンを受けさせたということも付け加えました。彼女は、その母親に自分は無知で愚かだと感じさせることはしませんでした。その代わり、母親に共感して、「私も子どもたちが予防接種を受けたときにそのことを考えたわ」と言いました。「私は科学的なことを知っているけれども、やっぱり母親であり、子どものことを心配しているのよ」

彼女のそんな正直さが、予防接種についての事実と相まって、状況を変えました。その母親はまだ喜んでワクチンを打ちたいという感じではありませんでしたが、ウェンディがあえて彼女自身の母親としての弱さを見せようとしてくれたのを見て、子どもに予防接種を受けさせたのです。

本書にはこのような寛容さと誠実さが満ちています。細菌やバウンスハウス、大泉門、分離不安、そして毛じらみについてのエッセイもあります。そして、ヘルスケアを改善する触媒としてソーシャルメディアを熱心に支持する彼女らしく、本の中にはツイッターのつぶやきや子どもの健康上の大切なトピックスについて書かれた図などが見開きで散りばめられています。

この本を読めば、ウェンディ・スーが、あなたとあなたのお子さんが子ども時代という迷路を進むときに一緒にいてほしいような、寛大で、誠実で、おもしろくて、心が温かく、信頼でき、頼りになる人だということがわかるでしょう。

ボニー・ロッチマン

ボニー・ロッチマン　Bonnie Rochman
健康分野を専門とするジャーナリスト。『タイム』『ニューヨーク・タイムズ』『ウォール・ストリート・ジャーナル』『サイエンティフィック・アメリカン』などで、子育てや小児医学、また科学に関する記事を執筆。

まえがき

想像を超えた子どもへの愛：現代の子育て、ブログ、ミッション、その他

私たちを夢中にさせるのは、子どもへの、想像を上回る愛情やおさえきれない笑み、無条件の愛です。子どもの前では、果てしない愛も可能だと思えます。場所や方法に関係なく、子どもが生まれてすぐに、親というものが期待以上のものだということに心打たれることでしょう。私たちは生まれて成長していく子どもと一緒に過ごす日常生活の中で、しばしば息がつまりそうになってしまいます。私は小児科医として、母親としてすぐに、子育ては全力投球かつフルタイムの並々ならぬ仕事だということに気づきました。

もちろん親になることは貴重な体験である一方、棘《とげ》のあるバラです。精神的にも肉体的にも簡単なことではありません。子育ては、ある意味恐ろしいだけではなく、激しい痛みも伴うものです。私たちの人間としてのもろさは子どもが生まれるのを待つようになったときからどんどん高まっていきます。

人は若いときに、男女間の真実の愛は心の中の非常に大きな部分を占めることを知ります。しかし、親になると、子どもへの愛がそれ以上に大きな部分を占めることを学ぶのです。

私は、自分が発信するようになるずっと以前に、オンラインで書かれていることに注意を払ってきました。私が親になることや小児科医であることについて書き始めたのは、公的には２００９年の秋

ということになっています。私がソーシャルメディアのツールを使って考えを書いたり記録したりしようと思い立ったのは、オンライン上で広まり始めた迷信にフラストレーションを感じたからです。その迷信は主にワクチンの安全性に関することでしたが、安全な睡眠や食事、子育てスタイルに不可欠なこと、といった分野にまで不正確な内容がじわじわと浸透していました。本能に関することや母親のあり方からチメロサール〔有機水銀の一種で、正式名はエチル水銀チオサリチル酸ナトリウム。予防接種のワクチンの防腐剤、保存剤としてよく使用されている。アメリカでは、予防注射液中のチメロサールが原因で自閉症になった、という訴訟が続いている〕にいたるまで、根拠がなく、大量の研究に基づく専門的知識が整理されていないような話をたくさん聞きました。そしてだんだん、心が通じ合わない患者さんと医師がいるということもわかってきました。子どもをどうケアすればよいか、オンライン上の意見を探している親が増えているということも。そこで、今こそ発言すべきときだと思ったのです。

2006年に最初の息子フィンが、2008年に2人目の息子オーデンが生まれ、親業が私の人生の中心になりました。友人たちのように、ぞっとするような逸話にどんどん影響されるようになりました。不正確な言葉や恐ろしい話も聞きました。頭ではその信憑性を否定できても、心の中ではその恐ろしい力の影響を振り払うことはできませんでした。

でも私はラッキーでした。幅広い訓練を受け、現在進行形で小児科診療をし、医学部以来の素晴らしい指導者たちがいるおかげで、小児科の病気の予防法についての科学的な知識が今なお手の届く範囲にあったからです。一方、診療の中で出会った多くの親は私と同じデータにアクセスできず、科学的知識についても私と同じような価値を見出せないと言っていました。フェイスブックのフィードに入ってくるメッセージや、メールの受信トレイのリンク、診察室での親の心配相談が増えれば増えるほど、これ以上ただ座っているわけにはいかないと気づきました。科学的事実を診療の第一線にもっていき、友人や同僚やクリニックの家族、同業の医師たちと一緒に、より思慮深く建設的な方法でオンラインに参加する取り組みを強化するべきだと思ったのです。

私は、現代のソーシャルツールをもっと上手に活用していきたいと思っています。医師として、私はベストなタイミングで生まれたのではないかと感じています。

2009年の春、私は、信頼でき、科学的根拠に基づき、そして情熱を持った子育て情報をリアルタイムで提供するチームを作ろうとシアトル小児病院に提案しました。10秒のサウンド・バイトでも10分のテレビニュースでも、10日遅れのイブニングニュースでもなく、オンラインでリアルタイムに対応しようと思ったのです。すべてのメッセージを管理し、すべての事例をブログやツイッター、フェイスブックを使って外に発信しました。

私は親であり小児科医であることを自分がどう思っているのか、ありのままをみなと共有したいと思いました。親子に、説教じみた話ではなく現実的な話をしたかったのです。

シアトル小児病院と私はブログの監修についての方向性を決めました。それは誰の検閲も受けず、組織的に考え出され、そして本音で伝えるということです。そのとき、デーヴィッド・ペリーが病院の広報室にいました。彼は前職でマイクロソフト社とクラニウム社で働いていて、インターネットによって引き起こされる過剰な情報の渦をよく知っていました。幸先の良いことに、私のミッションである病院外の診療についても信頼を置いてくれていました。誰かに昔言われたことがあります。デーヴィッドと気が合うんじゃないの、彼はあなたと話すスピードが同じだよ、と。確かに、彼と会ってみると、私たちが子どもたちすべての人生を良くしたい、という共通のミッションを持っていることがわかりました。だからこそ私たちは、すぐに意気投合したのです。彼は私にとってなくてはならない援護者になりました。私は親について、小児科学的研究について、子育てに関する幅広いトピックについて、自分の経験を書き始めました。

４年間に４００以上の記事を経て、シアトル・ママ・ドック（www.seattlemamadoc.com）というブログはシアトル小児病院のウェブサイトで今も毎週続いています。議論が分かれる育児法に関するトピックは、火消し役のように医学雑誌で新しい知見が出されてもまだ根強く残っていますし、話題には事欠きません。息子たちは毎日、現代の子育てについての話題や気づき、ヒントを、きりがないくらい提供してくれます。

この本に載せた記事は、最もよく読まれたものに新しいアイデアやヒント、解説画像を加えて書き下ろしたものです。これらの大事なテーマに再び光が当たってうれしく思いますし、この本を出してくれたアメリカ小児科学会には、心から感謝しています。

もちろんこの本は科学的な内容ばかりではありません。２人の息子が3歳以下のときに書き始めたブログですから、私は日々健康を保つことと格闘し、忙しい家庭生活と折り合いをつけることにもページを割《さ》きました。働くすべての親にとって、ワークライフバランスへの挑戦は切っても切り離せません。働きながら子育てをするという厳しい試練に対する私からのヒントが、あなたが心穏やかでいるために役立てばと願っています。外で働きながら子育てをする親のいら立ちに対する、簡単な解決方法などはありません。でも、混沌としたスケジュールの真っただ中にあっても、心の底からの喜びをたくさん見つけることができるので、この状態をもっと良いものにしようと繰り返し取り組み続けていくことができるのです。そして、息子たちの成長にあわせて、私は日々違った形の大仕事に向き合うことになるのです。

ウェンディ先生のツイート

子どもたちは何でも覚えていると気づいたとき、あなたは子育てがとても大事な仕事であるという現実に思いいたることでしょう。

第1部　日常の中での予防策

どうしたらいいの？

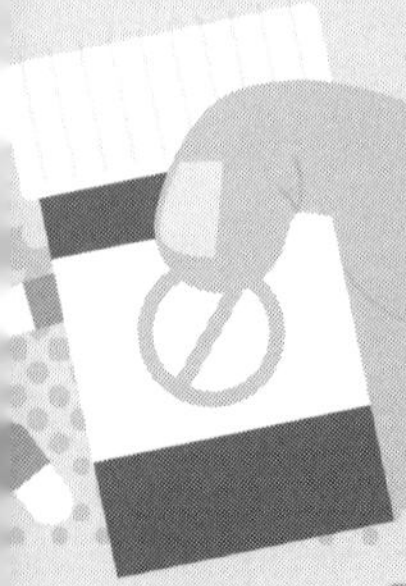

薬や治療に頼る誘惑に**負けないで**

2011年の小児科学会誌掲載論文で、15の大規模研究（約1000人の赤ちゃんを含む）で次の方法の効果が検証されました。

砂糖水・ブドウ糖水　ベビーマッサージ　プロバイオティクス　ハーブのサプリメント　整体治療

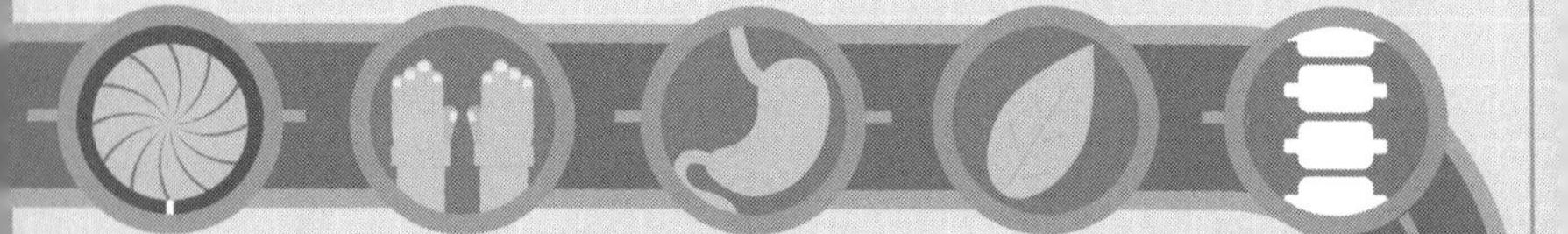

結果は？

いずれの方法も泣きやませることには役立ちませんでした

けれど、なかなか落ち着かない赤ちゃんには、以下の「3ステップ・アクションプラン」がよく効きます。

赤ちゃんが好きな方法で、歩いたり、話したり、なだめてみましょう。

それでも赤ちゃんが泣き続けたら、いらいらするのは当然のことです。そんなときには、赤ちゃんをベビーベッドに戻し、自分が少し休息をとってもいいのです。

もしいらいらして頭にきたら、赤ちゃんをベビーベッドに仰向けに寝かせて、その場を離れましょう。パートナーと交替で対応しましょう。絶対に赤ちゃんを揺さぶらないで！

出典
www.pediatrics.org/content/127/4/720.full
www.purplecrying.info/what-is-the-period-of-purple-crying.php

赤ちゃんが泣いてもあわてないで

どんな赤ちゃんでも泣きます。それは赤ちゃんであることの証です。それでもやはり、その泣き声にいらいらし、本能的になんとか泣きやませたいと思うものです。ですから、同じ「泣く」でも幅広い正常域があること、どんなときに気をつけなければいけないのかを知っておくことが大切です。

幅広い正常域

「どうしても泣きやまない」号泣は、赤ちゃんのぐずりの **5〜15%** に見られます。

赤ちゃんは、生後 **2 週間**から徐々に泣くことが増え、**6〜8 週**にピークを迎えます。

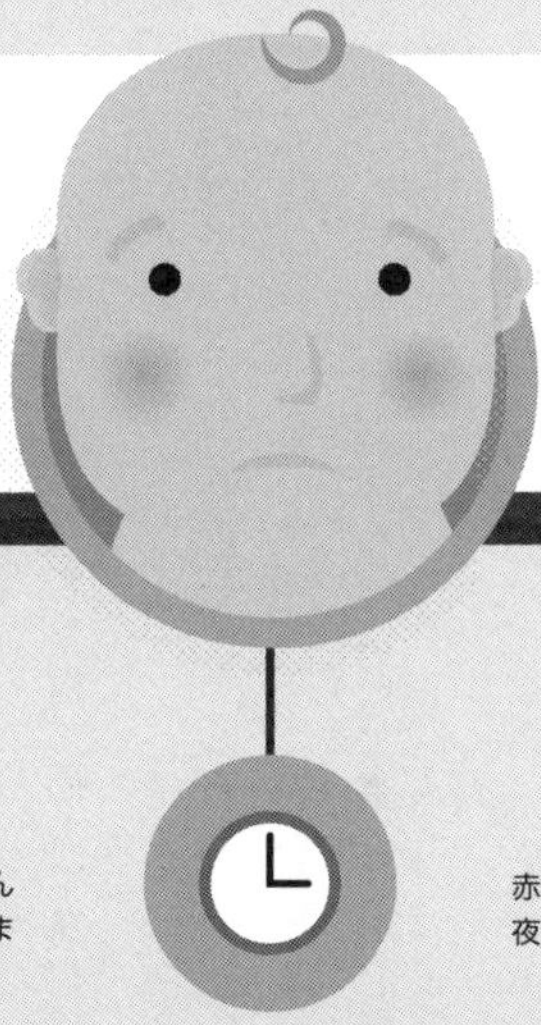

そして、だいたい生後 **3〜4 カ月**で劇的に改善します。

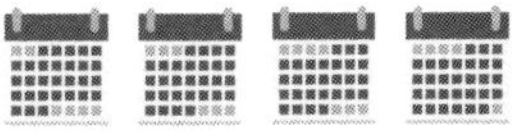

ほとんどの赤ちゃんは突然泣き出し、どんなに落ち着かせようと努力しても泣きやまないことがあります。

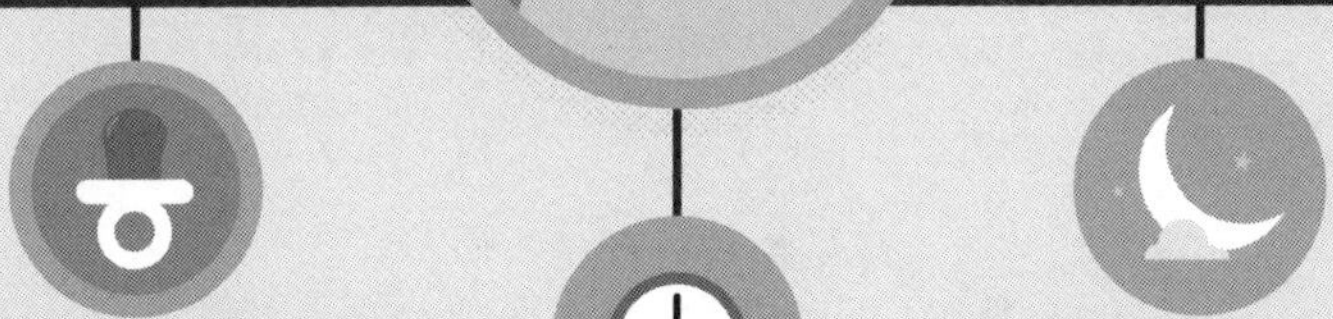

赤ちゃんはみなが疲れ切っている夕方から夜に泣くことが多いようです。

正常で健康な赤ちゃんであっても、1 時間以上も延々と泣き、痛がっているように見えることがあります。

これはコリック？

コリックは慣習的に「3 の法則」で定義されています。

あなたの赤ちゃんが泣くのは

3	3	3
1 日に 3 時間以上？	1 週間に少なくとも 3 日以上？	3 週間以上連続で？

「3 の法則」で家族がコリックに気づくことができても、結局のところ、コリックだとわかったところで赤ちゃんを泣きやませることができるわけではありません。

はじめに

小児科医の多くは治療を最小限にとどめたいと考えています。私たちは、抗生物質の処方は最小限にし、CT検査はなるべくオーダーせず、患者が救急外来をできる限り受診しなくてもいいように手助けするような医師でありたいと思っています。また、子どもたちが不必要な害を被ることなく育ってほしいと願っています。総合小児科医の大きな役割は、研究で裏付けられた予防策について、家族が知るのを手助けすることです。

多くの場合、介入が少なければ少ないほど健康を保つことができます。そのための幅広い正常域を知るには、経験と結びついた専門知識が必要です。何も、小児科医はあまり色々と気にかけることはないと言いたいのではありません。細かく調べるべきときと、その必要はないときを見極めることに注意を払う方が良いと言いたいのです。

もちろん親も、その気持ちは同じです。

子どもの回復力は驚くべきものです。親としての私たちの役目は、そのための最善の環境を用意することです。親であれば、子どもたちの苦しみや痛み、病気を最低限におさえられるよう、予防策を講じたいと考えています。また、最善を尽くしたと信じたいですし、忍び寄る罪悪感を払拭したいと思うものです。

第1部「日常の中での予防策」では、最近の研究を提示し、現場やインターネット上の経験をつなぎ合わせて様々なアイデアを提供することで、子どもたちが守られ、健やかに成長するための一助になればと思います。シラミの感染対策から、買うべき日焼け止めについてのアドバイス、よく泣く赤ちゃん、そしてテレビの見すぎまで、みなさんが正しい選択を知っていることで前に進めますように。

1 頭の「柔らかい部分」の科学

赤ちゃんの頭の一番上にある骨の隙間をなでることが、私は大好きでした。なぜなのかはうまく言えませんが、そこは、赤ちゃんらしさを存分に感じさせる場所のように思えたのです。その柔らかい部分をなでることが、わが子に乳児の名残があり、私に赤ちゃんと過ごす日々がまだ残っていることを確かめる方法だったのです。私の息子オーデンが1歳になり、みるみるうちに赤ちゃんらしくなくなっていくのを感じ始めた頃、私は患者さんたちが彼のことを尋ねると、いつもその柔らかい部分について話したものでした。そうすることで、まだしばらく彼が赤ちゃんでいてくれて、家で朝から2人の大きな少年と過ごしていると感じなくても済むと思ったのです。

わが子の成長を純粋にうれしく思う一方で、成長につれ赤ちゃんらしさが減っていくことを寂しく感じる、相反する気持ちがあります。親というものは本質的に、日々を重ねる中で、不安・恐怖・恐れ・慈しみ・楽しみがごちゃ混ぜになっていくものなのでしょう。赤ちゃん期の大切な時間がなくなってしまうことを嘆く一方で、わが子が新しいことを色々経験してくれることを願ったり。まだ幼いわが子がいつか家を出て大学へ巣立って行くことを考えて心穏やかでいられないときに、頭の「柔らかい部分」が随分役に立ってくれました。

わが子の成長を純粋にうれしく思う一方で、成長につれ赤ちゃんらしさが減っていくことを寂しく感じる、相反する気持ちがあります

新しく親になった人の多くは、よく頭の柔らかい部分をどうケアすればいいのか尋ねます。1歳まではその質問は赤ちゃんの前頭部にある柔らかい部分、つまり大泉門《だいせんもん》についてでした。どこかから鉛筆が飛んできて大泉門に当たったら、または強く押して大事な何かをつぶしてしまいやしないかなどと考えだしたら気が気でないでしょう。でも私自身、そのようなことは、経験したことも見聞きしたこともありません。

柔らかい部分（泉門）の役割

- 産道を通過するときに頭が強く圧迫されても大丈夫なように、生まれたばかりの赤ちゃんの頭には柔らかい部分（泉門）が6カ所あります。
- 普通は、出産直後に小児科医や両親が指で確かめられる泉門は2カ所（頭の額に近いところと後頭部）だけです。そして生後1カ月には額に近い方の一カ所、つまり大泉門しかわからなくなります。
- 90％の子どもでは、大泉門は生後9～19カ月の間に閉じます。

大泉門はふつう菱形ですが、必ずしも触って菱形とわかるわけではありません。大きさは赤ちゃんによって異なり、大きければ幅数センチ、小さければほんの指先程度です。

小児科医、親、親戚、近所の人、店員などはみな、大泉門に興味津々で、あなたが止めようとしても赤ちゃんの頭の柔かい部分を触ります。赤ちゃんの柔らかさを感じることができる場所だからでしょう。成長と可能性が赤ちゃんの小さな頭に秘められているのです。夜中の2時にひとりで大泉門のことをあれこれ考えているのは、あなただけではありません。オーデンが生まれたばかりの頃、大泉門に関して安心感を得るために、私は2回も小児科医を訪ねました。なぜって、とても大きかったからです！　友人の小児科医は、きっと私がどうかしていると思ったことでしょう。私にもっと分別があってしかるべきだと彼女が考えるだろうと思い、尋ねていいものかどうか迷ったのを覚えています。彼女は私を安心させてくれました。オーデンはちゃんと成長している、頭の成長も大丈夫、すべて順調よ、と。彼女、ケリー・エヴァンスは、頭蓋骨《とうがいこつ》や顔面を専門とする小児科医ですが、自分の息子を出産したときには彼女も他のたくさんの母親と同じように大泉門が気になり、小児科医へ質問したそうです。

小児科医は、健診では必ず赤ちゃんの頭と大泉門の大きさを診ます。小児科医が頭蓋骨や顔面の専門家を紹介することはめったにありません。エヴァンス医師が頭蓋骨の専門家として診察をするときは、大泉門だけではなく、赤ちゃん全体の発達の様子を十分に見て評価します。「大泉門に関しては、頭の形、発達の度合い、頭囲などをすべて考慮に入れて判断します。赤ちゃんの頭がどのように成長しているのかを診るのです」と彼女は言います。ここまで色々お話しましたが、大泉門が健康上の問題を示すことはめったになく、むしろ健康であることの証となっています。

大泉門に関するもっと詳しい説明

- 大泉門は頭蓋骨の4つの骨が結合する部位です（左右の前頭骨《ぜんとうこつ》、左右の頭頂骨《とうちょうこつ》）
- 大泉門はもろいわけではありませんが、物をぶつけたりするのは望ましくありません。大泉門の部分には脳と外の世界を隔てる丈夫な骨がないので、柔らかくて傷つきやすいのです。何層にもわたる丈夫な組織によってその部分が守られ、解剖学的にうまい仕組みになっています。
- 大泉門には2つの役割があります。頭蓋骨の隙間が完全に閉鎖する前に脳が急速に成長することができ、弾力性のあるクッションともなります。
- 赤ちゃんがよちよち歩きを始めて転んだときなど、大泉門のおかげで頭蓋骨がわずかに動き、頭をぶつけたときの衝撃を吸収してくれます。
- 赤ちゃんが静かにしているとき、脳の血流のために大泉門がわずかに拍動するのが見えることがあります。

大泉門に関しては、ただ大らかに見守るだけでよく、あまり難しく考える必要はありません。ただし、鉛筆が飛んできたり、というようなことには気をつける必要があるでしょう。

CTスキャン画像を三次元再構築したもので、菱形の形をした大泉門をちょっと見てみましょう。

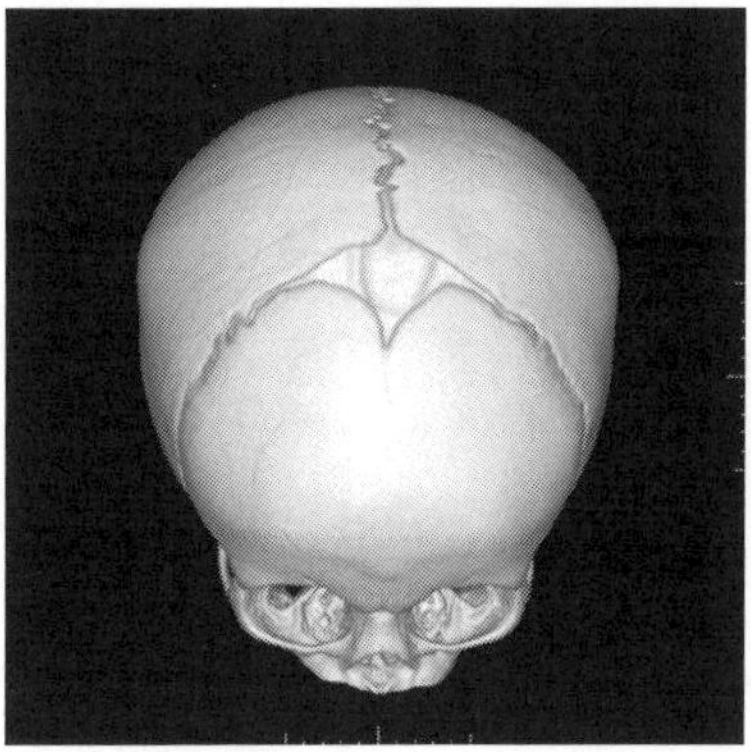

Jonathan Swanson, MD, Seattle Children's Hospital

おさえておきたい **ポイント**

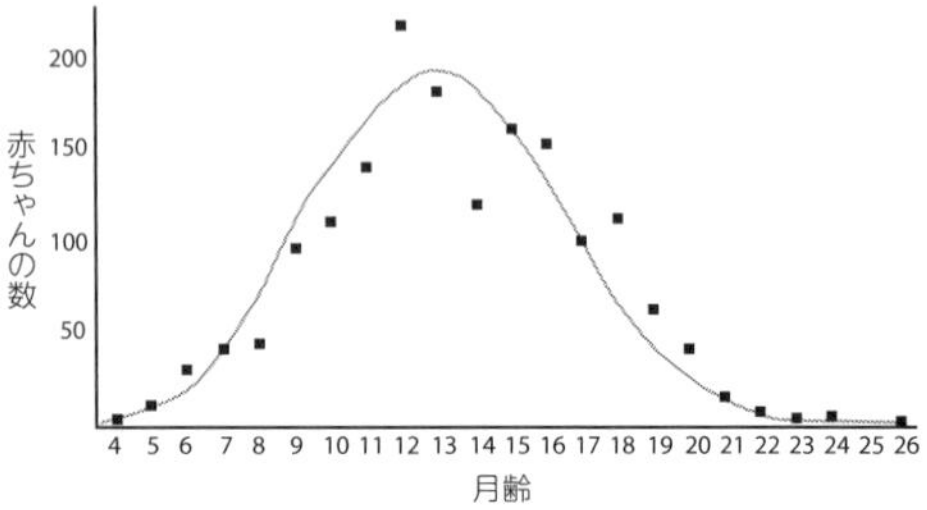

大泉門が閉じた月齢

Source: Aisenson MR. Closing of the anterior fontanelle. Pediatrics. 1950;6(2):223－226

基本情報：大泉門の90％は、生後9～19カ月の間で閉じます。

大きさと形：大泉門の大きさは様々なので、他の赤ちゃんと比べないようにしましょう。たいていは菱形で、幅が数センチのものから指先程度の大きさのものまであります。

大泉門が閉じる時期を調べた唯一の研究（１９４９年のもの！）を紹介します（上の図を参照）。

②赤ちゃんにスプーン1杯の乳酸菌をあげましょう

私は子どもにプロバイオティクスを与えるべき、という考えをますます強くしています。ただし、あらゆる食品に添加したりすべての子どもに与えたりというわけではなく、ましてや飲料水にプロバイオティクスを加えるという考えはありません。プロバイオティクスとは体に良い影響を与える生きた微生物のことで、普段の食事を補うために使われ（アメリカでは通常ラクトバチルス・アシドフィルス〔好酸性乳酸菌〕）、最近は手に入れやすくなり、多くの医師がすすめています。近年、微生物が健康に果たす役割が注目されています。プロバイオティクスは役に立つ腸内細菌を増やしつつ有害な腸内細菌を減らして、腸内環境を改善すると考えられています。腸内細菌は腸内環境の健康に役立っていますが、私たちの消化管に住む細菌の量は、病気や抗生物質の使用、食事内容、または生活環境などで変わると言われています。自分たちが食べるものや旅行先で飲む水が、腸内細菌に影響します。ある研究では、体の中に住む細菌の種類が、湿疹やアレルギーや喘息《ぜんそく》など腸以外の部分の病気に影響していることをつきとめました。

子どもでは、急性下痢症のときにプロバイオティクスを補うと、下痢の回数と日数が減って回復を促す可能性があります。過去の研究によると、病気のときにプロバイオティクスを摂取すると、病気からくる下痢の日数が1日減り、発症2日目からの下痢の回数が1、2回減りました。子どもが抗生物質を内服する際にプロバイオティクスを摂取すると、下痢の発症を防ぐとも言われてます。

実際には、私たちが下す多くの決断が体内の細菌叢に影響しています。たとえば、生後1週間では、帝王切開で生まれた赤ちゃんと自然分娩で生まれた赤ちゃんの便では、細菌の量や種類が異なっていることが知られています。つまり、生まれた最初の最初から、自分自身（または親）が決断したことによって体内環境は変化するのです。そして、これが最終的に健康に影響を与えます。

プロバイオティクスはヨーグルトなどの食べ物に自然に含まれていますが、一部のヨーグルトや商品（粉ミルク）は生きた乳酸菌を強化しています。また、ラクトバチルス（または他のプロバイオティクス）入りカプセルを薬局や健康食品店で買うこともできます。それらの商品が含むプロバイオティクスの量や効果に関しては議論のあるところです。プロバイオティクス・サプリメント（や強化商品）はアメリカ食品医薬品局の認可を受けていません。カプセルひとつまたは一包みの商品当たり、実質どのくらいの量のプロバイオティクスが含まれているのかは不明で、商品や製造時期によりばらつきがある可能性があります。もし、含まれているのが死菌なら、体内環境を変える効果はほとんどないでしょう。サプリメントに含まれる菌が生きているのかどうか、消費者が知るすべはありません。

アメリカでのプロバイオティクス・サプリメントは種類に限りがありますが、より良い健康のために子どもの体内細菌を変えてゆくことに関する文献や研究はとても魅力的で、今後も発展するでしょう。アメリカの子どもに対して、乳酸菌以外のプロバイオティクスを与える研究はほとんどありませんが、ヨーロッパの研究者から多くを学ぶことができます。健康な免疫機能を持つ子どもにプロバイオティクスを与えても、危険性はほとんどありません。しかし、小児医療においては、どんな治療も危険性はゼロとは言えません。激しく泣くことが多い子どもにプロバイオティクスを与える研究が複数の医師によりなされ、初期に投与することの効果がわかってきました。

イタリアで２０１０年に行われた研究では、神経質で激しく泣くことが多い赤ちゃんへのプロバイオティクス投与の効果を調べました。その結果、母乳育児の赤ちゃんにラクトバチルス・ロイテリという乳酸菌を毎日投与すると効果があることがわかりました。ヨーロッパではアメリカよりもプロバイオティクス関連商品は厳しく品質管理されており、同じ内容の商品をアメリカで手に入れることができないため、このイタリアの研究結果をそのままアメリカの赤ちゃんに当てはめることはできません。この研究の内容を紹介します。

- コリック（激しく泣くこと）は次の**3の法則**で定義されます。**生後3カ月未満で、1日3時間以上泣き、週に3日以上泣くのが、少なくとも3週間以上続く**。
- 約50人の、完全母乳でコリック持ちの赤ちゃんをランダムに2つのグループに分け、ひとつのグループへはプロバイオティクスを含まない偽サプリメントを毎日投与し、もうひとつのグループには乳酸菌を毎日投与しました。親も研究者も、どの赤ちゃんが本物のラクトバチルスを投与されているのか知らされていませんでした（二重盲検試験）。
- プロバイオティクスを投与されたグループの赤ちゃんでは、偽サプリメントのグループと比べて、試験最終日21日目までに1日当たりの泣く時間が明らかに減少しました。
- 研究終了時点までには、どちらのグループの赤ちゃんも泣く時間が減少しました。
- 研究者たちはまた、両グループの赤ちゃんの便を分析して、便の中の細菌の量や種類が異なることを明らかにしました。プロバイオティクスを投与されたグループの赤ちゃんの方が、便の中に含まれる乳酸菌の量がはるかに多かったのです。

・研究者たちは、腸内環境（細菌、アンモニア濃度など）の変化が、赤ちゃんの〝お腹の感覚〟を変えて、泣き方に影響するのだろうと考えました。

細菌を赤ちゃんに投与することで泣き方が和らげられるのかを証明することは難しいのですが、前述の研究によると、投与されたグループとそうでないグループで大きな違いがありました。わが子に細菌を与えるなんてちょっと想像できないかもしれませんが、私たちがそのメリットを色々説明すると、多くの親が安価で投与しやすい（何にでも混ぜられる）乳酸菌サプリメントを自分の子どもに与え始めました。もしも、あなたの赤ちゃんがとてもよく泣く子でコリックが心配であれば、乳酸菌サプリメントを与え始めることをかかりつけ医と相談してみてはいかがでしょうか？　危険性も低く、かつ泣き方が和らぐのは、みなにとって喜ばしいことでしょう。私は神経質な赤ちゃんにプロバイオティクスを与えても害はないと考えますし、本当に役に立つことを実感できるでしょう。さあ、スプーン１杯の乳酸菌を赤ちゃんにあげましょう。

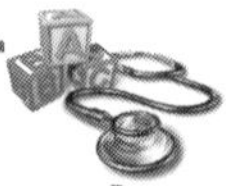

おさえておきたい **ポイント**

基本情報：自然分娩で生まれた赤ちゃんの体はお母さんの産道を通るため、微生物で覆われています。帝王切開で生まれた赤ちゃんの体は、大人の皮膚表面によくいる微生物で覆われています。

補足情報：プロバイオティクス製剤はカプセルや粉の形で市販されています。カプセルを開けて中の粉末を柔らかい食べ物に混ぜ込んだり、母乳や粉ミルクに混ぜて飲ませることもできます。

研究結果：乳酸菌は急性感染性下痢症の治療として安全かつ効果的に使用できます。

3 ちょうどいいさじ加減とは

親になったばかりのときは、違う種類の粉ミルクを混ぜて使ってもいいのか不安に思うことがあるでしょう。粉ミルクの種類を変えると、赤ちゃんが落ち着かなくなったり、ウンチの様子が変わったり、具合が悪くなったりするのではないかと悩みます。

分量の指示に従っていれば、粉ミルクを混ぜ合わせることはまったく問題ありません。ミルクを吐いたりお腹にガスがたまることは、粉ミルク中のタンパク質とは関係がありません（牛由来の粉ミルク、大豆由来の粉ミルク、低アレルゲンミルクではタンパク源は大きく異なります）。ときに粉ミルクの種類を変えると赤ちゃんの具合が良くなり、親が安心することがあります。赤ちゃんがあまりにもたくさんゲップをしたり、いらいらしたり、吐いたりして心配なとき、粉ミルクの種類を変えることで何が問題だったのかが明らかになることもあります。

健康な赤ちゃんに色々な種類の粉ミルクを試してみてもいいですが、そうしなければならないわけではありません。

哺乳瓶で1回分のミルクを作るとき、半分をAというブランドの粉ミルク、残り半分をBというブランドの粉ミルクにしても大丈夫です。今週は○○、来週は△△、再来週は××、その次は◎◎、というようにどんどん変えたり、そのとき手に入りやすいものを購入して使っても問題ありません。

健康な赤ちゃんに色々な種類の粉ミルクを試してみてもいいですが、そうしなければならないわけではありません

とはいえ、何度も変更するのをすすめるわけではありません。ゆっくり構えて、赤ちゃんが落ち着くのを待ちましょう。1回1回のウンチの様子で判断するのではなく、ひとつの種類の粉ミルクを最低1週間から2週間は続けてみましょう。

私の親友のひとりが母乳ではなくミルクで育てたとき、オーガニックの粉ミルクを飲ませると赤ちゃんが便秘になり、普通の粉ミルクでは便秘にならないことに気がつきました。彼女はできるだけ赤ちゃんにオーガニックのものを与えようと決めていたのですが、赤ちゃんが便秘で苦しむのは耐えがたかったようです。

こういうときには、物事を完璧でなくてもそれに近い状態、または「ちょうどいいさじ加減」で調整する、という考え方が必要です。ある夜、その友人が、「粉ミルクを混ぜたことはないけれど、それを与えたら赤ちゃんがどうなるのか確かめてみたい」とメールをくれました。彼女ならうまくやるでしょう。そしてやっぱり！　彼女は「ちょうどいいさじ加減」で作った粉ミルク（オーガニックのものを半分、普通のものを半分）で赤ちゃんのお腹の調子が良くなることに気がつきました。固かったウンチと便秘が、「ちょうどいい具合」に作った粉ミルクで良くなったのです。

このことは赤ちゃんにとっても小児科医にとっても、赤ちゃんのことが心配でたまらないママにとってもうれしいことです。

使い切れるのか、節約になるのか気にしながら店頭でセールになっている粉ミルクを買うことも多いでしょう。それでもきっと大丈夫。日により粉ミルクの種類を変えても、赤ちゃんに危険はないのですから。

母乳育児の場合でも、お母さんは毎日同じものを食べているわけではないので、赤ちゃんは毎食ちょっとずつ違う味のミルクを飲んでいることになります。脂肪、カロリー、タンパク質の量などは一定でも、味や香りは違います。授乳のたびにちょっぴり違うレシピなのです。

●「ちょうどいいさじ加減」で調合するときの約束事

- 砂糖・果汁・牛乳は決して加えないこと。
- 触らぬ神に祟りなし。何も困りごとがなければ、粉ミルクを変える必要はありません。
- 薄めたり濃く作ったりしないこと。表示されている作り方の指示に従い、備え付けのスプーンを使いましょう。
- 私の考えでは、アメリカでは水道水でミルクを作っても構いません。けれども、水道水の中のフッ素を、粉ミルクを通じて与えることを避けたいと思うご家庭もあるでしょう。アメリカ疾病予防管理センターは、粉ミルクを作るためにわざわざペットボトルに入った蒸留水を購入したり、湯冷ましを用意する必要はない、としています。もし希望されるのであれば、フッ素は浄水器で取り除くこともできます。

・粉ミルクを変えたことで赤ちゃんがとても不機嫌になったり、具合が悪くなってしまったり、あるいは新しい粉ミルクが合うかどうか不安であれば、あなたの赤ちゃんにとって最適なミルクを選ぶことを、かかりつけの小児科医と相談してみてください。
・生後12カ月までは赤ちゃん用粉ミルクだけを与えること。最初の誕生日までは、牛乳やその他のミルク代用品とは混ぜないこと。

粉ミルクに関する大事なこと

アメリカ小児科学会（AAP）は、『赤ちゃんと子どものケア：誕生から5歳まで』（未邦訳）とウエブサイトHealthyChildren.orgに基づき粉ミルクに関する情報を発信しています。参考にして下さい。

新生児と乳児の健康に対する安全基準を維持するために、アメリカ議会は粉ミルクに対する法を制定し、アメリカ食品医薬品局がすべての粉ミルクを検査しています。粉ミルクには何種類かあります。

牛乳由来の粉ミルク

・販売されている中で最も一般的です。
・安全かつ消化しやすいように大幅に改良された牛の乳から作られています。乳児の健やかな成長と発達に必要な栄養素をできるだけ母乳に近い配合で含むように作られています。
・現在AAPは、人工乳と混合乳で育てられている新生児と乳児には1歳まで鉄分が強化された粉ミルクを使うようすすめています。便秘を不安視する母親もいますが、粉ミルクに含まれる鉄分量で便秘が生じることはありません。

・ほとんどの粉ミルクにドコサヘキサエン酸とアラキドン酸が添加されています。これらは脂肪酸の一種で、乳児の脳と眼の発達に重要と考えられています。

低アレルゲン化ミルク

・タンパク質成分が消化されやすいようにあらかじめ低分子化されています。

・家族歴などからアレルギー素因が強く疑われる新生児と乳児で4～6カ月間母乳から遠ざかっていた場合は、低アレルゲン化ミルクだけを与える、または一部に取り入れることで、湿疹やアトピー性皮膚炎の発症を予防または遅らせる可能性があると報告されています。

・蕁麻疹《じんましん》・鼻汁・下痢などを引き起こす食物アレルギーを持つ乳児の9割に効果があると言われています。

・通常の粉ミルクに比べ費用がかさみがちなため、必要な場合のみ購入するのがいいでしょう。

大豆由来の粉ミルク

・大豆由来のタンパク質と、牛乳由来の粉ミルクとは異なる炭水化物（ブドウ糖とショ糖）を含んでいます。

・乳糖不耐症の乳児にすすめられていますが、乳糖が除去された牛乳由来の粉ミルクも市販されています。多くの新生児と乳児では、下痢により消化管の機能が弱まったあと、短期間だけ乳糖を消化できないことがあります。ただしこれは一時的なものであり、ミルクの種類を変える必要はありません。

・成人や年長児と違って、乳児では乳糖の消化吸収が深刻な問題となることは非常にまれです。もし小児科医が乳糖除去ミルクをすすめたのであれば、乳児の成長と発達に必要なすべての栄養素を乳糖入りの通常のミルクと同様に含んでいる、と理解していいでしょう。

・牛乳アレルギーがはっきりしている場合の代用品としてはふさわしくありません。牛乳アレルギーのある乳児の半分が大豆タンパク質にも過敏性を示すからです。

・厳格なベジタリアンの両親は、動物性タンパク質を含まないという理由で大豆由来の粉ミルクを選ぶことがあります。ベジタリアン家庭にとっては母乳が最適ということを忘れずに。
・コリックやぐずりを予防する効果は示されていません。
・AAPの見解では、乳幼児期に、牛乳由来ではなく大豆由来粉ミルクの方が望ましいという状況はほとんどありません。ガラクトース血症というまれな遺伝性疾患の場合は大豆由来粉ミルクが必要です。

特殊ミルク

・特定の障害や病気を持つ乳児のために作られたものです。未熟児専用に作られたものもあります。
・小児科医に特殊ミルクをすすめられた場合、投与量や授乳時間や準備に関する指示に従って下さい。
・いわゆる善玉菌であるプロバイオティクスを強化しているものがあります。また、腸内環境を整える天然食物成分であるプレバイオティクスを強化しているものもあります。

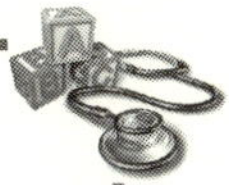

おさえておきたい ポイント

要点：種類の異なる粉ミルクを混ぜ合わせてもいいですが、今の状態で何も問題がなければあえて変える必要はありません。赤ちゃんが元気に育っているのなら、家の中で粉ミルクの実験をすることはないのです。
アドバイス：粉ミルクをフッ素が添加されている水道水で作る場合、赤ちゃんの歯のフッ素症の可能性がわずかに上がるかもしれません。低フッ素のミネラルウォーターで粉ミルクを作るのも一案です。
市販品：フッ素を含まない水、イオン交換水、精製水、ミネラル除去水、蒸留水などの表記のあるボトルはフッ素を含みません。

4 コリック、泣きやまないこと、パープル・クライング期

どんな赤ちゃんでも泣きます。泣くことは赤ちゃんであることの一部ですが、多くの人は心地良く感じません。親としては自分の赤ちゃんに静かにしていてほしいですし、泣かずに済んでほしいものです。本能的にそう思います。赤ちゃんが最もよく泣く時期（生後1～2カ月の間）に親は疲れ切ってしまい、動揺します。親になる過程で最も難しいことのひとつは泣くわが子をなだめることでもあります。

カナダの著名な小児科医のロナルド・バール博士はこのように激しく泣く時期を「パープル・クライング期」と名づけました。まずコリックとその民間療法に関する知見を少しお話ししてから、パープル・クライング期について説明します。そして最後に、医者だけでなく誰かがあなたの子どもはコリック持ちだと言ったときに、それが何を意味するのかについて触れましょう。

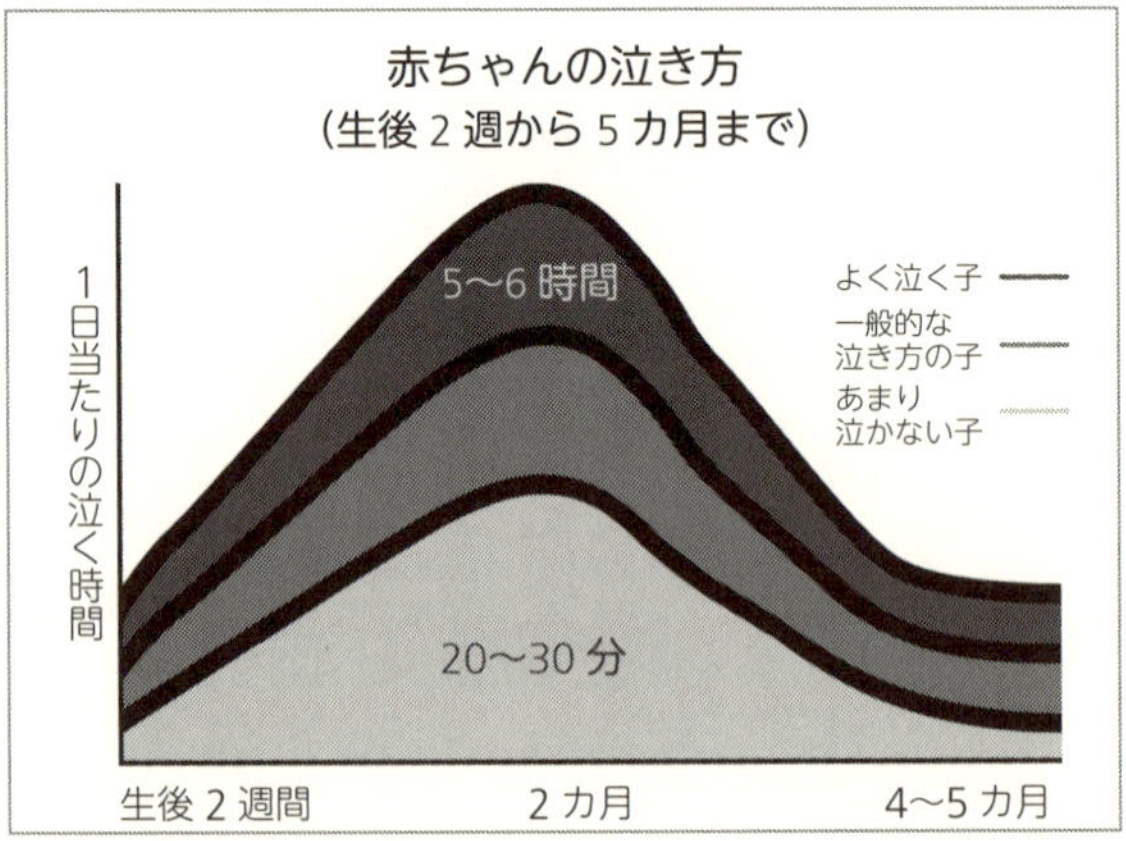

Reproduced with permission from the National Center on Shaken Baby Syndrome

2011年の小児科学会誌で、約1000人の赤ちゃんを対象とした15件の大規模な研究が評価されました。ベビーマッサージ、プロバイオティクス、整体治療、ハーブのサプリメント、砂糖水などの方法が、コリック持ちの赤ちゃんが泣きやむのに本当に役立つのか調べたのです。残念なことに、**どれひとつとして泣きわめいたり大声を出していた赤ちゃんには効果がなかったのです。**

この結果から2つのことが考えられます。まず、赤ちゃんが泣きわめいて親である自分がいらいらしているときに、特効薬と思ってこれらの方法にすがってはいけません。効果があるという証拠は多くありません。次に、「自然の」という言葉を「無害な」や「安全」と混同してはいけません。ハーブのサプリメントや代替療法の多くには「自然の」という言葉が付いていますが、自然だから安全というわけではありません。この15件の研究では、それぞれの治療法の副作用を報告する期間が非常に短かかったため、結果の解釈には限界があります。おそらく副作用はほとんどなかったと思われますが、研究者は確信を持てていません。

乳児に対しては本当に効果的と考えられる薬だけを使いたいものです。

ウェンディ先生のツイート

ベビーマッサージ、プロバイオティクス、ハーブのサプリメント、砂糖水、整体治療のどれひとつとして赤ちゃんが泣くことやコリックを抑えることができませんでした。

落ち着きのない赤ちゃんを前にしたとき一番大切なことは、赤ちゃんをなだめる方法を見つけることですが、いつもうまくいくとは限りません。赤ちゃんがミルクを飲み、ゲップをし、着替えて、温かく気持ちのいい服に包まれているのに、それでも泣き続けているのなら、その理由が何であるのか突きとめるのにすべてのエネルギーを注いではいけません。残念ですが、答えが見つかることはまずないでしょう。むしろ、ゆらゆらする、抱っこする、外を歩いてみる、ベビーカーに乗せてみる、車に乗せてみる、蛇口から水を出してジャージャーという音を聴かせる、体の向きを変えてみる、ちょっとの間ベビーベッドに寝かせてみる、など、どんな方法が役に立つのか探しましょう。いったん状況を変えることが大事で、赤ちゃんと母親どちらにとっても気分転換になります。一番大切なことは、お世話をするあなた自身が、ストレスの多い状況であっても気分を和らげる方法を見つけることです！

●コリックとは？

不思議に思えるかもしれませんが、コリックの診断は実はあやふやなものです。コリックという言葉を使わない小児科医もいます。赤ちゃんの泣き方は千差万別。それでも心に刻みたいことは、**どんな赤ちゃんでも泣く**、ということです。生まれたその瞬間から、赤ちゃんは、肺に残っている水を取り除くために、とても大切な「泣く」仕事をします。泣く時間は生後2週間くらいから増えて6～8週でピークとなり、生後3～4カ月にはだいぶ減ります。コリックは時間と共に自然に減っていくと考えられていますが、すべての赤ちゃんがそうなるわけではなく、とても長い間泣く赤ちゃんもいます。

- コリックは、典型的には「3の法則」で定義されてきました。つまり、生後3カ月未満で、1日3時間以上泣き、週に少なくとも3日以上泣くのが3週間以上続くことです。けれども、なぜ3時間よりも長いか短いかで区別するかにはっきりした根拠はありません。コリックだと判断するのに3の法則は役に立ちますが、コリックだとわかったからといって泣きやむわけではないのです。2時間59分泣くことと、3時間10分泣くことに大きな違いはないですよね？　コリックだと判断することがすべてではありませんが、泣き方にコリックと名前をつけてあげることで親が安心することもあると思います。それによって、今対峙している困難とフラストレーションがはっきりするからです。でも、コリックと「診断」されたからといって、赤ちゃんに問題があるわけではありません。
- 赤ちゃんが泣くのはあたりまえのことである一方、その泣き方は様々です。赤ちゃんの20％以上が特によく泣く、という研究報告もあります。何が普通で何が普通でないのか決めることが難しいため、コリックの定義が定まらないのです。そして親によってわが子の泣き方の受けとめ方が違うこともよくあり、コリックの定義はさらに難しいのです。
- 多くの親と小児科医はコリックを、とても激しく、なかなか止まらない泣き方と捉えています。赤ちゃんの泣きの専門家であるバール博士は、大まかに言って「あやしても治まらない泣き方は赤ちゃんの泣く時間の5～15％で見られる」と語っています。その他の65％が「ぐずり」、35％が「（いわゆる普通の）泣き」だそうです。
- **どんな赤ちゃんでも、とても激しく泣くことがあります。赤ちゃんが、母乳育児で育っていようが粉ミルクで育っていようが、第一子であろうが第二子であろうが、男の子であろうが女の子であろ**

うが、早産であろうが正期産であろうが、違いはありません。激しく泣かれるのは世話をする立場には辛いものです。なぜなら泣くのは親が疲れている時間帯でもある夕方に強まるからです。このことを知っておくのは、コリックを診断したり治療するうえで大切です。赤ちゃんを支えるためには、世話をする人の負担をきちんと理解することが欠かせません。

●コリックや、激しく泣くのは赤ちゃんならでは？

そうです。繰り返しになりますが、泣くことは赤ちゃんの生活の一部です。でも赤ちゃんによって、兄弟姉妹でも、泣き方はそれぞれまったく違います。身長や体重が違うように、泣き方もびっくりするくらい様々です。

●どうしてコリックになるの？

率直に言って、理由はわかっていません。コリックや激しく泣くことの原因がはっきりしていないために、家族に検査（血液や放射線など）と治療はまったく必要ないということをわかってもらいにくいことがあります。コリックや激しく泣くことの一因に、食物アレルギー、粉ミルクが合わない、お腹にガスがたまっている、お腹が痛い、などが考えられています。多くの研究者が、泣くことは赤ちゃんの生活の一部であり、痛そうな顔つきや痛々しい泣き声だったとしても、ほとんどの場合は医学的な問題が隠れているわけではなく、色々ある泣き方の一種と考えています。

病気や何か原因があって泣く時間が増えることもあるでしょう。牛乳由来の粉ミルク中のタンパク質に過敏性があったり、お腹にガスがたまりすぎていたり、粉ミルクや他のタンパク質が体に合わなかったり、ということも原因になりえます。もしもある特定の状況でぐずったり、泣き方が激しくなったり、授乳中だけ泣いたりすることに気づいたら、遠慮せず小児科医に相談してください。

授乳行動をする他の多くの種や哺乳類、そして霊長類以外の動物でさえも、生後2～3カ月の子育て期には苦労があります。赤ちゃんが泣く理由は、泣く子はよく世話され、面倒を見てくれる人とより深いつながりを持つことができ、いち早く抱っこされ、襲ってくるものから守ってもらえる、という生きていくうえでの知恵であると考える研究者もいます。

●パープル・クライング期とは？

パープル（PURPLE）とは、赤ちゃんの泣き方の典型的なパターンを定義づけた言葉の頭文字をとったものです。つまり、どんな赤ちゃんでも生後6～8週の時期に、ピーク（**P**eak）を伴って数分から数時間泣きます。ほとんどの場合、泣くのに特にきっかけはなく、予想がつかず（**U**npredictably）、いくらがんばってなだめても効き目がない（**R**esistant）のです。特に病気のない赤ちゃんでも、まるで痛み（**P**ain）を感じているような表情で、長い間（**L**ong periods）、ときに1時間以上も泣き続けます。そして、親が疲れ切ってしまっている夕方や夜（**E**vening）に多いのです。

普通の泣き方について知るだけでも親は安心します。赤ちゃんを世話するときに大切なことは、泣

PURPLE が意味すること

P	U	R	P	L	E
ピークがある（生後毎週増えていき、多くは6〜8週でピークを迎え、3〜5ヵ月で減っていく）	**予想できない**（いつ起こり、いつやむかわからない）	**なだめられない**（何をしてもなかなか泣きやまない）	**痛そうな表情**（痛みを感じていない場合でも痛そうな顔に見える）	**長く続く**（1日に5時間以上泣くこともある）	**夕方以降に**（夕方から夜間にかけて泣くことが多い）

始まりと終わりがあるので、
「パープル・クライング期」と言います。

Reproduced with permission from the National Center on Shaken Baby Syndrome.

きやませるために色々試すときに感じる自分のフラストレーションもきちんとケアしてあげることです。疲れを感じたときには、休憩したり世話を代わってもらったりすることも必要です。両親や子守りの人など子育てを手伝ってくれるあらゆる人と、パープル・クライング期について話し、どうすればよいのか相談しましょう。

●コリックの対処法

時の経過、両親や世話をしている人へのサポート、小児科医との協力関係が欠かせません。赤ちゃんにアレルギー素因や過敏症の検査をして治療が必要かどうかを判断することもありますが、ほとんどの赤ちゃんにとって必須ではありません。母乳育児中の母親の食事内容を変える（主に乳製品の制限）とコリックが軽くなることがあるので、試してみる価値はあります。赤ちゃんのことが心配であれば、小児科医を受診して、今心配なことや泣きやませるときの方法について相談してみましょう。

泣く子を世話するときに一番大切なのは、親自身のフラストレーションにも対処し、泣く子のあやし方を見つけるのを手伝ってあげることです。赤ちゃんを泣きやませるヒントは、『赤ちゃんがピタリ泣きやむ魔法のスイッチ』（ハーヴェイ・カープ著、講談社）という本に載っています。

あまりにも激しく泣くことで、虐待や揺さぶられ症候群の危険性が高まることが知られています。実際、揺さぶられ症候群の一番の引き金は、子どもが泣きやまないことです。

親が強いストレスにさらされていると、強く揺さぶることが多いことが知られています。今は激しく泣く赤ちゃんでも、時の経過と共に必ず収まるのですから、保護者がサポートをより受けやすく、対処しやすいよう手助けすることがとても大切です。疲れ切って余裕がないときに「自然に良くなるまで待つように」と言われるのは辛いことですが、たとえ毎週のように小児科を受診することになっても、必要であれば何回でもサポートを求めてよいのです。

揺さぶられ症候群の一番の引き金は、子どもが泣きやまないことです。

●コリックやぐずる赤ちゃんへの対処法

赤ちゃんのコリックは治しにくいですが、ありがたいことに、時が経つにつれて（だいたい生後3カ月で）治まります！　小児科医に心配ごとを話し、激しい泣き方の原因や対処法を一緒に考えましよう。泣き方がパープル・クライングとそっくりであれば、なぜ泣くのか考えるのはやめましょう（原因を突きとめることはできません）。そのかわり、赤ちゃんをなだめる方法を探したり、自分や配偶者へのサポートを得たり、気分転換したりといった、泣く赤ちゃんとうまく付き合う方法を見つけることにエネルギーを使いましょう。

以下の3つのアクションプランは、ぐずる赤ちゃんをお世話するときにとても役に立ちます。

1　歩いたり話しかけたりして、赤ちゃんを心地良くしてあげましょう。**外に出ると**、泣き声をそれほど大きく感じないので閉塞感を感じずに済むでしょう。これで泣きやむ赤ちゃんも多いです。新鮮な外気を吸い、室内で感じる騒音から逃れることは、親にとっても心地良いものです。

2　長時間泣いて親がフラストレーションを感じる場合、その場から少し**離れても**いいのです。赤ちゃんをベビーベッドに仰向けに寝かせて10～15分くらい休憩しましょう。お茶を飲んだり、電話でおしゃべりしたり、外を歩いたり、ソファでくつろいだり。一休みしましょう！　それでも赤ちゃんは大丈夫ですし、あなたは疲れが取れ、泣く赤ちゃんと元気に向き合えるでしょう。

3　赤ちゃんを決して強く揺さぶらないこと。揺さぶっても赤ちゃんが泣きやむことはありませんし、何よりも揺さぶりによって重大な病態、ときには死にいたることもあるのです。赤ちゃんを叩いても泣き止むことはありません。やさしくあやし、抱っこして、なだめる。そのような愛情こそが、赤ちゃんとの絆を深めるのです。

おさえておきたい **ポイント**

実情：どんな赤ちゃんでも泣きます。良き親のもとにあまり泣かない赤ちゃんがやってくるわけではなく、それは運なのです。

アドバイス：コリックなど赤ちゃんが激しく泣くのは、生後3カ月を過ぎると減って半分以下になります。

薬：赤ちゃんのぐずりに効くことが証明された薬はありません。心配なことがあれば、遠慮せず医師に相談しましょう。

5 成長曲線の読み方

乳幼児健診では、成長や発達の具合を診てもらいます。赤ちゃんの健康状態を知るために体の色々な場所を測って得られるデータはとても大切です。

3歳までは、性別などたくさんの情報をもとに作られた、頭囲・体重・身長を目安にした成長曲線を用います。脳の発達を知るために、赤ちゃんの時期は頭囲の変化を測ります。アメリカでは成長曲線は1970年代から用いられていますが、2000年に改訂されて、人種や文化による違いをより反映したものとなりました。

成長曲線から読み取れるのは子どもの健やかな成長であって、学校の成績とは違います。**もしもあなたの赤ちゃんが基準値から外れていたとしても、基準範囲に収まっている赤ちゃんよりも健康である／健康でない、ということではありません。**大切なのは、その子自身の体重・身長・頭囲がきちんと増えているかどうかです。

2歳を過ぎると、2歳から20歳までの成長曲線を使うようになります。そして身長や体重だけでなく、肥満度がわかる指標（BMI）も考慮します［日本では2歳から6歳までの成長曲線を使う。この成長曲線にBMIは未記載］。太りすぎたりやせすぎたりしていないでしょうか。

遺伝的素因から生活環境、栄養状態、活動性、健康問題まで、あらゆるものが子どもの成長に影響します。健診のたびに成長曲線を見るのは、子どもの健康状態を考え、より良く変えていくきっかけ

2 歳から 20 歳までの年齢ごとの BMI パーセンタイル値（男児用）

氏名 ____________________

記録 # ______________

日付	年齢	体重	身長	BMI*	コメント

BMI の計算方法： 体重 (kg) ÷ 身長 (cm) ÷ 身長 (cm) x 10,000

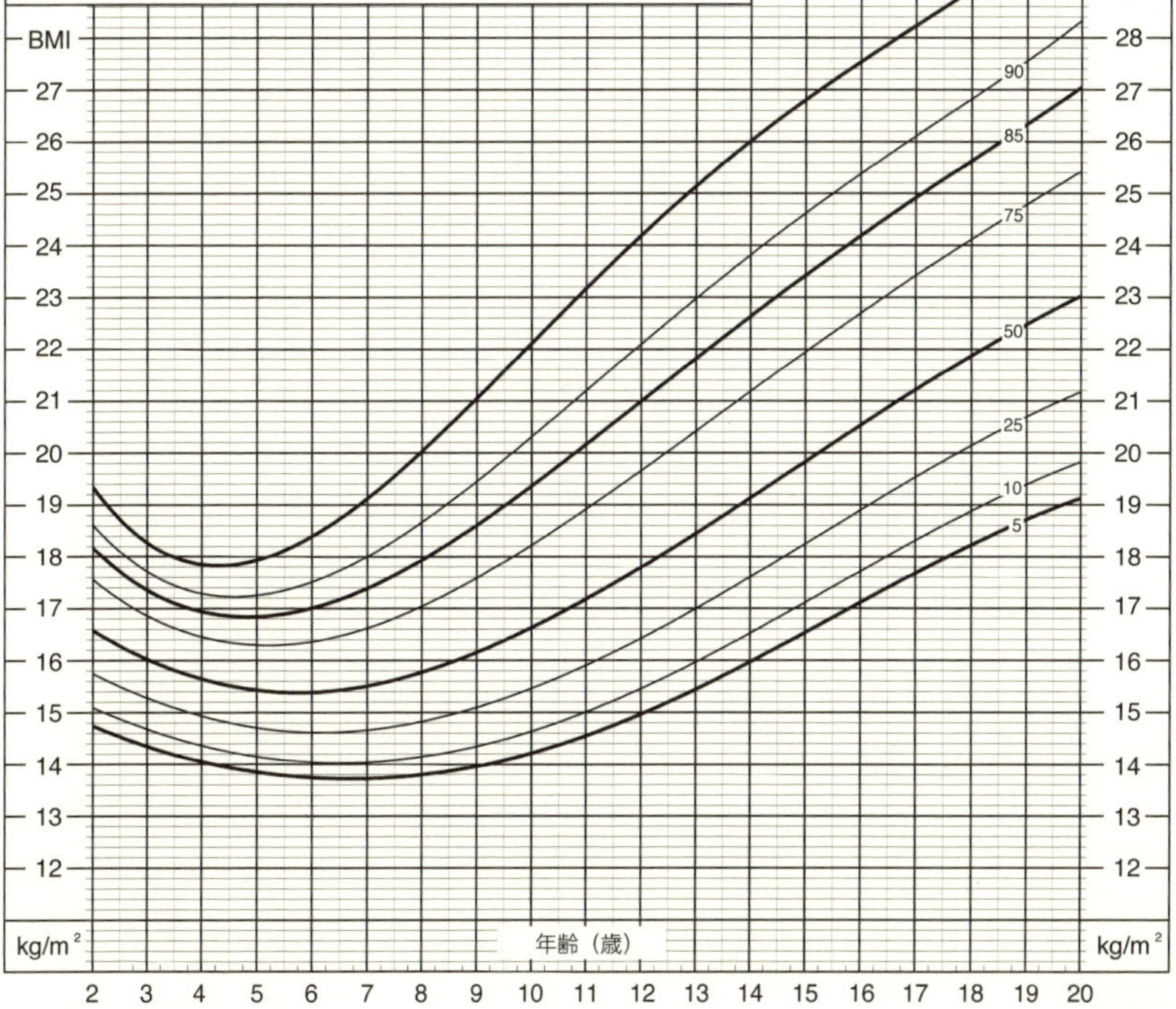

Publishe d Ma y 30 , 200 0 (modifie d 10/16/00).
SOURCE: Developed by the National Center for Health Statistics in collaboration with the National Center for Chronic Disease Preservation and Health Promotion (2000).
http://ww w.cdc.gov/growthcharts

SAFER・HEALTHIER・PEOPLE™

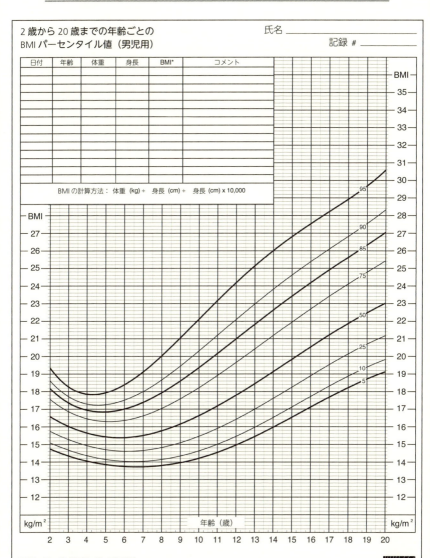

を作るためなのです。

成長曲線を見るとき、どのくらい成長しているのか知りたいものですよね。そのためにはある１回の健診データよりも、５回にわたる健診データの推移を見る方が適切です。何回かのデータから、成長の速度を知ることができ、その速度を成長曲線と比較することができます。

赤ちゃんから幼児までの成長曲線をなぞってみると、ずっと上がり続けていることがわかります。データの数値そのものではなく、増え方に意味があるのです。

親はたいてい、「うちの子の成長はどのくらいですか？」と聞きます。「その子が13パーセンタイル［たくさんの赤ちゃんからのデータの範囲を１００％とすると下から13％目という意味］だったとします。それは前回の結果に基づくと驚くべき数値かもしれませんし、あるいは心配になる数値かもしれません。けれども、数字を気にすべきではないのです。小児科医、かかりつけ医、看護師などすべての力を借りて、あなたの赤ちゃんの成長度合をグラフから読み取りましょう。

親や小児科医や看護師は、子どもの成長度合を見るために１９７０年代から成長曲線を使っています。当時のものはオハイオ州の小規模なデータをもとにしていたため、多民族で多様な生活背景を持つアメリカ国民の実情に合わなくなり、２０００年に改訂されました。

子どもの発達の目安を判断するのに最も役に立つことは、成長曲線を眺めることです。成長は、子どもの全身的な健やかさ、栄養状態、病気のかかりにくさなど様々なことを反映しています。だからこそ、成長度合に関する医師や看護師の意見は重要なのです。

人間の体は精密な機械のようであり、成長するということは考えてみれば本当に驚くべきことです。

実際、赤ちゃんの体重は生後6カ月には倍になり、1歳には3倍になるのですから。

子どもがどのくらい成長しているか、成長曲線のどのあたりにいるのかわかりにくい場合は、詳しく説明してもらいましょう。成長曲線の見方が理解できなければ、はっきりとそう伝えて医師や看護師に説明してもらえばよいのです。

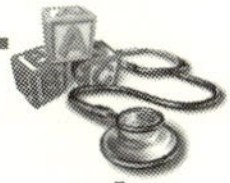

おさえておきたい **ポイント**

覚えておきたいこと：繰り返しになりますが、たとえば身長が全体１００人中の85番目と15番目の子ではどちらが良いということはありません。どちらも真ん中（50番目）の子との隔たりは同じなのですから！

6 100キロカロリー

赤やオレンジ、黄色などのカラフルで華やかなパッケージの食べ物を見ると、もっと食べたくなってしまうもので、このことを証明した研究もあります。ファストフードや飴など、どれほどたくさんのジャンクフードが、派手な色彩を用いて、食欲を刺激するようにデザインされていることか。色彩による刺激とうまく付き合うために、2010年に行われた驚くべき研究を紹介します。

カロリーを体重バランスという観点から考えると、体に入ってくる量と、エネルギーとして使う量のバランスを保つことはとても重要です。特にお子さんがいる家庭では、カラフルな包装の100キロカロリーの食べ物の一つ一つが大きな意味を持ちます。4歳から8歳の子どもの4人にひとりが定期的にファストフードを食べるという現実を考えると、私たちの四分の一以上が毎日ファストフードを食べていることになるのです。

アメリカ小児科学会誌に2010年に掲載された論文によると、親がマクドナルドのメニューのカロリーを知っている場合、3~6歳の子どもへは低カロリーのメニューを注文することがわかりました。調査はシアトルの小児科クリニックで行われ、約100家庭の親が、マクドナルドのメニューを見て自分と就学前の子どものお昼ご飯の注文内容を記載しました。結果は、カロリー表示のあるメニューを見て選んだ親は、カロリー表示のないメニューを見て選んだ親に比べて、子どもには約100キロカロリー少なく注文していたのです。メニューに各食品のカロリーを表示するだけで、子どものためにより良い選択をすることができるのです。

単純明快であるにもかかわらず、多くのファストフード店は栄養表示をしていません。栄養表示の義務化はこれからのヘルスケア改革に必要になるので、この研究は栄養表示がどんなに大切かを示すものです。

100キロカロリーを軽く考えてはいけません。毎日100キロカロリー余分に摂るだけでも、子どもの肥満につながります。

毎日100キロカロリー余分に摂り続けていると、小学校入学前に15キロも太ってしまう、なんてことにもなりかねません。

「食べすぎ」については**エネルギーの**差を考えることです。食べて体に取り入れるエネルギーと、体が消費するエネルギーが釣り合わないのがエネルギーの差です。子どもが太るのは、成長や発達や日々の行動に必要なカロリーよりも多く食べるからであり、エネルギーの摂りすぎによってバランスが崩れているのです。

子どもでも大人でも目指すのは
体に取り入れるカロリー（食べ物と飲み物）＝体が消費するカロリー（成長、運動や遊び、毎日の生活）

目の前に大盛りの食事や大量のスナック菓子（カロリー過多）があり、パソコンやテレビに向かう時間が長いと（少ない消費カロリー）、育ちざかりの子どもにとってエネルギーの釣合をとることはなかなか難しいものです。

摂取エネルギーの不釣合について話すと、いつも親たちは驚きます。たとえば、3歳の子どもが太っていても、1日中横になってテレビを見ながらひっきりなしに食べていることが原因なんてことはあまりありませんよね。子どもでは特に、体重はいつの間にか増えているものなのです。子どもや親も気がつかないうちに、肥満は進みがちです。小児科医としてアドバイスしても、なかなか自分の子どもが肥満気味で健康を害する状態だということを受け入れてもらえません。毎日100キロカロリー減らしてみる、それだけで家族が長く健康に過ごせるかもしれないのです。

2〜7歳までの子どもでは毎日110〜165キロカロリー余分に食べるだけで肥満になる、という研究結果があります。体重の増えすぎは徐々に積み重なるのです。余分な3500キロカロリーによって体に約500グラムの脂肪がつくとされているからです。

なんということでしょう！　子どもが食べる量に気をつけて100キロカロリー減らしたり、買い物のときや家で（そしてマクドナルドでも）カロリー表示に気をつけてより良いものを選ぶことが、やがて大きな違いになるのですから。

私たちの本能が役立つ別の素晴らしい例を挙げましょう。**自分たちが食べるものにカロリー表示や栄養表示などの正しい情報が付いていれば、子どものためにいい選択をしてあげられるのです。**

毎日１００キロカロリー気をつけることで、エネルギー摂取と消費のバランスがとれ、その後の健康につながるのです。

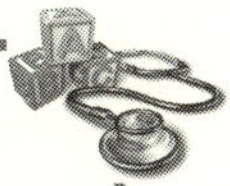

おさえておきたい ポイント

研究結果：エネルギーの摂りすぎに関するアメリカ小児科学会誌の論文。「1日あたりの摂取カロリーを１１０～１６５キロカロリー減らすことで、エネルギー摂取と消費のバランスは十分に改善する。カロリーの摂りすぎを日々の食事で減らす（たとえば、1缶１５０キロカロリーの糖分入り甘味飲料を飲むのを止める）ことは、身体の活動レベルを増やす（たとえば、体重30キロの男児の場合、１５０キロカロリー消費するために、約2時間座るかわりにウオーキングを約2時間行う）ことよりも取り組みやすいと思われる。」

基本情報：クッキーのオレオは1個あたり80キロカロリーです。オレオを1日に2個減らすだけで、エネルギーの摂りすぎを防げます。

アドバイス：子どもと一緒に栄養表示を見る習慣を持ちましょう。私の息子はシリアルの糖分を比べるのが好きです！　カラフルなパッケージに惑わされずに、食品の包装やメニューに載っているカロリーや栄養表示をなるべく見るようにしましょう。「１００キロカロリー」が大事です。

7 日焼け止めや衣服で日光を十分に防ぐこと

日焼け止めを使うときに大切なのは、その成分や、UV-A波/UV-B波対応、またはその形状（スプレータイプ/ローション/軟膏）といった細かいことよりも、どのように使うかです。**日焼け止めは早めに塗り、そして何度も塗り直すことが一番大事です。**水に濡れても落ちない、遊んでいても落ちない日焼け止めなどありません。乳幼児には、海などに遊びに行く途中の車内で、チャイルドシートに座らせた状態で塗るのが良いでしょう。日焼け止めは、日に当たる20分前に使用し、外で遊んだり泳いだりしている間は、頭の先からつま先まで2時間ごとに塗り直すのが最善の使用法です。（6カ月未満の乳児については、8章を参照してください。）

> UVカットの衣服を着ることにより、日焼け止めの使用量を減らせるということも覚えておきましょう。赤ちゃんには、初めて泳がせるときから長袖のUVカットの服を着せましょう。衣服で覆ってしまえば体に大量の日焼け止めを塗らずに済みます。

また、子ども用の日焼け止めだからといって、安全性や防護効果が高いとは限りません。成分の安全性についてはいろいろと対立する意見があり、特に紫外線を吸収する化学物質と紫外線を散乱させるミネラル成分のどちらがいいのかは議論が分かれています。かつてはミネラル成分が最も安全と考えられていましたが、現在は、粒子の細かさの点で問題があるという意見もあります。スプレータイプの日焼け止めは、その簡便さから多くの家庭で好んで使われていますが、吸引してしまうおそれがあるため、子どもには使わないようアメリカ食品医薬品局（FDA）は警告しています。もしスプレータイプの日焼け止めを使う場合には、噴霧している間子どもに息を止めているように言いましょう。

日焼け止めは早めに塗り、そして何度も塗り直すことが一番大事です。

子どもが日焼けすることと比べたら、日焼け止めの成分自体の危険性は高くありません。

●子どもの日焼け止めの購入と使用についての8つのアドバイス

1 一番大事なのは、ブランドやSPF（紫外線防護指数）の数値ではなく、どのように日焼け止めを使うかです。子どもが外に出る20分前には日焼け止めを塗りましょう。そうすれば、皮膚によく吸収されます。

2 皮膚に障害を与えるUV‐A波とUV‐B波の両方に効果のある、2～3種類の成分が含まれる日焼け止めを探しましょう。

3 FDAは2013年に規約を変更したため、製造業者は虚偽の宣伝文句を使用できなくなりました。それでも、「汗や水に強い」という文句を信用しないことです。子どもたちが外で活発に遊んだり、泳いだり、汗をかいたりしている間は、2時間ごとに日焼け止めを塗り直すこと。そのとき、特に日焼けしやすい箇所――肩、背中、胸、耳、鼻、唇に注意しましょう。

4　子ども用の日焼け止めが大人用より安全とは言えません。「目にやさしい」と書いてあっても、化学物質が使われていないのでない限り、目に刺激がないとはいえません。そのため、乳幼児の目の周りに日焼け止めを使用するときには注意が必要です。日差しが遮られていれば目の周りに完璧に日焼け止めを塗る必要はなくなりますから、帽子を活用しましょう。

5　成分に注意すること。SPF30～50で、UV‐A波、UV‐B波すべてをカバーする日焼け止めを探しましょう。化学物質への曝露が気になるなら、紫外線散乱剤として鉛やチタンが使われているものを選びましょう。これらの金属は皮膚には吸収されません。

6　けちけちせずに、日焼け止めはたっぷり使いましょう。子どもの小さな体にも、ショットグラス1杯ほどの量が必要です。

7　真昼の直射日光は危険です。午前10時から午後3～4時の間は、子どもを日光に当たらせないようにしましょう。子どもは真昼に外で遊ぶことが大好きですから、これは無茶なことのように思われるかもしれません。インターネットやSun Wiseというアプリでは、郵便番号を入力すると日中の1時間ごとのUV指数を知ることができます［日本で利用できる類似のアプリにネスレUV予報、UVチェッカー（ポーラ）などがある］。

8　可能であれば、子どもたちを日差しから守るために、UVカットの水着、帽子、サングラスを用意しましょう。早いうちからそれが普通のことであれば、子どもたちとのバトルも少なくて済みます。日の当たるところでは常に帽子をかぶるようにしていれば、子どもたちにとってもそれが当たり前のことになります。

陽の光を好むことが問題なのではありません。人々が日光を求めるのは当然です。太陽の光は健康的な感情を強め、皮膚でのビタミンD合成に欠かせません。ビタミンDには様々な長所があり、感情の調節にも関わっています。しかし、日光は紫外線を含むため、特に子どもでは、日光のメリットと紫外線のリスクとのバランスを考えなければいけません。紫外線は皮膚にダメージを与えるため危険であり、日光への曝露と皮膚がんの発生には強い因果関係があるという科学的裏付けがあります。特に小児期の日光への曝露は、メラノーマ（悪性黒色腫）のリスクを高めます。紫外線はUV-A波とUV-B波からなります。UV-B波のBは日焼け（**Burn**）のB、UV-A波のAは皮膚の老化（**Aging**）、つまりしわの原因になる、と覚えましょう。

ウェンディ先生のツイート

私が罹患したメラノーマから息子たちを守るためなら、どんなことでもします。1回の重度の日焼けで、子どもがメラノーマにかかるリスクは2倍になります。

UV‐A波／UV‐B波と日焼け止めについてのミニ知識

・UV‐A波への曝露は老化（Aging）の原因となり、皮膚深部での損傷を引き起こします。UV‐A波のすべての波長を防ぐためには、2つの成分（よく目にするのは、オキシベンゾンまたはアヴォベンゾンと、酸化亜鉛や二酸化チタンとの化合物でしょう）が必要です。敏感肌に対するオキシベンゾンの刺激性を懸念する声もありますが、最近の研究では、通常使用されている1～6％の濃度であれば、皮膚の反応は起こりにくいとされています。子どもに日焼け止めを最初に使うときは、まず足にためしに少量塗ってみましょう。UV‐A波は季節や熱指数にかかわらず、1年中照射しています。

・UV‐B波は日焼け（Burn）を引き起こします。日焼け止めの容器やUVカットの衣服に表示されているSPF（紫外線防護指数）は、UV‐B波の防止効果を表します。SPF30以上のもの（UV‐B波の約97％がカットされます）を選びましょう。SPF60や90といったものもありますが、ほとんどの専門家はその価格に見合うだけの価値はないと言っています。UV‐B波の強さはUV‐A波と異なり季節により変動があり、夏に最も強くなります。

もし、化学物質や、ミネラル成分すらも子どもの皮膚に塗りたくない場合は、使わなければいけない日焼け止めの量を減らすために他の方法を考えましょう。

●日焼け止めの使用量を減らすためにできること

1　日焼け止めの量を減らすため、できる限り帽子や長袖の衣服を子どもたちに着せ、自分に対しても同じようにすること。親が帽子をかぶっていれば、息子たちに帽子をかぶらせるのがぐんと楽になります。

2　午前10時から午後4時の間は、可能な限り日差しを避けましょう。その時間帯は日差しが最も強く、紫外線照射量も最も高いからです。UV指数を参考にしましょう。

3 日焼け止めを塗った日は、寝る前にお風呂に入り、ミネラル成分や化学物質を洗い流しましょう。

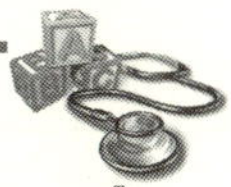

おさえておきたい ポイント

親の役割：お天気をチェックするのと同じように、毎日UV指数をチェックすることを習慣にしましょう。日光の強さを知る方法もあります。

アドバイス：乳幼児の体の大部分を覆うように帽子やUVカットの衣服を着せましょう。顔やその他の部分に日焼け止めを塗らなければいけないときに、いやがる子どもとのバトルを減らすことができます。

基本情報：子ども時代にひどい日焼けを1回でもすると、メラノーマにかかるリスクは2倍になります。

８ 日光から赤ちゃんを守る方法は？

この章では、生後６カ月未満の赤ちゃんにはなぜできるだけ日焼け止めを使わない方がいいのか、どのように日光から赤ちゃんを守るのかについて述べます。

乳幼児期に過剰な日光を浴びると、中年以降の悪性腫瘍のリスクを増やすことが知られています。また、アメリカではすべての種類の皮膚がんが増加しています。では、なぜ６カ月未満の赤ちゃんには日焼け止めを使わない方がいいのか、その理由がわかる新しい知見を述べた論文が、２０１１年６月に発表されました。乳幼児の皮膚は大人の皮膚とは異なり、薄く、メラニン色素を作るメラニン形成細胞も少ないのです。そのため大人の皮膚よりも紫外線に弱く、さらに日焼け止めに含まれる化学物質も吸収しやすいので、できるだけ少ない日焼け止めで日光を防ぐのが理想的です。

帽子、長袖の衣服、ベビーカーについている日よけや日傘で可能な限り６カ月未満の赤ちゃんを覆いましょう。赤ちゃんと自然を楽しむときにも、太陽の光を直接浴びるのは良くありません。直射日光の下で、赤ちゃんの体で覆われていない部分があれば、日焼け止めを使うようにしましょう。６カ月未満の赤ちゃんには、概して日焼け止めは不要ですが、直接日にあたってしまう場合には、紫外線散乱剤を使った日焼け止めを腕か足で試しましょう。常にＳＰＦ30以上の日焼け止めを使うようにして下さい。子ども専用のものを使う必要はありませんが、顔に塗る場合は、「目に刺激のない」ものを選ぶ必要があります。

日焼け止めは、帽子や袖で覆いきれない部分にのみ塗るようにします。日にあたる部分にはしっかり塗る必要がありますが、UVカットの衣服の下には塗る必要はありません。6カ月未満の赤ちゃんでは、日焼け止めに含まれる化学物質は吸収されやすいため、どうしても必要なときにだけ使うようにしましょう！

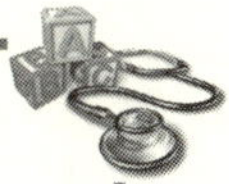

おさえておきたい ポイント

アドバイス：日よけの効果を忘れないこと！　ハイハイを始める前の赤ちゃんは、日傘やベビーカー、UVカットの衣服で簡単に覆うことができます。

9 もし自分の子どもだったら、寝室にはテレビを置かない

息子のオーデンが2歳半の頃、朝の支度をしているときに『セサミストリート』を見せたことがあります。番組は数分ごとにコーナーが変わり、（私にとっては懐かしい）1970年代のちょっと古い内容と、現代的な感覚の場面の組み合わせで構成されていて、息子たちと同じように、私もその番組が好きでした。その中に、歯の妖精についてのものがありました。アニメーションの妖精たち（Abby's Flying Fairy School）が、どのように（子どもを持ち上げて）枕の下にある歯を金貨に置き換えるかについて説明していました。実のところ、私は部屋を出たり入ったりしていたので内容をすべては見ていませんでした。ところが、ある場面で妖精たちが子ども部屋に置いてあるテレビのスイッチを入れてしまい、子どもたちを起こしてしまわないか、妖精たちの仕事と秘密の魔法が知られてしまわないかと心配していたのです。

子ども部屋にテレビを置くですって？　とんでもない！

もし自分の子どもだったら、子どもの寝室には絶対にテレビを置きません。理由は単純明白で、子どもにとっていいことはないし、究極的には人生をだめにしてしまうことを知っているからです。私はクリニックを訪れる人々には、寝室にテレビを置くことで人生が**より良くなる**ことは決してないし、生活の質を高めることもない、と話しています。残念ながら、親の生活の質は高めるという意見はあるようですが。私があの朝、支度をしながらそうしたように、すっかりテレビに頼るようになってい

る家庭もあります。けれども、私たちはテレビをもっと賢く利用する方法を考えなければいけません。メディアに触れる時間を減らしましょう、と言うとき、私はこんな話をします。メディアで流れるジャンクフードの宣伝の影響はとても大きく、実際に子どもたちがジャンクフードをねだったり食べたりしていること。また、テレビを見ながら、上の空で食事をすることは肥満につながるということ。テレビは睡眠の妨げとなり、その質を低下させること。そして、早くからテレビに曝露されることにより注意力低下のリスクが高まる、という研究結果も出ています。子どもたちが遊んでいる間、テレビがつけっぱなしになっていても、言語の発達には役立ちません。

テレビは年齢にふさわしい教育的な内容であれば、子どもたちが協調性を身につけたり、モデルとなるような友人関係や共感することを学ぶのに良い手段となることもあります。テレビが完全に悪いというわけではなく、社会性のある内容は子どもたちが大人を信頼することを学び、立ち振る舞いを改善するという研究もあります。もちろん、生活の中で、テレビを見る時間は決めなければいけません。

でも、これだけは言っておきます。テレビを見ることで子どもが賢くなることは決してないのです。『セサミストリート』の一件は、不思議なタイミングで起きました。ちょうど同じ日に、アメリカ小児科学会がコミュニケーションとメディアに関する検討会（私はこの検討会に所属しています）で、「子ども、青年、肥満とメディア」というタイトルで政策声明を発表したのです。そこには、メディアやテレビを見る時間やジャンクフードの宣伝が子どもの肥満に与える影響について詳細に述べられています。著者らは、「子ども向けのテレビ番組ではジャンクフードやファストフードの宣伝を禁止する十分な根拠がある」と述べており、「小児科医はメディアの利用について、子どもや青年の健診の際に毎回、①1日にどのくらいの時間メディアを見ているか、②子ども部屋にテレビやインターネット環境があるかどうか、の2つの質問をするべきである」と指摘しています。

テレビを見ることで子どもが賢くなることは決してないのです。

私はまた、クリニックを訪れる人々に、テレビを見ることで脳を休ませる作用があるように思うかもしれないが、実はそうではない、ということも伝えています。寝る1～2時間前にテレビを見ることは、子どもをくつろがせるのではなく、かえって興奮させてしまいます。これを支持するデータとして、次のようなものがあります。マイケル・ガリソン博士、キンバリー・リークウィッグ博士、ディミトリ・クリスタキス博士は、暴力的なテレビが未就学児に与える影響について、アメリカ小児科学会誌に研究論文を発表しています。彼らは、3～5歳の幼児600人以上を対象として、テレビやメディアの視聴について研究をしました。

- ガリソンらによると、就学前の子どもは平均して毎日1時間以上（72・9分）、テレビを見ていました。そのうち少数は、就寝前にも（午後7時以降に14分）見ていました。
- 寝室にテレビがある子どもは、ない子どもよりも40分長くテレビを見ていました。当然ながら、寝室にテレビがある子どもは午後7時以降にテレビを見る時間が長くなっていました。
- 日中に暴力的な内容のテレビを見たり、午後7時以降にテレビを見たりすることは、未就学児の睡眠を妨げることがわかりました。

- 調査対象の子どもの親によると「日中の疲れやすさ」は、寝室にテレビがある子どもの方に多く見られました（寝室にテレビがない子どもの1％に対して、テレビがある子どもでは8％）。
- 寝る1時間前にテレビを見ている子どもでは、その内容が暴力的であるかどうかにかかわらず、寝つきの悪さ、悪夢、中途覚醒が多く見られました。
- 幸い、日中の暴力的ではない内容のテレビは、未就学児の睡眠を変化させたり、妨げたりはしませんでした。
- 親が子どものそばでテレビを見ていることは、睡眠に対して影響を与えませんでした。

ウェンディ先生のツイート

クリニックで私は10代の子どもたちに、携帯電話を持ってベッドに入るかどうかを尋ねます。

テレビやアイパッド、コンピュータ、スマートフォンが寝室に置いてあると、就寝前にそれらを見ることがとても多くなります。いったん子ども部屋にそれらを置いてしまうと、やめるのは難しくなります。アメリカでは、約三分の一の未就学児の部屋にテレビがあると推定されています（ある研究では、40％にのぼるともいわれています）から、これは多くの家庭にとって他人ごとではない問題でしょう。一度作られてしまった習慣を改めるのは難しいことです。

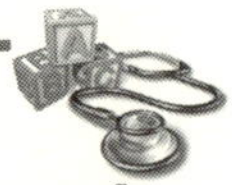

おさえておきたい　**ポイント**

アドバイス：ベッドに入る2時間前には液晶画面を見ることをやめましょう。画面からの光は脳でのメラトニン分泌を減少させます。メラトニンは、夜に脳が静まるのを助けるホルモンです。

実情：アメリカでは11歳未満の子どもが毎日3時間以上もテレビを見て過ごしています。アメリカのおよそ三分の一の幼児の寝室にテレビが置いてあります。

アドバイス：動画を見られるもの（タブレット、スマートフォンなど）もテレビと同じものとみなし、子どもが寝室へ持っていくべきではありません。

⑩ テレビは子どもの脳にどのような影響を与えるのか

テレビが脳に与える影響についてさらに理解を深めるためには、小児科学研究者であるディミトリ・クリスタキス博士の話を聞く必要があります。テレビを見ることが子どもの集中力に与える影響についての科学的事実は、私を愕然とさせました。それが意外だったからではなく、テレビの影響がとても大きいものだったからです。アメリカでは、テレビは子どもの生活の多くの部分を占めています。この講演を聞くことで、家庭での過ごし方が大きく変わるはずです。

インターネット上では、複数の母親が、子どもが乳児の頃から就寝前にテレビを見ることをよしとしているのを見かけます。テレビはとても便利ですし、乳幼児も学童期の子どもも、画像が目の前に現れればそれに引き込まれます。

しかし、以下のような科学的事実をみなさんに知らせなければなりません。

●メディアと早期学習についての講演のまとめ

- 早期の体験が脳の働きを決定します。脳の神経細胞のつながりは、脳の大きさが3倍になる誕生から3歳までの間の体験に基づき、変化します。
- 現在、テレビを見始める平均年齢は生後4カ月です。
- 脳の発達する重要な時期に、素早く切り替わる画面（赤ちゃん向けのテレビによくあるような）を長く見ていると、脳は高いレベルの刺激を求めるよう条件づけされます。そのために、**実際の生活**のペースでは、子どもの集中力が持続しにくくなります。子どものときに矢継ぎ早に変化するテレビを長い時間見れば見るほど、大人になってから注意力を持続するのが難しくなります。

- 読書をしたり美術館へ行くなど認知機能を刺激することで、大人になってから集中力低下をもたらす可能性を減らします。
- 子どもたちがどのような内容のテレビ番組を見ているかということも重要です。狂乱的、暴力的なテレビ番組を見ると、のちに注意欠陥障害を起こしやすくなります。子どもたちにとっては、日常生活と同じようなペースで進む番組の方が良いでしょう。
- ネズミを用いた最近の実験で、過剰なテレビ視聴は学習障害につながるという結果が出ています。
- 子どもたちと積み木遊び、外遊びなどでもっとリアルタイムに遊ぶことが必要です。

この約15分間の話で、テレビに関する考えが大きく変わるでしょう。私のクリニックに来る多くの親たちもそのように言っています。父親であり、小児科医であり、研究者であるという立場で、クリスタキス博士は、脳がどのように発達し、テレビがどのように作用し、なぜ乳幼児期からテレビの前で多くの時間を過ごすことが、子どもの考え方や問題解決方法に変化を与えるかを理論化しています。何にもまして、このビデオを見て、私は時間を巻き戻して息子たちのために、そして彼らの発達途上の脳のために、もっといろんなことをしてあげられればよかったと思いました。もっと、美術館に行くことができていれば良かったのですが……。

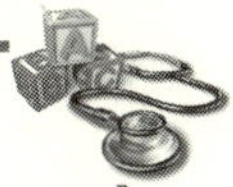

おさえておきたい **ポイント**

アドバイス：テレビがつけっぱなしになっていることも影響を与えます。子どもたちが遊んでいる間、テレビがついていると、子どもはそちらに気を取られて、考えたり集中したりすることが妨げられます。

⑪ テレビで子どもに見せたい番組、見せたくない番組

２０１１年の小児科学会誌に掲載された、テンポの速いアニメが４歳児の注意力や作業記憶に与える影響についての研究は、私にとって興味深いものでした。それは、少なくとも私には、『スポンジ・ボブ』［テンポの速いアニメ］に対するクレヨラ［子ども向けのクレヨンや色鉛筆のメーカー］と『カイユ』［レトロなアニメ］の対決のように感じられました。

これはすべての親にとっていつかは直面する問題であり、何よりもまず情報を広め、メディアの注目を集めるのに非常にすぐれた研究でした――メディアはメディアについて語ることが好きですから。とても競争の激しい世界なので、あらゆる形態のメディアは、こと子どもに対する効果には注目しており、生き残る術《すべ》を探しています。

わが家では一時期『カイユ』を見ていました。息子たちが寝た後で、夫と私は内容について語りあい、笑いあったものでした。それは古くさくて、話の展開も遅く、服装も色彩も、何から何まで時代遅れで、親にとっては、あまりに健全で見るのが辛くなるほどでした。その一方で、内容やテンポが健全であるがゆえに、息子たちにテレビを見せているという「罪悪感」をあまり感じずに済みました。息子たちはその番組をとても気に入っていましたし、親としてもこの番組であれば見せてもいいだろうと思ったため、お互いにとって良い選択だったのです。

良質なメディアは悪質なメディアよりはるかに良いものです。最も大事なことはメディアの適度な

利用であり、後ろめたさを感じないことはその次に大事になります。

幸い、研究データは私たちの直観を裏付けるものでした。そして、親の罪悪感を軽減してくれました。わが家はメディアを見ることは少ない方ですが、それでもまったく見ないというわけではありません。友人のなかには、子どもに1カ月間テレビ番組などを見せないという人もいます。

研究の結果は、特に驚くようなものではありませんでした。もし親たちに、①お絵描き、②『カイユ』を見る、③『スポンジ・ボブ』を見る、の3つのうち、どれが子どもの記憶力、注意力や、課題達成に対して良い効果があると思うかを尋ねたら、おそらく全員が、この研究結果と同じような回答をするでしょう。しかし、この研究の素晴らしいところは、なぜテンポの速い番組が子どもたちの注意力や集中力を妨げ、現実世界における忍耐強さを損なうのかを理解するところまで、私たちをさらに一歩踏み込ませるところにあります。

この研究で示された客観的データは直観を裏付け、家庭やクリニックで私がさらに啓発に努めるうえでの刺激となりました。「子どもたちがどれくらいの時間テレビを見ているかだけではなく、**何を**見ているかを考えるべき」という私から親へのアドバイスを支持する強力な根拠となったのです。研究デザインもとても興味深いものでした。テンポの速いアニメを見ると、注意力、集中力、記憶力が妨げられる、という結果自体は驚くような内容ではないので、研究の方法やデータに注目し、それぞれの家庭にあわせてこの研究の意味するところを考えるのが良いでしょう。

バージニア州の研究者らは、60人の4歳児を無作為に3つのグループに分けました。子どもたちはそれぞれ部屋の中でひとりで9分間、①クレヨンで絵を描く、②『カイユ』、または③『スポンジ・

ボブ』をコンピュータ画面で見るように指示されました。

インターネットで、『カイユ』と『スポンジ・ボブ』を検索して、違いを見てみてください。これ以上対極にある番組はないでしょう。

9分間の介入［テレビ視聴や描画］の直後に、子どもたちは集中力や忍耐力、作業記憶、操作活動を必要とするテストを受けました。子どもたちは、ある規則に従ってブロックを並べ直したり、「頭を触ってと言われたらつま先を触り、つま先を触ってと言われたら頭を触りなさい」というような複雑な命令に従ったり、マシュマロテスト（将来より大きな成果を得るために目先の欲求を我慢する能力を見るテスト）に参加したりしました。マシュマロテストは大変おもしろいテストです。子どもたちは、ボウルに入ったマシュマロと共に部屋に残されます。1枚のお皿にはマシュマロが10個、もう1枚のお皿には2個だけのっています。子どもはテストをする先生が部屋に戻ってくるまで待つことができれば片方のお皿にのっている10個のマシュマロをすべて食べていいと言われます。もしそれまで待てずにベルを鳴らすと、先生がすぐに部屋に戻ってきてマシュマロは2個しか食べられません。かつて、マシュマロテストは学校での成績の予測や、18年後のSAT（大学進学適性試験）の結果を予測すると言われていました。マシュマロテストの例をインターネットで見てみるとおもしろいですよ。

●結果

研究の前に親から得た情報に基づくと、各グループ間に問題となるような注意力の差はありませんでした。子どもたちはランダムに各グループに分けられており、各グループは似通った集団であると考えられました。

テンポの速い番組を見た群では、注意力や記憶力のテストの成績が有意に低下していました。教育的な番組（『カイユ』）を見た群と、絵を描いた群では結果に差はありませんでした。

マシュマロテストは他の項目とは別に分析され、子どもがマシュマロを食べるまでの時間（秒）を計測しました。『スポンジ・ボブ』を見た群では、絵を描いた群や『カイユ』を見た群よりも成績が悪く、このテストでもまた、『カイユ』を見た群と絵を描いた群では差はありませんでした。

研究者たちも、なぜ『スポンジ・ボブ』を見た群でこれほどテストの結果が悪かったのか、はっきりとはわかりませんでしたが、素早い動きや、秒単位で変わる場面、子どもが必ずしも内容に集中する必要がないという点と関連があると考えられています。矛盾するように思われるかもしれませんが、幼いうちにテンポの速いメディアに接すると、のちに集中力の欠如につながるという研究結果はたくさんあります。研究者たちはその理由を、『スポンジ・ボブ』がとても速い動きであるために、現実世界における適切な相互作用や体験とは異なるためだと理論づけています。

研究の限界は？

この研究はとても規模が小さく、参加した子どもはたったの60人でした。さらに、この子どもたちは全員白人で、中流と中流上層の家庭の出身でした。この研究結果はわが家には参考になるでしょうが、人種や階級などの背景が異なる知人や、私の患者の多くにはあてはまりません。さらに、この子どもたちは、研究に参加する時間のある親、つまりすでにこの研究内容に興味のある親の子どもである、という特別な事情もあります。

また、この研究で子どもたちが番組を見たのはたったの9分間でした。番組を30分間通して見たり、または似たような番組を数時間にわたって見たりした場合、子どもたちの作業記憶、集中力、注意力にどのような影響があるかはわかりません。さらに、今回のテストはテレビを見た直後に行われたので、長期的な影響についても不明です。この効果は一過性のものなのかもしれません。

ニコロデオン〔『スポンジボブ』などの子ども向け番組を放送しているケーブルテレビチャンネル〕は、『スポンジ・ボブ』は4歳児向けに作られたものではないと言っています。（4歳未満の小さな子どもたちも大好きな番組ではありますが。）たとえば6歳未満のもっと年長の子どもを対象として研究を行えば、発達に重要な期間に脳の機能が妨げられるのか、または速いペースのアニメを見ることが、子ども時代を通じて学校での成績、記憶、注意力に対して有害なのかどうかがわかるでしょう。

●どうしたらいい？　脳に対するアニメの影響

私は、ある番組が他よりすぐれていると言ったり、ひとつのアニメ放送局を非難したりするつもりはありません。子どもたちのためにメディアの利用について判断し、オンラインでもオフラインでもうまく生き抜く、メデイアに精通した大人を育てるための助けとなるような情報をどのように利用するかについての話なのです。私たちが子どもの頃には、『スポンジ・ボブ』も、アイパッドも、スマートフォン、任天堂ＤＳ、ＤＶＤやＷｉｉもありませんでした。テレビはありましたが、テレビを見るのに費やす時間は現代の子どもの半分ほどでした。そこで、今私たちがやるべきなのは、子どもたちを、メディアとのバランスのとれた生活に導くことです。メディアは、その利点と欠点とをあわせ持ち、定着しています。あらゆる観点において、子どもは成長し大人になる過程で成功するために、デジタルの速いペースに適合していかなければいけないでしょう。そのため、私たちが何をモデルとし、子どもにどのような内容を選択し、どの程度メディアを見せるかが現実の問題となっています。メディアとのバランスを見つけ、うまく共存していくことが重要です。「最先端のテクノロジーとは距離を置きましょう」と言いたいわけではありません。

けれども……

子どもたちには、人と人との親しいつながりを持ってほしいものです。オンラインでだけではなく、オフラインで、すなわち静かな森の中や、落ち着いた静寂な教室で、どのように学ぶかを知ってほしいのです。友達やパートナーと、お互いの目を見て、とぎれることなく続く会話の素晴らしさを経験してもらいたいのです。

そこで、私は次のようにアドバイスします。

- 自分の子どもであれば、テレビを見た後に子どもたちがどのように振る舞い、話を聞き、行動し、学習しているかを観察します。
- この調査のデータに基づいて、登校の直前や、家族で夕食をとる直前、寝る直前には、テンポの速いアニメを見せないようにします。

- 家の中の過剰なテレビを排除します。子どもの寝室にはテレビを決して置きません。子ども時代を通じて、テレビを見てよい時間は1日1時間までとします。
- 未就学児には、『セサミストリート』や、わが家のお気に入りである『ドライバー・ダンズ・ストーリー・トレイン』のような、自然なテンポで進み、教育的な価値のある番組を選ぶようにします。
- もしあなたの子どもがすでに230時間『スポンジ・ボブ』を見ていたとしても、大丈夫です。あるひとつのアニメを見たせいだけで、彼らが将来就職できなかったり、注意力が欠如したり、思慮分別のない人間になることはありません。けれども、今の時点からこのようなテンポの速いメディアを見せることを制限すれば、あなたの子どもはもっとバランスのとれた、集中力のある、より良い生徒になり大人になっていくでしょう。

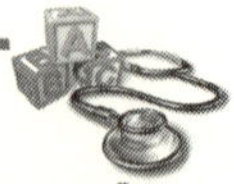

おさえておきたい **ポイント**

視聴情報：マシュマロテストを見てみましょう。http://bit.ly/mdm-MarshmallowTest

アドバイス：良質な内容を節度をもって、というのがメディアの良い利用法です。テレビを見せることに罪悪感を覚えるのをやめましょう。最も大事なことはメディアの適度な利用であり、後ろめたさを感じないことはその次に大事になります。それぞれの家庭にとって良いバランスを見つけ、それをしっかりと守りましょう。

⑫ なぜ寝る前にテレビを見ない方が良いのか

就寝前にテレビを見ると、子どもが眠りにつくのが遅くなります。就寝直前のテレビが子どもにとって良くないということは誰もが聞いたことがあるものの、実際には、直感とそぐわないこともあります。私の経験では、多くの人が、テレビやビデオを流していると、気持ちをリラックスさせる効果があるように感じています。しかし、それは逆で、就寝前のテレビ、ビデオやその他の画面を見ることは、特に未就学児においては脳を活発化させ、睡眠を妨げ、さらに悪夢の原因となることさえあるのです。コンピュータやテレビの画面からの光は、私たちを眠りへと誘うホルモンであるメラトニンの分泌を妨げます。２０１３年のアメリカ小児科学会誌に掲載された研究では、寝る前にテレビを見ることの現実が明らかとなっています。

私も多くの人と同じように、夕食後、寝る前に、子どもたちによくテレビを見せていました。１日の仕事を終え、夕食後のひととき、休憩する時間がほしかったのです。少し静かに休む時間を望むのは誰も同じです。しかし、事実はこうです……。

研究者は、5歳から24歳までの２０００人以上の若い世代を対象として、１日の最後の1時間半の過ごし方について調査しました——予想通り、就寝前にテレビを見ることはごく普通に行われていました。すべての年齢層で、テレビを見ることは就寝前の最もありふれた行動で、約半数の子どもが30分以上テレビを見ていました。子どもが眠る時間を調査した結果、テレビ視聴と就寝時間の関連についての懸念が確かなものとなりました。テレビをたくさん見る子どもの方が、眠りにつく時間が遅かったのです。反対に、眠る時間が早い子どもは、寝る前にはテレビを見る以外の静かに座った姿勢で行う活動や身の回りを整えるような行動をしていました。多くの研究で、子どもの睡眠不足は、早く目覚めることではなく就寝が遅いことが原因であると言われています。現代の子どもは、百年前の子どもより睡眠時間が1時間少ないのです。その結果、私たちはとても疲れていて、注意散漫で、肥満で、落ち着きがなく（これらはどれも睡眠不足と関連するものです）なっています。疲れた人の多いわが国にとって、時間どおりに眠るための戦略が不可欠となっています。

●子どもたちの睡眠をより良くするためのテレビに関するアドバイス

- 子どもの寝つきが悪い場合は、ベッドに入る2時間前からはテレビ画面の前に座らせないようにして、子どもにもその理由を説明しましょう。テレビは気持ちを落ち着かせるのではなく、興奮させてしまうからです。
- 子どもの寝室から、ありとあらゆる液晶画面を除去しましょう。テレビも、携帯電話もタブレットもアイポッドも、寝室に置いてはいけないし、ベッドの中に持ち込むのもいけません。台所に電話の寝場所を作り、たとえば午後9時には電話も寝床に入るようにします。
- 朝起きるために携帯電話が必要だという子どもには、新しい目覚まし時計を買ってあげましょう。オンラインショップで15ドル以下で購入できます。
- もし子どもがテレビが大好きな場合には、1日の中でテレビを見る時間を決めましょう。あらゆる画面は特別なものと考え、子どもが家庭や学校で良い行いができたら、そのごほうびとして、あなたが夕食の支度をする間の1時間、テレビやビデオゲームを許可しましょう。

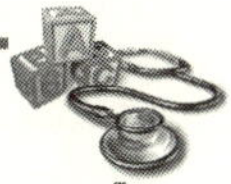

おさえておきたい ポイント

アドバイス：ベビーシッターや祖父母にも、テレビなどの画面の視聴はメラトニンの分泌を妨げるということを伝えましょう。寝る前に画面を見ると、子どもの寝つきが悪くなります。

親として：子どもに、時計がわりに寝室でもスマートフォンが必要だと言われても応じないことです。

13 「あなたの家に銃はありますか？」と尋ねることができますか？

友人に銃について尋ねるのは下着について尋ねるのにちょっと似ています。それも小児科の診察室においてではなく、自宅や道端や近所で尋ねる場合です。

わが家の昔からの隣人は専業主夫です。ほとんど毎日、妻が仕事から帰宅するまで、家事や8歳と6歳の男の子の世話に追われています。3（または4）人で自転車を乗り降りしながら、あちらこちらへ日々を駆け抜けています。1日中行ったり来たりする彼らを見ては、5年後あの少年たちはどのように成長しているのかしらと楽しく想像しています。

子育て中はいつも想像もしないようなことでハッとさせられます。

あるとき、その隣人がポーチから話しかけてきました。同じ通りに住んでいたときは、私たちはお互いの垣根越しによく話をしたものです。人生について、木について、お気に入りのヌードルショップや天気のことについて。彼から「銃による暴力についてぜひ記事を書くべきだよ」と言われ、私は「その通りね。銃の暴力について200万もの記事を書かなくちゃ」と答えました。それは2010年のことで、コネチカット州ニュータウン銃乱射事件の前ですが、アメリカにおける国家の銃規制についての考え方が変化しつつあると、私が感じていたときでした。

そんなときに彼が私のために問題点をまとめてくれたのです。彼の言う通りなので、それについて書かなくては、と思いました。

ちょうどそのとき、彼の8歳の息子が友人の家から帰ってきました。その友人の家で遊んでいるときに2人は空気銃を見つけました。銃には弾が入っていると思ったようです。それが何なのかわかった彼の息子は、それに触らないように友達を説得しました（彼の話によると）。彼の息子は帰宅後すぐにその武勇伝を父親に報告しました。彼は唖然としました。子育て中はいつも想像もしないようなことでハッとさせられます。彼は子どもを送って行ったとき、まさか危険な状況に置いてきているとは夢にも思わなかったのです。空気銃の話を聞いて、彼は息子の友人の家族にもっと細かいことを聞いておくべきか考えをめぐらせました。

私は銃の問題について考え始めていたので、もう一度ポーチに出ました。そしてもう少しその問題について話し合いました。その頃は私の子どもがまだ小さかったので、子どもだけで友達の家に遊びにいくことはありませんでした。ですが、突然、単純なジレンマに気がつきました。いくら何でも、子どもを招待してくれた素敵なご家族にまず聞かなければならないのが、「あなたの家には銃がありますか?」はないでしょう? これはある意味、個人的な質問のように思われます。「あなたの奥さんはレースの下着を付けていますか?」と同じように。

銃があるのかを尋ねるのはとてもプライベートな質問に感じられますが、現実的な質問でもあります。もっと言えば、必要な質問なのかもしれません。アメリカでは800万人の子どもの手の届くところに銃があります。アメリカ小児科学会は、「たとえ自宅に銃がなくても危険がないことにはなりません。一般家庭の約半分は銃を保持しており、子どもの銃の射撃事故の三分の一以上は、友人や近所、親戚の家などで起きているのです」と述べています。

隣人の空気銃の話を聞いて私は問題を痛感しました。

もちろん子どもを守るために、私たちはいろんな類のややこしい問題を乗り越えていきます。妊娠期から、子どもが生まれ、幼児を育てる間は自分の生活を犠牲にし、やがては大学や、もしかしたら子どもの結婚のお金を払うまで。ですが、子どもの友人の家に銃があるのか質問することをクリニックで話題にするなんて考えたこともありませんでした。

●子どもを銃から守るために

• 銃について尋ねることを躊躇しないでください。その質問で命が救えるのです。銃は下着ではありません。子どもが遊びや泊りに行く前には、必ずその家の保護者に銃があるかを尋ねましょう。たぶんないだろう、と勝手に決めつけないでください。親戚にも尋ねてください。

• 子どもがいる家には銃を置かない、というのが私の信念です。クラスメイトだった16歳の兄弟は、銃で自分を撃ちました。１９９７年に私が教鞭をとっていた中学の生徒は、中学校のすぐ近くで銃撃され殺害されました。あなたが全米ライフル協会から除名されるか、心の中でわめくような事態にいたる前に言っておきます。もしあなたの自宅に銃があり、その状況を変えるつもりがないのなら、あなた自身、あなたの子ども、そしてコミュニティを守るためにあなたができることがあるはずです。

- 自宅にある銃は弾丸を抜き取り、鍵をかけたケースに入れ、子どもの手の届かないところに保管しましょう。弾丸は別の場所にしまい、ケースの鍵は隠しておきましょう。
- 空気銃も銃です。子どもがインターネットにアクセスすれば、それを手に入れることができます。グーグルで空気銃を検索すると、自分の銃をどうやって作るかのリンクを含め、色々な情報を入手できます。現実的には子どもが小さいときから、銃について何度もしっかりと話し合うことはあなたの大事な役目です。

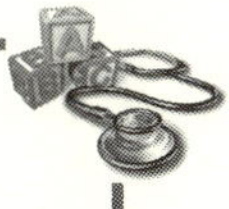

おさえておきたい **ポイント**

アドバイス：子どもが遊びや泊りに行くときは、常に銃があるかを尋ねましょう。私の経験から言うと、質問すればするほど段々と尋ねやすくなります。すべての両親が威圧的または批判的な質問と感じるわけではありません。

実情：銃がない家は安全ですが、実際はアメリカの子育て中の家庭の40％は銃を保持しています。私たちはそれを子どもの手が届かないところに保管しなければなりません。

14 暴力的なビデオゲームについて

「無知から得るものはない。暴力の蔓延についてきちんと検証しなければ何も得ることはできない」オバマ大統領はコネチカット州ニュータウン銃乱射事件後[1]、２０１３年にこのように述べ、さらに「アメリカ議会は暴力的なビデオゲームが若者の心に及ぼす影響に関する研究に資金を提供するべきだ」と言いました。

　事件からわずか1カ月後、銃規制強化案と銃による暴力や死亡、犠牲者を減らすことで私たちのコミュニティの安全を強化するという大統領の断固たる計画を聞いて、うれしく思いました。診察室で銃の安全性について話題にしても差しつかえないということを政府が保証しようとしていること（それも連邦レベルで）、さらに暴力的なビデオゲームが若者の心にどのような影響を及ぼすのかを研究するよう議会で訴えたこともうれしいことでした。そうは言ってもビデオゲームが子どもの心に与える影響について、私たちはあまり知りません。アメリカ小児科学会誌の「メディアにおける暴力」に関する方針宣言（２００９年）には、「**暴力的なシーンのあるテレビやビデオゲームと子どもの攻撃的な行動との因果関係は、メタ解析によると、カルシウム摂取量と骨量、鉛摂取と低いＩＱ、コンドームの未使用とエイズの感染よりも強く、喫煙者が肺がんに罹患するリスクとほぼ同じである。医療者はその因果関係を受け入れ、疑う余地なく、これに基づいて予防的対策を講じなくてはならない**」と記載されています。

オバマ大統領は暴力的なビデオゲームが子どもに及ぼす影響を明らかにするため、アメリカ疾病予防管理センターに1000万ドル（本書の印刷時には1億3000万ドル弱、議会承認待ち）を与えるとしましたが、これは決して多すぎる額ではありません。『ワシントン・タイムズ』紙のステファン・ダイナン氏は、「より大きな責任が私たち個人の手に委ねられた」と言います。「法律で銃を規制するのは政府の仕事だが、どんな映画やゲームを選び、子どもに何を見せるのかは親の手に委ねられているのだ」。

子どもが暴力にさらされ、また暴力を受けるのを改善するために、両親、小児科医、コミュニティのメンバー、メンター、アメリカ市民として、今できることがあるのです。

●子どもが大量の暴力にさらされていることについて

- メディア（ゲームやテレビ、ビデオ）の中の暴力行為は子どもの攻撃的な行動と関連し、暴力に対して何も感じなくなり、悪夢、危害を加えられる恐怖などに影響することを証明するデータがあります。「暴力的なメディアにさらされるほど攻撃的になり、暴力的な行動が増加するという、一貫して大きな因果関係は、子ども、思春期、若年成人において、アメリカや多国間での研究、フィールド研究、基礎研究、横断研究、縦断的研究で報告されている」ということがわかっています。
- ビデオゲームをすることで脳内に生じる変化について、もっと知っておく必要があります。ビデオゲームでは殺し方がリアリティのあるものになればなるほど快感を覚えるのです。そんなゲームをすると、子どもたちはたとえ遊びでも他人を傷つけたり殺したりすることを喜びと感じるようになってしまうかもしれません。発達過程の人間が、1日に何時間もそのようなゲームに費やすなんて良いことではありません。ゲームで人を撃つ体験は、殺人という行為に対して人を鈍感にさせるとの報告がありますが、それを明らかにするためにはもっと研究が必要です。

- 年齢も重要です。8歳以下の子どもは想像の世界と現実との区別が困難です。銃で撃ったり、殺したりする暴力的なゲームをさせたり見せたりしないようにしましょう。オバマ大統領の声明と同じ週に、4歳以上の子どもを対象として、全米ライフル協会のブランド名がついたゲームアプリがオンラインで発売されました。世論からの厳しい抗議を受けて、2日後には対象年齢が12歳以上に引き上げられました。
- ビデオゲームの年齢制限にもっと積極的に従うべきです。親は、子どもが17歳以上のゲームをしたいなら17歳になってから、と厳しく言っていいのです。私の意見では、ゲーム制作会社はあなたの子どもに気を配ってはくれません。
- アメリカの8歳から18歳までの子どもは1日6時間以上を娯楽番組（テレビ、コンピュータ、ビデオ、映画、ラジオ、音楽）に費やしています。液晶画面に向き合う時間を、推奨されている2時間、またはそれ以下に制限するようにしてください。それが難しいようなら、少しずつ段階を踏みましょう。まず今日は暴力シーンを含むゲームをする時間を制限しましょう。子どもたちを家から追い出してください――思春期の子どもにはオンラインゲームをさせないでください。小学4年生から高校生の大多数がＥＳＲＢ（エンターテイメント・ソフトウエア・レイティング・ボード）でM指定（Mは成熟〔mature〕の意味。17歳より上の年齢に推奨される）のビデオゲームで遊んでいると報告されています。さらには17歳未満の少年の78％がM指定のゲームを持っていると報告されています。

- 子どもたちは18歳までにテレビだけでも平均20万の暴力行為を見ています。可能なときは子どもと一緒にテレビを見て、暴力的になったらテレビを消すようにしましょう。
- メディアの暴力シーンを見た影響はその後も残ります。暴力は子どもの不安症、うつ症状、外傷後ストレス障害、睡眠障害、悪夢の原因となりえます。就寝2時間前にはテレビを消し、子どもの安眠を妨げないようにしましょう。もし子どもが悪夢を見たり、不安や落ち込み、ストレスがひどくなっているようなら、医師と相談してみましょう。子どもと話して「メディア・ダイエット」を設けてみるのもいいでしょう――バランスがとれた方法でメディアと接するので子どもにとっては公平なやり方です。あなたは暴力的なメディアを制限する手伝いができます。子どもというものは親が何を考えているかを非常に気にするものなのです。

親が知っておくべきこと

- 暴力的なビデオゲームは子どもの攻撃性についての感覚を変化させ、暴力行為について鈍感にさせる可能性があります。
- 子どもがゲームを買う前あるいはダウンロードする前に、自分でゲームをしてみましょう。子どもがオンラインや家でどのようなゲームをしているのかを知った上で、自分の感想を子どもに伝えましょう。
- ビデオゲームの年齢制限を確認し、それを守りましょう。

- 制限時間を設けましょう。オンラインゲームをするときには特に。
- ゲームはひとりではなく、誰かと一緒にさせること。
- 健康的なメディア・ダイエットを考えましょう。夕食後（寝る2時間前）のメディアをどうにかして減らし、子どもがバランスよくビデオゲームやテレビ、映画、オンラインビデオを見れるようになるために力を貸してあげてください。

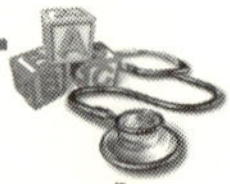

おさえておきたい **ポイント**

アドバイス：子どもたちは暴力的なシーンをテレビやビデオゲーム、アプリやオンラインサイトで見るうちに、暴力への感覚が麻痺してしまうとのデータがあります。子どもと一緒に遊びながら、わが家では何をしてよいのか、一緒にルールを作りましょう。

実情：8歳から18歳の子どもは毎日1日6時間、娯楽番組を見るのに費やしています。子どもの生活にとって、とても大きな部分です。ルールを決め、子どもに考えを伝えることはあなたの大事な役目です。

（1）コネチカット州ニュータウンの銃乱射事件

2012年12月、アメリカコネチカット州サンディフック小学校で発生した銃乱射事件。児童20人を含む26人が死亡し、1人が負傷。事件当時20歳だった犯人の男性も自殺し、自宅では母親も殺害されていた。

⑮ 銃乱射事件後の月曜日に登校させる親の不安

ニュータウンの銃乱射事件後の月曜日が近づいてきて、子どもを学校に行かせるとき、誰もがいくばくかの恐怖感を心に抱えていました。子どもを学校に行かせることが不安でした。

事件後しばらくの間は当惑することばかりでした。襲撃事件の詳細や犠牲になったかけがえのない子どもたちや先生たちのことが少しずつ明らかになればなるほど、コネチカットの惨劇で何が起こったのか理解するのが大変でした。痛ましく、首を振って否定したくなるようなことではありますが、それ以上に、ここアメリカで今何が起こっているのか、理解に苦しみます。信じがたい英雄的な話もありますが、今でもただ静かに喪に服し、痛みを抱えています。

当時、私のSNS使用歴は4年以上でしたが、私のチャンネルでは銃射撃の話題であふれかえっていました。誰もが驚き、恐れ、悲しみ、茫然としていました。オバマ大統領が言ったように、「私たちは悲嘆にくれていた」のです。事件後の日曜日、『ニューヨーク・タイムズ』紙を開き、私ははっと息をのみ、再び涙がこみあげてきました。どうしても、6～7歳の子どもがこんなにたくさん亡くなったということが信じられませんでした。特に朝食の席に同じ年頃の子が横に座っているのですから。

この事件はたまたまコネチカットで起こったものの、このような恐ろしいことが自分たちの身の周りで起きてもおかしくはないという気持ちになりました。

私たちは、子どもの安全な未来のために前に向かって進めますし、進みたいです。月日が経ってもあなたやコミュニティの人たちの対策の手を緩めないでください。コミュニケーションを取りやすくし、メンタルヘルスケアを利用しやすくし、銃規制について検証しましょう。未来はあっという間にやってきます。

●事件の後、子どもが学校に戻るためのアドバイス

- **あなたの子どもの学校は安全です。**恐ろしい銃乱射事件または悲劇はめったに起こることではありません。あなたの子どもが通う学校はとても安全な場所なのです。あのような惨劇は例外的だということを思い出してください。子どもに聞かれたのなら、子どもにもそのことをわからせてあげましょう。
- **安全だと思うまで情報を集めましょう。**校長や担任教諭、保護者などに電子メールを送りましょう――学校での安全対策がきちんとなされているか確かめることに役立つかもしれません。音声メッセージを残し、電子メールを送り、安全を確認したい家族のグループに参加することで、恐怖を緩和できるかもしれません。参加するのです。大統領（The White House, 1600 Pennsylvania Ave NW, Washington, DC 20500）や代議士に手紙を書きましょう。悲劇があった後は積極的に行動することで不安が和らぎます。
- **報道番組を見ないようにしましょう。**他の膨大な情報と同じように、区別して考えることが必要です。細かいことを知りたいのが人間です。それは私たち自身の子どもを救いたいという思いから生

じるものです。でも、絶え間なくメディアを見続けても、不安感と悲しみがひどくなるだけです。

・**今日、どう過ごすのかを考えましょう。**理想的な1日を思い描くのです。最新のニュースを知りたいのはいつですか、または知りたくないですか？　事件の情報や最新ニュースを知って安心するのであれば、1日のスケジュールに組み込みましょう。ニュースの時間を決めることで、情報に流されない時間を確保することができます。職場ではフェイスブックを閉じましょう。ニュースを見るのは30分だけにしましょう。どんな事件であっても、親の受けるストレスや悲しみは子どもに影響を与えます。朝、子どもを学校に送り届け、その後自分が受け止められるならニュースをチェックしましょう。そうでなければ、できる限りいつもの暮らしに戻りましょう――ニュースは見ずに。

・**支援してくれるネットワークを利用しましょう。**惨劇後の日々から回復する支えになってくれるよう、友人、教会や礼拝所、主治医や家族などに相談してみましょう。みんな、あなたの話を聴いてくれるはずです。

怖がっている子どもをサポートするためのアドバイス

・まず、親であるあなたが子どもの一番の理解者であることを思い出してください。そして子どもに説明をして、詳細を伝えたり、子どもが必要だと思う真相や詳細を色々話したりする前に、まず子どもが何を聞いて、何を知り、どう思ったのかを聞いて下さい。あなたが話す前にじっくりと子どもの言うことに耳を傾けましょう。ただ、危機的状況では黙っていても何の助けにならないことを知っておいてください。子どもが話さないようなら、あなたの方から会話を始め、話をしましょう。

今週も来週も自由に回答できる質問をし続けてください。

あなたが話す前にじっくりと子どもの言うことに耳を傾けましょう。

- 子どもを危険から守るために家や学校で取り組んでいる安全対策について、十分に議論しましょう。
- 子どもが事件について間違って理解しているようなら、子どもの誤解と思い違いを解いてあげましょう。これは親だからこそできることです。
- 子どもがその悲しい事件を知らないようなら、学校生活が再開する前に子どもと話し合うようにしてください。銃撃事件の悲劇を知っている友達もいるでしょうが、子どもにとってはまず親から聞くのが良いでしょう。
- 子どもの年齢がとても重要です。8歳以下の子どもは時間や場所を正確に把握していません。学校で起こった事件だというと混乱させてしまい、他の学校で起こったことでも自分の学校で起こったのだと信じかねません。またメディア（テレビ、新聞、インターネット）の写真や、子どもでも読める言葉が目に触れないように心を配りましょう。
- 正直なのが一番です。率直に事実を伝えることは、生々しい詳細を伝えることではありません。たとえば幼い子どもが、犠牲になった子どもの年齢を知る必要はありません。また、武器や弾丸の種類、何人の子どもと教師が殺害されたかなども知らなくていいことです。でも、子どもはあなたがどのように感じているかは知りたいはずです。今のこの悲しみや複雑な心境とどう向き合っているか、話してあげましょう。なぜこのような悲劇が起こったのかは知らなくてもいいことです。理由がわからなければそう答えてもいいのです。

- 学校が終わった午後か夕方には、どんな1日を過ごしたか子どもに尋ねてみましょう。事件後しばらくは自由に答えられる質問をして、何を学び、どう感じているかを聞いてください。この対話は何週間か続けましょう。辛い経験をした翌日から普通の日常に戻るなんて無理なことです。

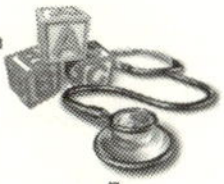

おさえておきたい ポイント

親として：何か事件があったときはいつでも、なぜ起こったのかわからないと答えてもいいのです。

アドバイス：痛ましく悲劇的なニュースにどう対処してわからず、子どもが落ち着かないときには、遠慮せずかかりつけの医師や看護師に相談しましょう。医療関係者はこのようなときにどのような支援が必要かを知っています。

16 何もしない方が良い：はやり目、発熱、耳の感染症、乳歯の生え始め、ＣＴ検査

「過ぎたるは及ばざるがごとし」という言葉があります。子どもの場合は何もしない方が良いことがしょっちゅうあります。小児科医はよく、すべきことを十分知っていると得意がるものですが、することは何もありません。

●はやり目（流行性角結膜炎）

たとえばはやり目です。不快で、べたべたして、まぶたが開かなくなり、黄色く固くなった目やにが目の中からなくならない、あれです。非常に感染力が強く、子どもはとても汚ならしく、また見るからに病気をうつしそうです。はやり目になったら、良くなるまでは節度を守り、眼帯をし、計画はすべてキャンセルし、家に閉じこもり、映画を見ているしかありません。あなたと子どもは良くなるまで世間から隠れていたいと思うでしょう。

私の外来でも、はやり目は診察後に何度も何度も手を洗ってしまう感染症のひとつです。本当に感染しやすいのです。どこであれ、はやり目の患者さんを見た場合は、すぐに手を洗うにしたことはありません。ですが、自分の子どもがはやり目になった場合は話が別です。

その場合、子どもを小児科に連れていきます。問題は、そこで担当医があなたの子どもに何をするか、です。学校からは登校許可証の提出を求められており、あなたは「この状態を早く何とかした

い」と考えながらその場しのぎの解決策を医師に求めます。でも、いつもそうであるように、それも状況次第です。

小児科医はまずそのはやり目が細菌性かウイルス性かを判断します。研究によって異なりますが、通常、はやり目の約50％がウイルス性です。ですからすべてのはやり目に抗生物質が必要なわけではありません。視診だけでそれを判断するのは困難です。医師は病歴や他の症状（鼻汁、咳、発熱、耳痛）、そして経過の長さから診断します。しかし培養検査をしなければ抗生物質の目薬が必要かどうか判断できないこともありますし、抗生物質が本当に必要ではないのなら使いたくないと思っています。そこで、医師はまた新しい検査をしようとします。

このような不必要な通院や治療をしないための方法が、こちらです。

細菌性眼感染症ではなさそうだと知るための4つの方法

1 子どもが6歳以上であること。
2 夏であること。細菌性感染症は4～11月には少なくなります。
3 子どもの分泌物が水っぽく、ベタベタした黄色や緑色ではないこと。
4 朝起きたときに目やにでまぶたがあかないようなことは**ありません**。もし子どもが起きたときに目やにで目がふさがっているときは医者に行ってください。

わかりましたね。これで小児科医から抗生物質の目薬はいらないと言われても納得できると思います。手を洗いながら、よく覚えておいてください。何もしない方が良いこともあるのです。

●発熱

どの親も発熱を気にします。発熱は病気の象徴であり、親の心配の種でもあります。ところが、母親にとっての発熱と小児科医にとっての発熱は違います。ありがたいことに（そしてなかなか信じられないことでもありますが）、子どもの発熱のほとんどは軽症であり、治療しなくても自然に回復します。「発熱恐怖症」の人がいて、多くの親は子どもが熱を出すと必要もないのにすぐ薬を使い、熱を下げようとします。みんな子どもが熱を出すと不安なのです。

そもそも、発熱とは何でしょうか？

小児科医にとって発熱とは38・3℃から38・6℃以上の熱のことです。でもほとんどの親は**体温の上昇**と定義されている37・2℃から37・7℃で「発熱」と思いこんでいます。少ししか熱を出さない感染症もありますが、たいていは発熱の原因となります。小児科医は数字はあまり気にしていない、ということを最低限覚えておきましょう。つまり、子どもが38・3℃であろうが39・4℃であろうがたいした違いはないのです。誰であれ――母親、父親、子ども、小児科医――熱が40℃を超えると嫌なものです。でも40℃未満であれば、体温が何度まで上昇しようとあまり違いはありません。臨床医が気にかけるのは、子どもが熱があるときにどう動いて、行動して、食べて、遊んでいるかなのです。そして最も重要なのは、発熱が何日続いているかです。

体温計の数値ではなく、子どもの様子や行動を見て対処しましょう。

熱についていくつかお話します。子どもが病気のとき、熱は病気を治す上で**有効**かもしれません。つまり、生理学的に体温が上昇すると、ウイルスや細菌を攻撃することにつながります。ウイルス感染症では高熱が続いた子どもの方がむしろ早く治ってしまったという研究結果もあります。

子どもの熱を治療すると決め、アセトアミノフェンやイブプロフェンを使用する場合でも、数字を改善しようとはしないでください。目標は39・4℃から38・3℃にすることではありません。子どもの体調を良くするのが目標です。体温計の数値ではなく、子どもの様子や行動を見て対処しましょう。

発熱に関するルール

- 生後3カ月未満の子どもが37・7℃以上の熱を出したときは、どんな熱であっても小児科を受診するか、看護師を呼ぶか、時間外であったりかかりつけのクリニックが閉まっていたりする場合は救急外来を受診する必要があります。
- 感染症と向き合う場合、特に軽度の呼吸器感染症であれば、3日程度の発熱は正常であり、むしろ有効です。ですがその3日間、体温がどんどん上昇して回復しないようなら小児科を受診しましょう。
- **一時的な発熱**：子どもがよく遊び、部屋を駆け回り、椅子によじ登るようなら、熱を下げる――つまりアセトアミノフェンとイブプロフェンを使用する必要はありません。それでもそれらを使用する場合は、まず傾向として副作用が少ないアセトアミノフェンから使うことをおすすめします。イブプロフェンには腹痛や他の重篤な副作用の報告もあります。生後6カ月から12歳までの健常児の薬の量について迷うようなら、投与量を示した表を確認してください（87頁のアセトアミノフェンとイブプロフェンの容量表参照）。

- 熱については本能に従いましょう。子どもがぐったりしていて、解熱剤を使用しても良くならない場合は小児科を受診します。「発熱」を怖がる必要はありません。子どもの様子を観察し判断するのです。いつもそうしているように、水分を十分に与えて、回復していくのを確認しましょう。

●耳の感染症

耳の感染症は、強くて、ときにはとてもひどい痛みの原因となります。痛みのために一晩中眠れず、学校に行けず、そのために親も仕事に行けず、親心が痛みます。子どもによっては耳の感染症が慢性化してクリニックを何度も受診し、様々な抗生物質を使用し、まれには鼓膜チューブ留置術が必要になります。だいたいの場合は、運悪く単発的に風邪を引いた後に生じます。幸運にも、多くの子どもは治療しなくても自然に回復します。ですが20～30％は治療が必要となります。

耳の感染症にはウイルス性と細菌性とがあります。鼓膜の奥にある中耳腔に過剰な液体が貯留し、そこに粘液や膿が充満すると、圧がかかって炎症が起こり、痛みの原因となります。耳の感染症では耳痛、発熱、難聴、不眠、機嫌の悪さ、耳を引っ張るなどの症状が現れます。典型的には風邪にかかっているとき、またはその直後に生じます。ですので耳の中の液体には風邪のウイルスや細菌が充満しているのです。

耳の感染症を疑った場合、まずすべき大切なことは鎮痛薬の内服です。

抗生物質は細菌性の場合にのみ有効です。発熱と耳痛を伴う明らかな感染には、抗生物質は他の何にもかえがたい治療法です。ですが本当に耳の感染症かどうか診断するには、医者に見てもらう必要があります。

この15年間、耳の感染症に対する不要な抗生物質の使用を減らすために多くの努力（と研究）がなされました。そして大きな進歩がありました。耳の感染症で受診する子どもの数が減り（子ども1000人あたり1990年代の950人に対し2005年は634人）、抗生物質の処方数も減ってきたのです。最近の統計では、抗生物質を処方されたのは耳の感染症で受診した子どもの半分未満です（耳の感染症で受診した1000人中434人）。ですが、やはり病院を受診すると、大多数は抗生物質を処方されます（76%）。

アメリカ小児科学会（AAP）は2013年はじめに耳の感染症の治療をより良くしていくためにガイドラインを作成しました。子どもでは抗生物質治療が非常に有効なケースもあるので、新たな研究が重ねられ、以前推

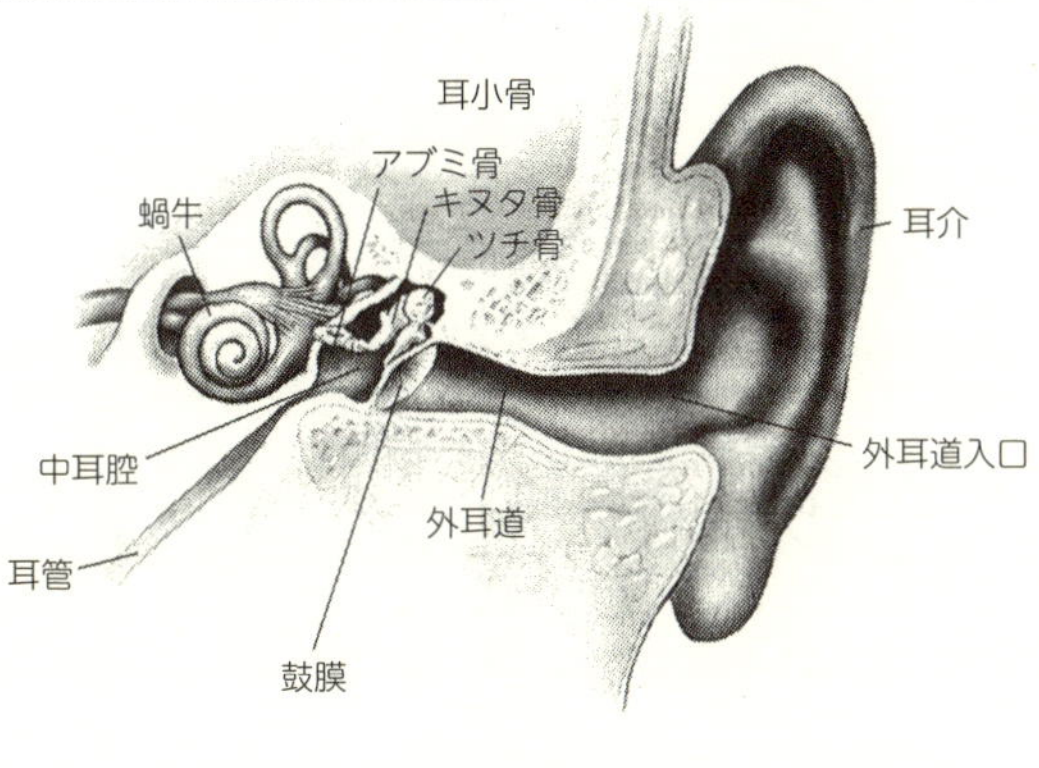

耳の横断図

AAP

奨されたものが更新されています。抗生物質の濫用は細菌の耐性と攻撃性を増加させるので、適切なときに使用する必要があります。これらのガイドラインは小児の耳の感染症の治療を改善するのに役立つでしょう。

私の見たところ、アメリカ公共ラジオ局（NPR）が新たなガイドラインを取り入れた最も優れた記事を出しています。私は特にそのバランス感覚が好きです。

「ウィスコンシン州立大学マジソン校公衆衛生学講座のエレン・ウォールド医師は、次のように述べています。『診断が正しければ、抗生物質を使用するべきです。抗生物質を適切に使った場合、子どもはもっと高い確率でもっと早く回復します。これは両親共働きの場合は特に重要なことです。働いているだけでも親の社会的ストレスは相当なもので、子どもが病気であればさらに複雑なものになります。でなくても親はたえず子どもの病気を心配し、気にしているのですから』」。

耳の感染症の新ガイドライン：親が知っておくべきこと

- **痛み**：耳の感染症を疑うとき、またはそう診断されたら、イブプロフェンやアセトアミノフェンのような鎮痛薬を使用しましょう。耳の感染症の痛みはとても強烈ですので、抗生物質の効果が出てくるまで、または子どもが音を上げるまで痛みを我慢させるのはよくありません。次の頁の乳幼児の鎮痛薬投与量を参照してください。
- **診断**：AAPはより厳しい診断基準で耳の感染症を診断することを推奨しています。確定診断には鼓膜が膨らんでいるかどうかと耳の中に液体がたまっているかどうか（または吸引すると液体が出

体重 年齢	3.6～5.4㎏ 1～3カ月	5.4～7.7㎏ 4～11カ月	8.2～10.4㎏ 12～23カ月	10.9～15.9㎏ 2～3歳	16.3～21.3㎏ 4～5歳	21.7～26.8㎏ 6～11歳
アセトアミノフェン 幼児用シロップ 80mg/0.8mL 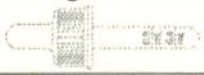	0.4mL (40mg)	0.8mL (80mg)	1.2mL (120mg)	1.6mL (160mg)	-	-
アセトアミノフェン 幼児用シロップ 160mg/5mL 	1.25mL (40mg)	2.5mL (80mg)	3.75mL (120mg)	5mL (160mg)	7.5mL (240mg)	10mL (320mg)
アセトアミノフェン シロップ 160mg/5mL 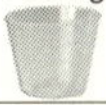	-	2.5mL (80mg)	3.75mL (120mg)	5mL (160mg)	7.5mL (240mg)	10mL (320mg)
イブプロフェン 幼児用シロップ 50mg/1.25mL 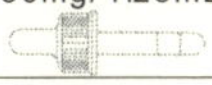	-	1.25mL (50mg)	1.875mL (75mg)	-	-	-
イブプロフェン 子ども用シロップ 100mg/5mL 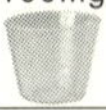	-	-	3.75mL (75mg)	5mL (100mg)	7.5mL (150mg)	10mL (200mg)

Used with permission from The Everett Clinic

アセトアミノフェンは4～6時間ごとに内服し、24時間に5回以上は投与しないでください。
イブプロフェンは6～8時間ごとに内服し、通常24時間に3回以上は投与しないでください。

てくるか）の所見が必要です。耳の発赤や少量の貯留液のみでは診断できません。また抗生物質が処方される前に感染を確認するのが重要です。医師が「耳の感染症の初期ですね」、「鼓膜が少し赤いですね」、「たぶん耳の感染症でしょう」と言う場合は耳の感染症の診断基準を満たしておらず、抗生物質で治療すべきではありません。医師に、鼓膜は膨らんでいるのか、耳の中に液体がたまっているのかを聞いてみましょう。このような所見がない場合は抗生物質内服の必要はありません。経過を見るのが一番です。

- **抗生物質を投与しない場合**：子どもの耳の感染症の多くは抗生物質がなくても治ります。耳の感染症と確定診断された場合でも、2歳以上で発熱や強い耳痛がなければ、その後2日間は抗生物質の内服なしで経過を見てもいいでしょう。ですがその2日間で痛みや症状が改善しない場合は、さらに注意深く様子を見ます。今後どうなったら受診すべきかを確認し、改善しない場合には抗生物質を処方してもらいましょう。

経過観察：抗生物質を使用しない場合でも再受診するか、またはメールや電話等で48～72時間後にチェックしてもらうことが推奨されています。痛み止めの内服のみで2～3日後に症状が改善するようなら治りつつあります。（薬の有無にかかわらず）2～3日で症状が改善しない場合は、クリニックを再受診し、抗生物質を開始するか、または薬の変更が必要です。

抗生物質：6カ月未満の乳児、6カ月から2歳未満の乳幼児で両耳が感染している場合、または感染が重症の場合、そして合併症の危険性のある場合は抗生物質が必要です。ペニシリン（通常はアモキシシリン、ピンクの薬です）が第一選択薬です。ですが、前の月にもアモキシシリンを使用している場合は抗生物質を変更するべきです（通常は耐性菌にも有効な成分を含んだクラブラン酸というペニシリン合剤へ）。多くの保護者はアモキシシリンが第一選択薬ではないと考えていますが、データ的には有効です。

目と耳の感染症：子どもに耳の感染症と同時に結膜炎（はやり目）や目やにを認める場合は、速やかにアモキシシリン（ペニシリン）ではなくアモキシシリン／クラブラン酸（オーグメンチン）を使用しましょう。感染症が併発する場合（耳と目に）はアモキシシリン耐性菌が原因である場合が多いようです。

ワクチン：ワクチンは耳の感染症の予防に有効です。子どもが最新のワクチン、なかでもヘモフィリス・インフルエンザ菌b型（ヒブ）、プレベナー13（最新の肺炎球菌ワクチン）と毎年のインフルエンザウイルスのワクチンを接種したかを確認しましょう。プレベナー13と生後6カ月以上に予防接種の適応が拡大されたインフルエンザウイルス・ワクチンの予防接種で耳の感染症にかかる確率を軽減できます。

- **予防**：母乳育児と禁煙は小児の耳の感染症を予防することが証明されています。

子どもの耳の感染症を疑ったときにするべきこと

- 耳の感染症が心配なときは小児科を受診し、耳をチェックしてもらいましょう。
- 小児科で診断してもらうときに、医師に鼓膜の状態を診てもらいましょう。どのような所見か尋ねるのもいいでしょう。鼓膜が膨らんでいるか、うみがたまっているか、赤くなっているかどうかを尋ねましょう。そして中耳腔への液体の貯留と耳の感染症との違いを明らかにして、説明してもらうように頼んでもかまいません。耳の所見と子どもの状態の両方から治療計画を立てることが大切です。
- 鼓膜が見えない場合は、小児科医に耳垢を取り除いてもらいましょう。がんばってください。**鼓膜を診ることはとても重要で、これができないと子どもを助けられないことを思い出してください。**
- 医師が「早期の耳の感染症」、「鼓膜が少し赤い程度」だと言い、耳の感染症かどうか確定できない場合は、抗生物質を使用しないよう頼んでみることです。かわりに鎮痛薬による痛みのコントロールと対症療法について相談しましょう。
- 症状が出現してから48～72時間経過しても良くならない場合（抗生物質の使用の有無にかかわらず）、小児科を再受診し、どうするかを相談しましょう。

●乳歯が生えるとき

乳歯が生えるときにおすすめできる薬はアセトアミノフェンのみです。乳歯用のジェルや錠剤はリスクを伴います。以前アメリカ食品医薬品局（ＦＤＡ）はハイランド社の乳歯用錠剤のリコールを公表しました。この商品には乳児が摂取すると重篤な健康被害を生じうるベラドンナという中毒物質が含まれており、その含有量が増加していたり変化していたりすることがリコールの原因でした。これらの錠剤に通常どのくらいの量のベラドンナが含まれているかはわかりませんが、含まれているのは確かです。幼児がこの錠剤を摂取し、ベラドンナ毒性によると思われる症状（意識障害、便秘、皮膚の紅潮、口腔内乾燥）が出現したことが報告されています。ホメオパシーのサプリメントや薬剤は規制されておらず、何が含まれ、ボトルごとに内容は同じなのか、同じ成分でもブランドにより異なるのか、などを知ることは困難です。地方や国の中毒情報センターは、乳歯用錠剤が少量のベラドンナ（そしておそらくカフェインも）を含んでいるにもかかわらず、「安全」とみなしました。ＦＤＡは「これらの製品の臨床的な有効性は明らかではない」としています。安全性への心配と、効果が認められないということから、私は乳歯用錠剤をすすめていません。もちろんわが子たちには使用させず、使用させるつもりもありません。もし自宅にあるようなら、捨ててください。もっとも、以前お子さんが使用していたとしても心配にはおよびません。何かあるとしたら製品を摂取した直後に生じます。

乳歯が生えるときの話

- 乳歯が生え始めるのは生後４～12カ月で24カ月頃までかかると言われていますが、通常、かなり個人差があります。生え始めが遅いお子さん（生後9カ月に1本目の乳歯）も多いので、心配しないでください。私は生後12カ月頃から定期歯科検診を受診するようにすすめています。もし生後14～15カ月で歯が生えていない場合は検査（レントゲン撮影）を開始しましょう。

- よだれの量は必ずしも乳歯の成長を反映しているわけではありません。親や近所の人、友達の言うことを真に受けないでください。生後3～4カ月でよだれの量が増えてくるのは、「口」への興味（赤ちゃんが噛んだり、手を口にいれたりなど）と消化を促進するためです。よだれがたくさん出るようになるちょっと前に、赤ちゃんの視覚や聴覚が発達してきます。生後4カ月はちょうど味覚を発達させていく時期なのです。歯が生えるとき一時的によだれの量が増えることもありますが、よだれの量が歯が生える目安になるわけではありません。
- 乳歯が生えるときに赤ちゃんが不快な思いをすることはあまりないようです。ほとんどの赤ちゃんは乳歯が生えるとき、平然としています。でも、不快な赤ちゃんもいるようです。**私の診察室では、歯が生えてきているので赤ちゃんがぐずっています、と親がよく報告してきます。**赤ちゃんによってはそう感じることもあるようですが、一般的に痛みはありません。赤ちゃんは一人ひとり違いますが、乳歯が生えることで痛みが生じる、鼻水が出る、熱が出る、下痢をする、という研究報告はいっさいありません。もし乳歯が生えるタイミングで発熱した場合は、別の理由（ウイルス感染症や耳の感染症）を考えてください。熱が37・8℃以上あり、痛みを心配するのなら、乳歯のせいだと決めつけないで下さい。小児科に電話したり受診したりしてみましょう。
- 赤ちゃんは乳歯が生えるとき、何かを噛みたくなります。私はよく赤ちゃんの親に「歯が生えるのはちょっとむずがゆいのではないかしら」と説明します。これは息子の乳歯が生えてくるのを見て学んだことですが、歯が生えるときにかきむしりたい様子でした。噛むしぐさを歯が痛いのと勘違いして薬をあげないでください。噛もうとする強い衝動に薬は必要ないのです。

- ほとんどの赤ちゃんは、まず初めに下の前歯が2本が生え、その後徐々に生えそろっていきます。前歯が生えたあとは1カ月に1本ずつ歯が生えていきます。その順番やタイミングは本当に様々です――1カ月に1本の赤ちゃんや、中には一度に4～6本の歯が生える子どももがいます。
- 乳歯が生えるとき、赤ちゃんは夜に目覚めることが多くなります。

乳歯が生えるときの薬

1 錠剤（リコールされた商品と同様なホメオパシーの乳歯用錠剤）：私はおすすめしません。それが有効に働くという良いエビデンスはありません。有効性が証明されず、健康被害を生じうる錠剤をなぜ赤ちゃんに与えるのですか？　ホメオパシーのサプリメントについて、薬局の人は「ダイエット、ナチュラル、ホメオパシーの、という言葉を用いると、安全だというイメージが伝わってきます。文化的価値観、友人からのおすすめレビュー、巧みな宣伝、期待感から、わざわざ使った方が効くだろう、という印象を持ってしまいます。残念ながら、そのほとんどは臨床的に有効性が証明されていません」と説明しています。それから、決して赤ちゃんの歯茎にアスピリンや他の薬剤をこすりつけないでください。

2 ジェル（局所麻酔薬――通常はベンゾカイン――歯茎を麻痺させる）オラジェルまたはベビーオ

ラジェルなど：私は嫌いです。まずは自分に使ってみてください。口が麻痺してしまい、口の中にぼやけたような変な感じが残ります。こうしたものは乳歯が成長している歯茎の中ではなく、表面にしか効きません。さらに乳児が飲み込むと、のどの奥も麻痺してしまって、飲み込みにくくなったり、むせたりする可能性があります。

3 液体の鎮痛薬：乳歯が生えてくる不快感に対して一番安全で効果のある薬剤です。私がおすすめする薬はひとつだけ、アセトアミノフェンです。イブプロフェンはおすすめしません（私見ですが、効果より副作用のリスクの方が高いので）。

乳歯が生えてきた赤ちゃんには、症状を和らげるために、歯固めの玩具を与えてみましょう。それでも痛みがあるようなら、アセトアミノフェンを試してみてください。

乳歯が生えてくるときに何ができるか（薬以外の方法）

1 歯固めの玩具：触るとちょっと冷たくて、噛むといくらか抵抗がある、小さな噛むものを見つけましょう――湿らした手拭いを冷凍庫で15～30分ほど凍らせたもの、固形物を食べさせているなら冷凍バナナやベリー、固体の（液体が入っていない）リング状の歯固め玩具を冷蔵庫か冷凍庫で冷やしたもの（石のように固くなる前に取り出しましょう）、冷凍ベーグル、あなたの指、愛らしい玩具など。生後6～9カ月以降であれば、蓋と吸い口がついた乳幼児用のコップに冷たい水を入れてゆっくりすすらせてあげて、違和感を落ち着かせてあげましょう。液体の入ったプラスチック製のリング状のおしゃぶりは数年前にリコールされ、評判が良くありません――液体中に細菌が増殖する可能性や、赤ちゃんがリングを噛み破って液体が漏れ出る可能性があるのです。プラスチック製品を避けようとする多くの親には（プラスチックの原料であるフタル酸エステルやビスフェノールＡ〔ＢＰＡ〕が入っているため）、手拭いや綿の靴下を丸めてしゃぶらせる方法を提案しています。シリコン製やラテックス製の噛みごたえのある玩具も安全性が高いでしょう。息子のひとりはよくあるキリンの歯固めがお気に入りでした。生え始めの乳歯が気になってイライラしている赤ちゃんは、おしゃぶりを噛むといいかもしれません。

2 指：あなたの指を赤ちゃんに噛ませてあげるか（歯が生えてくる前であれば）、またはきれいな指で歯茎をさすってムズムズ感を取り除いてあげましょう。

3 マッサージ：母乳育児中で歯固め用の玩具には見向きもせず、とりわけ授乳時にあなたの乳首（痛そうっ）や腕を噛んでしまう赤ちゃんには、授乳前に水で冷やした指で歯茎をマッサージしてあげましょう。

歯固め用の玩具や手拭い、靴下などは毎回洗濯してください。赤ちゃんが楽しんでいるようなら1日中おしゃぶりさせてあげても問題はありません。歯が痛いからおしゃぶりするのではないのです。

●小児へのCT検査

ＣＴ（コンピューター断層撮影法）検査をどこで受けるかは重要です。

小児のＣＴ検査の件数が5倍に増加したとの報告を見て、夫の考えを尋ねてみました。私はアメリカで小児ＣＴ検査の件数が増え、検査時に子どもが放射線に被曝することを心配しています。ＣＴ検査は身体に素早く連続してX線を照射し、身体の構造を画像化する検査です。レントゲンやCT検査をすることで診断技術も高まり、より多くの命を救えるようになった一方で、やはり子どもの場合は被曝量を最低限にする必要があります。子どもが成人に比べ放射線に対する感受性が高いのは、子どもの身体が成長途中だからです。小児放射線学会は「私たちが今する治療や検査は、一生涯にわたって影響し続けます」と言っています。シアトル小児病院の小児放射線科、ジョナサン・スワンソン医師は、小児においてCT検査をどこで行うかがなぜ重要なのかを次のように述べています。

もし息子のフィンかオーデンが救急外来を受診するのなら、一番近い小児病院を受診します……必要のない高容量の放射線を浴びさせないために。念のために言っておくと、私は小児病院で働いている小児放射線科の医師です。ですが、研究論文は私の立場を支持するものだと思います。

同僚のデーヴィッド・ラーソン医師は2011年の『放射線医学』誌に、私たち小児科の世界で長い間疑われていた傾向を実証した論文を掲載しました――ここ10～15年の間に救急外来を受診する子どもへのCT検査の件数が大幅に増加しているのです。研究によると1995年から2008年で小児科の救急外来を受診しCT検査を行った件数は33万件から165万件へと5倍に増加しています。つまり、あなたの子どもが今日救急外来を受診すると、1995年に比べ、CT検査をする可能性が5倍も高くなっているわけです。実に驚くべきことです。年配の医師から「身体所見はどうなっているのか?」とうめき声が聞こえそうです。

さらに驚いたのは、この研究によると、子どもに緊急CT検査を行った90%は主に成人が受診する病院で、残り10%が小児専門の病院でした。本当なのでしょうか?　確かに小児病院はどこにでもあるわけではありませんが、子育て家族の10%以上は小児病院へ比較的楽に行けるものだと思っていました。間違っているかもしれませんが、市中病院を受診した何家族かは小児病院も受診できたのに、何らかの理由――距離、待ち時間、宣伝など――で、市中病院を受診したのです。

この論文では、市中病院でも小児病院でも同様にCT検査の件数が大変な速さで増加していることを示しています。つまり小児病院を受診すればCT検査を避けられるわけではないのです。ですが、この論文でも述べられていて私もそう思いますが、成人中心の市中病院で小児がCT検査を受ける場合、より高い線量の放射線に曝露される可能性があります。

放射線線量は病院により様々です

・成人専門の施設では様々な検査が行われており、数多くの優先事項があります。そのような状況ではほんの数例の小児CT検査にまで目が行き届かないのではないか、とラーソン医師らは指摘しています。

・ラーソン医師が参照した2001年のピーターソン医師らの報告によると、多くの市中病院では通常、CTを撮影する際に放射線線量を子どもの小さな体のサイズに合わせていないそうです。要するに、子どもでは、少ない放射線量で大人が十分量の放射線量で撮影したのと同等の質の画像が得られるのに、市中病院では子どもに合わせて少ない線量にしていなかったということです。

・その一方で、小児放射線科医の立ち会いのもとで行われるCT検査の手順と検査方法は通常、子どもの大きさに合わせた適切な放射線量でCT検査が行われていることが別の研究で明らかにされています。

・小児放射線科医がもし成人専門の施設の放射線科に勤務していたとして、できないことではないとしても、すべての小児CT検査に呼ばれることはまずないでしょう。

成人専門の病院で検査すると高い線量を浴びてしまうのはなぜでしょうか

・小児病院では子どもに合わせた低線量の方法で普通の診断をすることに慣れています。たとえば虫垂炎の場合、小児病院では腹部超音波検査が画像検査の第一選択です。超音波は放射線量がゼロです。成人専門の病院では超音波で幼い子どもの虫垂炎を描出するのが難しく、かつ超音波検査の技師が子どもに慣れていないため、まずCT検査が行われることもあります。

・成人専門施設では、子どもの患者を診るのに慣れていません。子どもは救急外来では例外的で、検査のやり方が決まっているわけではありません。私の放射線科医の経験から言うと、医師が不安な場合は検査を多くオーダーしたり、多くの情報が得られる検査をオーダーしたりする傾向がありますが、なかには診断には必要のない検査もあるかもしれません。放射線科の世界では、必要以上の放射線線量でCT検査を行うことになります。なぜならそうすることでより鮮明な画像に仕上がるからです。放射線科医は鮮明な画像を好みます。でも画像が鮮明になったからといってより正確な診断ができるわけではありません。

小児病院が近くにない場合は、技師と放射線科医に最低限の線量で撮影しているかどうか確認してみましょう。Image Gentlyというウェブサイトは市中病院に対してCTの線量を下げてもらうよう働きかけるための素晴らしい情報源、かつ優れたツールです。

私たち小児放射線科医は、市中病院と協力して、子どもを検査する際に放射線線量を減らすよう取り組み続ける必要があります。またCTスキャンを製造する会社とも話し合い、子どもを撮影するときには大人の放射線線量のままでは撮影できなくするような機能をつけてもらえるよう働きかける必要があります。

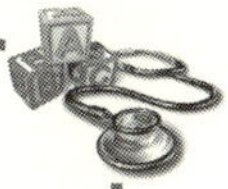

おさえておきたい **ポイント**

実情：私たちは毎日、自然界と宇宙から放射線を浴びています。海外に行く飛行機の中でも放射線を浴びます。通常の海外旅行のフライトのたびに2方向の胸部レントゲン撮影で浴びる放射線量の半分を浴びているのです。

アドバイス：子どもは放射線に対する感受性が高いため、現在のやり方の影響は一生涯続きます。

親として：子どもがCT検査を受ける際には、黙っていてはいけません。技師または放射線科医に可能な限り低い放射線線量がどうか確認してもらうように頼みましょう。

17 子どもは思ったより静かに速く溺れます

２０１０年の夏にニューヨークで２人のティーンエイジャーが亡くなったとき、私は動揺しました。そのティーンは銃や自動車事故や自殺で亡くなったのではありません。夏の暑い日にブロンクス川のよくある水遊び場で溺れたのです。私はこのような話が嫌いです。聞きたくありませんし、新聞の見出しで見るのも嫌です。これまでの予防策がまったく役に立たなかったのです。

私は毎日、クリニックで溺水《できすい》について親に話しています。でも、今までよりもっと頻繁に話すべきなのでしょう。**溺死は１歳から19歳までの子どもの外因死で２番目に多い原因です。**アメリカにおいては、ほとんどの溺死は夏に起きています。暑い戸外では、泳ぎ方を知らない人にとってさえ、湖や小川やプールは本当に快適に見えます。

私は多くの場合、小さな子どもの親に溺水について注意しています。しかし私は大きな年齢の子と話す時間をもっと増やすべきなのです。薬物や性やロックンロールのことばかり気にかけてしまっているのです。２人のティーンエイジャーの死は、今でも私の心をチクチク刺します。

いいですか、溺水はみなさんが思っているようなものとは違います。大声を上げたり、水しぶきが上がるようなインパクトの強いものではありません。映画の中で見るようなものとはまったく違うのです。

実際は、ほとんど音がしないものなのです。

よちよち歩きの子どもが足をすべらせて水に入ってしまうと音がしません。騒音も泡も水しぶきもありません。

もっと大きな子は顎を長時間上げていられず水面下に沈み、徐々に湖の底に落ちていきます。静かに。

これが家族や友人が気づくまでに起こる一連の流れのすべてです。実際に大騒ぎになるのはそれからだと思います。

もし、私たち医師が水辺では子どもたちから決して目を離さずにいたら、ティーンエイジャーに水辺での危険性――特にアルコールを飲む危険性について話していたら（アルコールを飲んで泳いだら、危険性は急上昇します）――、おそらく死は予防できるでしょう。私たちが何か貢献したとは一生知らないまま。そこが予防のおかしな、でも〝素晴らしい〟ところです――予防は世界への匿名の寄付のようなものなのです。

- よちよち歩きの子どもはプールで溺れることが最も多く、たとえ薬局で購入したような小さなプールや多くの人が持っているような空気で膨らませるプールであっても溺れます。
- もっと大きくなると、湖や小川で溺れる方が多くなります。
- 溺れているときの本能的な動きはあなたの思っているようなものではありません（本能的溺水反応と呼ばれるものです）。溺れていても溺れているように見えないでしょう。溺れている人がもがきながら助けを呼ぶことなんてめったにありません。両手を振って合図することさえできないのです。小さい子どもは何と言ったらいいかさえわからないでしょう。

- １～４歳の小さい子どもは最も溺れる危険にさらされています。水辺では決して子どもから目を離してはいけません。たとえ子ども用のプールであっても同じです。

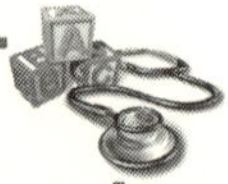

おさえておきたい　ポイント

実情：溺水は思っているほどめずらしいものではありません。２００８年には、14歳以下の７４５人の子どもが溺死しています。84％は自宅で溺れています。

アドバイス：お子さんは男の子ですか？　きちんと安全策がとられているか確かめてください！　男の子の溺れるリスクは女の子の2倍です。

⑱ なぜ私がバウンスハウスを嫌うのか

私はバウンスハウス［空気で膨らませる巨大な家型の遊具。中に入ってトランポリンのように飛び跳ねて遊ぶ］が嫌いです。本当にぞっとします――息子たちがバウンスハウスの中にいると、私は具合が悪くなり、胃がきりきりします。そして、親として当惑します。私がバウンスハウスにいるとき、心拍数は約160、血圧は150／90（つまり高い）になっているはずです。冗談ではなく――息子たちが跳ぶとき、私は内臓が飛び出そうになります……これは責任感から子どもたちを管理しようとする本能的な親の反応のひとつです。いいですか、私だってバウンスハウスを嫌いたくありません。自分の子どもたちが原色に彩られた特大のバルーンで跳び上がるスリルを楽しんでいる間、そばで静かにおしゃべりしているお母さん方のひとりになりたいです。

私はこのことに関しては普通の医師とはまったく違います。多くの医師はバウンスハウスが好きですし、私の医師友達の多くがバウンスハウスの誕生会を開きます。私が最近話した小児救急の医師も彼女の息子を「空気を入れて膨らませる構造物」に喜んで連れていったと言っていました。彼女は穏やかな声で私にそう話しました。私はうらやましく思いました――私は苦痛を感じることなく、単純に私の子どもたちにバウンスハウスを楽しませたいです。でも、フィンとオーデンがそれらのハウスで跳ねるときに大きな子どもも跳んでいて、手足と頭が視野ぎりぎりまで上がるのを見ると、私は不安になります。そして私はその不安から逃れられそうにもありません。怪我や死亡事故が起こっても責任をとれないとの断り書きのあるバウンスハウスでの誕生会の招待状が届くとき、不安が高まります。

親が当惑する背景にある問題は、男の子が間違いなくそれらの物が好きなことです。やっかいなことに、私はトランポリンやバウンスハウスで怪我をした子どもたちを見てきたので、バイアスがかかっています。そしてレジデント時代の私の指導医がトランポリンを断ったのを覚えています。彼は、トランポリンは無条件で「ノー」だと一蹴しました。私の夫はトランポリンでの怪我や骨折をいつも見ています。何よりも、私の小さな息子たちがバウンスハウスに飛び込んだときには、彼らに大きな子どもを避けることや、ジャンプのペースや間隔についての判断力はありません。私は彼らを泡の中で生活させたいわけではありませんが、首を折ることを想像しただけですぐに過保護な母親《ヘリコプター・ママ》になってしまいます。「子どものしたいようにさせて。放っておいて、ママ」そうでしょうか？　あいにく私は感情的な立場にいます。私はバウンスハウスが嫌いなのです。

大変困ったことに、バウンスハウスでの怪我のデータは私の心配を裏打ちしています。しかし、私は妥協して、息子たちがバウンスハウスに行くときはいくつかのルールを守り、私は家に居残ることにしました。そうすれば家族みんなが丸くおさまります。

１９９０年から２０１０年の20年間に、約６万５０００人の子どもがバウンスハウスでの怪我で治療を受けましたが、年が経つにつれて怪我の率が加速していることが明らかになっています。バウンスハウスの怪我は２００８年から２０１０年の間に2倍以上になり、最新の統計では、全米で毎日31人の子どもがバウンスハウスでの怪我のせいで救急部で治療されていることを示しています。

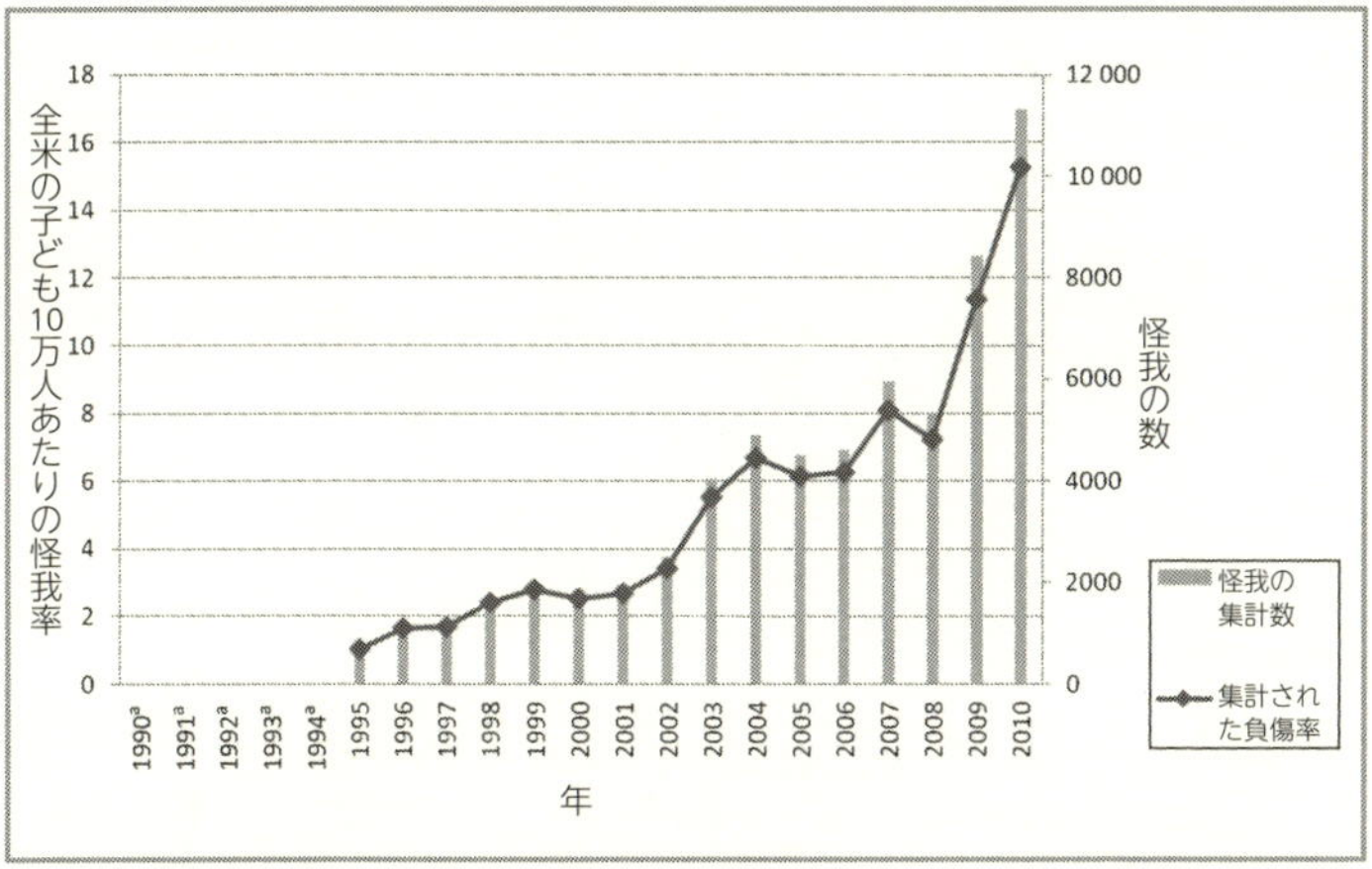

1995 年から 2010 年までの、アメリカの病院の救急部で怪我の治療を受けた子ども 10 万人あたりのバウンスハウス関連の怪我の年間集計率と、アメリカの病院の救急部で治療されたバウンスハウス関連の怪我の年間集計数。

1990 年から 1994 年までの間には実際のケースは 20 件未満で、算定が不安定なため、全国的な年間怪我率と数は算出されていない。

出　典：Thompson MC, Chounthirath T, Xiang H, Smith GA. Pediatric inflatable bouncer-related injuries in the United States, 1990-2010. *Pediatrics*. 2012; 130(6):1076-1083

最近、あるシアトルのバウンスハウス・パーティー場が破産して閉鎖しましたが、明らかにその原因は訴訟にあるようです。そういうわけで、バウンスハウスの流行は上昇中ですが、前途は不透明なままです。

あなたはおそらく私のようにはバウンスハウスを嫌わないでしょう。そこで、バウンスハウスをさらに楽しむために、子どもたちを守るためのいくつかの助言を書きましょう。

●バウンスハウスで子どもの安全を最大限に守るための5つのルール

- **まずはルールを作りましょう。**ルールを破ったときには、飛び跳ねる権利を失うということをあなたの子どもたちにはっきり伝えましょう。
- **年齢は？** 私は6歳以下の小さな子ども

は決してトランポリンを使うべきではないと忠告しています。バウンスハウスについて何歳が良いと告げるべきなのかはわかりません。私の理想では、未就学児は入るべきではないと言いたいのですが、現実には多くの未就学児の集まりでバウンスハウスがあり、そこで気に入ってしまいがちです！　小さい子どもは自分自身を守るための調整力や技術や判断力を持たないので、彼らがバウンスハウスの中にいる間は監視の目と、彼らがしたことを注意することが必要です。中にいて、あなたがどんなふうに感じたか知らせましょう。もし子どもたちが興奮するようなら休憩をとらせましょう。

• **子どもがひとりで、または同じような年齢や体格の子どもと一緒に飛び跳ねさせるようにしましょう。**怪我のおよそ10％はバウンスハウス内での衝突で起きています。一緒に跳ぶ人を選ぶことは、公共施設や大きなパーティーでのバウンスハウスにおいては困難に思われるかもしれません。それでも、ベストを尽くして、大人や大きな子どもを小さな子どもと一緒にしないようにしましょう。体重差によって、バウンスハウスから投げ出されたり、落ちたり、衝突したりする心配が増えるからです。

• **子どもと一緒に飛び跳ねるのはやめましょう**（前の項目を見てください）。もしあなたがバウンスハウスに入るのなら、サイドラインから注意して見守りましょう。そして思い出しましょう、そばに立っていることは事故の予防にはなりません（事故の50％は親の監視下で起きています）。しかし、子どもたちがルールに従ったり、「なぜ」彼らの後ろに親がいるのかを理解するには大いに役立つでしょう。

- **バウンスハウス内ではドアや入り口のそばで警告しましょう。** バウンスハウスでは、人が行き交うところで子どもたちが転落したり怪我をしたりします。

19「胃腸炎」についての7つの真実

私たちは〝嘔吐する場所〟を自宅に設けています。子どもたちが学校から持ち帰る胃腸炎は最も嫌な病気です。母であり小児科医として、胃腸炎が家を襲ったときに切り抜けるための7つのサバイバル術とヒントをここに紹介しましょう。

1 **手洗い**と清潔を保つことは胃腸炎からの最善の防御です。当然のことながら、これは特にあなたの子どもに触れたり世話をしたりした後と食事を準備したり食べたりするときに当てはまります。いくつかのウイルスは表面に数日間生き残ります。そして、ノロウイルスのようないくつかのウイルスは手指消毒剤でも生き残ることができます。ウイルスを殺すために石鹸と水を使うべきですが、途方もなく念入りな注意を払って清潔にしたとしても、吐物が飛び散るときにすべての小さな粒子をひとつひとつ捕まえるのが難しいことは、親なら誰でも知っています。ただ最善を尽くすのみです。子どもを世話した後、すぐにシーツを換え、嘔吐した範囲をきれいにしましょう。温かな石鹸水があなたの仕事仲間です。すぐに表面を熱いお湯で洗い、高温で乾燥させましょう。

2 **24時間（またはそれ以上）**：一般的には、ほとんどの小児科医は、典型的な胃腸炎では嘔吐が24時間以上続くことはないと説明しますが、ときには24時間以上続くこともあります。多くの子どもはルールに従いません。いったん胃腸炎を引き起こすウイルスが子どもに感染すると、嘔吐が始まります。子どもが大人より吐きやすいのはどうしてなのか、読んだことも学んだこともありません。おそらく容易に嘔吐反射が起こることもその理由の一部でしょう。胃腸炎を引き起こすほとんどのウイルスでは感染が胃から腸へ移動し、約24時間経って嘔吐が止まります。しかしいつもこうだとは限りません。もしあなたがせっかちに液体を与えたり、子どもが食べられる量以上に固形物を食べてしまうと、食事を再開して1～2日後にまた嘔吐するかもしれません。そういうときは、最初（透明な液体を一口一口飲む）に戻り、ゆっくりと食事を戻していきましょう。もし嘔吐が24時間でひどくなるようなら、そのときは子どもの主治医に診察してもらうべきです。

3 **実に嫌なこと、辛いこと**：嘔吐している子どもの世話をするのは、身の毛のよだつようなことです。嘔吐でいっぱいのカーペットやシーツや衣類からひたすら吐物を取り除ききれいにすることにうんざりするだけでなく、嘔吐している子どもの世話をするのは辛いものです。なぜなら、自分もウイルスに感染するかもしれないと不安になるからです。こんな風に思うのはあなただけではありません。自分の子どもの病気や具合の悪さや吐き気を見ると、自分も気分が悪くなります。そして、可愛そうなくらい具合の悪そうな子をケアをしなければならないことを想像するのは辛いことです。手の清潔を保ち、わが子をいたわり続けるようベストを尽くしましょう。誰もが知っているように、午前3時にカーペットから吐物を取り除いているとき、それ以上悪くなることはないのです。

4 **薬物治療**：子どもが胃腸炎から回復するときに薬が必要なことはめったにありません。いくつかの吐き気止めが役に立つことはありますが、ほとんどの子どもは薬を必要としません。もしあなたの子どもが24時間以上嘔吐し続けたり脱水になりかけていると感じるときは、子どもの主治医に相談しましょう。嘔吐が感染を洗い流そうとする体の防御反応だということを忘れないでください。

5　**石鹸、水、消毒**：私は今、ウィリアム・オスラー博士の言葉を思い出しました。「石鹸と水と常識が最も優れた消毒剤である」。家の清掃は感染が広がるのを避けるためには絶対に欠かせません。高価な製品は必要なく、あってもほんの用心にしかなりません。嘔吐を引き起こす非常に感染しやすいウイルスでは、たった10個のウイルスが病気を引き起こします。そのため石鹸と水に加えて、硬い床をきれいにするため希釈漂白剤も考慮する方がいいでしょう。

多くの家庭用の漂白剤は今や環境保護庁（EPA）に登録されていて、EPAのウェブサイトで製品に特有の希釈の仕方を調べることができます（http://bit.ly/mdm_PPLS）。たとえば、いくつかの製品では、「製法」は、消毒のためには水約3・8リットルに対して半カップの漂白剤で、清潔にするためには約3・8リットルに対してティースプーン2杯です。（しかし必ずラベルやEPAのウェブサイトを確認して下さい）。

6　**検出作業**：ときにはウイルスがどこから来たのかどうしてもわからないこともあるでしょう。でも感染源を探しあてるのはやめられないかもしれません。実際に私は、私の小さな息子の体にウイルス粒子が入る白昼夢を見たことがあります。どんなに私がその瞬間に戻り、その病原体――それらの小さなグレムリンを阻止したかったか。でもそれは、ただの時間の浪費にすぎないのです。

7　**おいしい、依存的な愛**：恐ろしい胃腸炎でも役得があります。楽観的になるために、そうした役得を見出しておくべきです。子どもが病気のとき、彼らはがらっと態度を変え、何よりも親を必要としている姿を見せてくれます。ときどき、私の友人のクレア医師は言います「私たちは魔法にかけられているのよ」。私も全面的に賛成します——病気のときに絆が強まるのです。私は、最近の嘔吐の間、オーデンに「ベルクロ〔布テープの商標名。日本ではマジックテープの商標名が知られている〕」というニックネームをつけました。彼がどうしても私のそばから離れようとしなかったから……これは魔法です。

さらには、回復力があります。下痢が何日も続くことはあっても、典型的なウイルス性の胃腸炎なら子どもたちは劇的に回復します。そうわかってはいても、いくつになっても子どもたちの回復力にはびっくりさせられることでしょう。

●胃腸炎から回復しつつある子どもに何を食べさせたらよいか

- とにかく子どもは嘔吐後はゆっくりと液体を飲むべきです。3歳児がどのようなペースで液体を取るべきか知っていると思ってはいけません。ゆっくりちびりちびり飲み物を与えましょう。透明な液体、たとえばミネラルが入っているもの、糖分があまり入っていないもの、水、薄いスープ、薄めたジュースなどから始めましょう。10分ごとにちびりちびり、または1時間に30〜60cc程度のペースから始めましょう。
- 約6時間様子を見て子どもが少しずつ飲むことができるようになったら、口当たりの良い、あっさりした温野菜のようなものにします。塩気のあるクラッカーやパンや麺やお米のような、余分な脂肪分のないものを考えましょう。子どもがこのような食べ物を摂取しても数時間吐かずにいるなら、量を増やしたりもう少し調理した食べ物をあげてもいいでしょう。通常の食事に戻るまでゆっくり進めることを忘れないでください。また嘔吐する可能性がいつでもあるので気をつけましょう。必ずしも牛乳を避ける必要はありませんが、牛乳は後回しにします。

・乳児にとって、母乳や人工乳は最も適した食事です。乳児はほとんどの場合、ジュースやミネラル豊富な飲みものでさえ必要としません。

●いつ主治医に電話するべきか

子どもが泣いているのに涙が出ていない、おむつやトイレでの尿量が非常に少ない、唇がひび割れていたり口の中がひどく乾燥していたりするのを見て、脱水がとても心配になったら、子どもの主治医に電話してアドバイスをもらったり受診をお願いしたりしましょう。

もし子どもの高熱が続いていたり、腹痛を訴えていたり、1日以上何も水分を摂っていないのであれば、緊急受診が必要となるかもしれません。本能を信じて、必要なときには主治医に電話をしましょう。

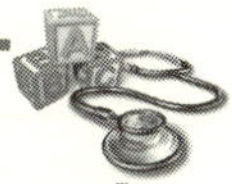

おさえておきたい ポイント

アドバイス：汚染された食べ物はノロウイルス伝染の最大の感染経路のひとつです。あなたが病気のときや〝胃腸炎〟後から3日間は食事の準備をしてはいけません。

アドバイス：漂白液：水約3・8リットルにティースプーン15～25杯の漂白剤原液を混ぜましょう。この漂白液を用いて、バスルーム、カウンターやおもちゃをきれいにしましょう。あなたや子どもたちが治ったその次の日まで、漂白液を作って何度も清潔にするのをためらってはなりません。子どものうんちは伝染性の強いウイルス粒子をまだ含んでいるかもしれないからです。すべての衣類を念入りに洗い、残っている可能性のあるウイルスをさらに殺菌するために乾燥機を使いましょう。

親の役割：あなたと子どもたちが病気のとき、脱水にならないために1日中水分をゆっくり少しずつ摂りましょう。決して子どもに最初からコップ一杯の水を与えてはいけません――大量の水分を一度に与えるとしばしば戻してしまいます！　一匙一匙与えるようにしてください。

20 子どもが初めて自転車に乗るとき

　不安と期待でいっぱいになりながら、フィンは5歳のときのある休みの日に、新しい自転車を買ってもらったのです。私の中では大きな恐怖と心からの誇りがせめぎあっていました。フィンにとっては、それは新しい楽しみそのものであり、必要不可欠な子ども時代の幕開けでした。彼にとっては、自転車に乗るのはまるで新しい川の流れにつま先を入れたときの、新鮮でひんやりとした感じのようでした。自転車に乗っている間、一瞬不安が浮かぶこともありましたが、ほとんどの時間はわくわくして顔を輝かせていました。彼がペダルをこいでいるとき、あたかも飛んでいると感じているかのようでした。子どもを自由に羽ばたかせることは親の特権であり喜びです。困ったことに新しい自転車は、不安の種でした――これは私にとってのことであって、フィンにはほとんど不安はありませんでしたが。これまで彼はのんびりバランスバイクに乗っていたのですが、新しい自転車はまったく違います。私たちは、硬い金属、大きな車輪、きらきら輝く青い塗装、後輪走行できることについて語りあいました。これは本物の自転車です。道路の真ん中にあるラインを走って彼を公園へ連れていってくれるのです。私の小さな息子が成長しているということです。不安や、胃がキリキリ痛む感じや喜びを繰り返し感じる年代になったのです。

　私は自分の心配が仕事からきていると思うことがあります。自転車で怪我をした多くの子どもを見てきましたし、これからも見続けるでしょう。彼らの両親の傍らで彼らを見ること、治療すること、心を痛めることが、私のもろさに影響しているのです。私はフィンの自転車のことでこんなに不安定になるとは思ってもみませんでした。土曜日の午後遅くに自転車屋に向かったとき、自分たちが一線を越えようとしているとは思いもしませんでした。

新しい時代——ある日突然、私はこんなに大きくなった子どもと、こんなに広い道と、こんなに大きな機会がやってきました。そうです、頭の中では、これはフィンとオーデンにとっては良いことだと確信していたのです。後から追いついていったのは私の気持ちです。

クリニックの後、息子たちと私は地元の公園の小道をゆっくり走り、大きな青い空の下でペダルをこいだものでした。レーニア山が私たちの上に迫り、夕日が光を投げかけるにつれて、気づくと私たちは潅木や草木の中でくしゃみをしていたのでした。私たちはかくれんぼをしたり、小道沿いに自転車を置いて地面を転げまわったりしました。以前の火曜日はこんな感じではありませんでした。そして私が自転車になじんでいくにつれて、この（自転車と男の子という）新たなる段階が、視野を広げ、行動範囲を広げ、深遠な可能性を創るぜいたくなものであると知って、安心しました。新しい世界

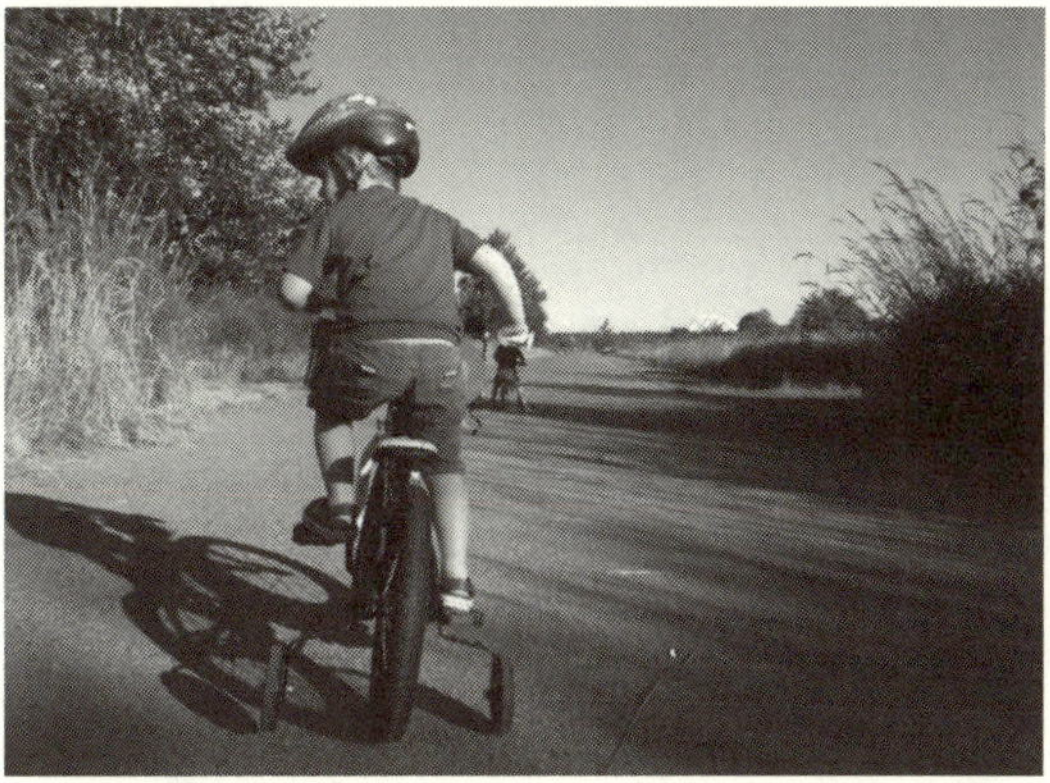
Wendy Sue Swanson, MD, MBE, FAAP

が私たちを待ち受けていたのです。

わかったのは、完璧なブラを見つけるようにヘルメットのフィッティングを考えることです。すべての方向でフィットしていなくてはなりませんし、すべての紐がぴったりしていなければなりませんが、ぴったりしすぎていてもだめなのです。

しかし、この人生論にこれ以上ページを割かずに、落ち着いて、ヘルメットについて話しましょう。安全のための防護策を幾重にも重ねることは、しばしば私のおびえや過保護な母親《ヘリコプター・ママ》の不安を軽減してくれます。自転車に乗り始めた2人の息子を初めて持つ母である私のパニックに近い状態にとって、ヘルメットは完璧な部品です。

子どもは毎年何度も自転車で大怪我をしますから、私たちみんながするべきこととして知っておかねばならないのは、子どものためにヘルメットを買いに行くことです。さらに重要なのは、ヘルメットが子どもの頭にフィットしているかどうか確かめることです。それは想像するほど簡単ではありません。周囲にはいつもフィットしていないヘルメットで自転車に乗っている人がいます。ですから、あなたの隣人をお手本にはしないでください。オーデンが新しいヘルメットを手に入れた後、私は本当にフィットするのかチェックする必要がありました。

わかったのは、完璧なブラを見つけるようにヘルメットのフィッティングを考えることです。すべての方向でフィットしていなくてはなりませんし、すべての紐がぴったりしていなければなりませんが、ぴったりしすぎていてもだめなのです。

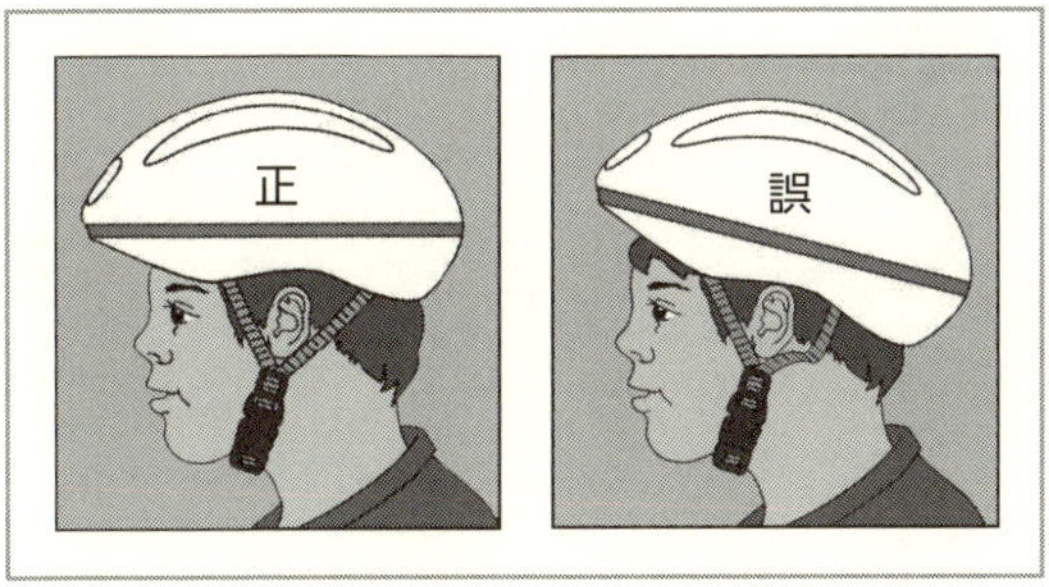

United States Consumer Product Safety Commission

●自転車のヘルメットのフィッティング

•タイミング：自転車をこぎだす前にヘルメットを装着してください。つま先をこつこつと鳴らし、ドアをぐいっと引いて外に出れば、そこにはもう切迫感はなく、ヘルメットを正しく装着する時間はないでしょう。ですから、家の中で子どもにヘルメットを装着させ、フィットしている様子を示す方がいいのです。

•目：子どもは鏡なしでヘルメットを見ることができなければなりません！　ヘルメットをかぶっているとき、顔を上げてヘルメットが見えることを確認させて下さい。ヘルメットは額の真正面で、子どもの眉毛からだいたい指2本上に位置していなければなりません。帽子またはヤムルカ「ユダヤ人の男性が被る縁なしの小さな帽子」のようではなく、よりヘルメットらしくおでこにフィットした状態でかぶるようにしなければなりません。もし、ヘルメットが額の上でぴったり合っていない子どもがたとえば舗道で前方に倒れて、地面に頭をぶつけたら、頭蓋骨を正面から保護することになりません。そして、ヘルメットを着用している意味がありません。

・**耳**：子どもの耳はY字の紐で縁取られなければなりません（図参照）。ヘルメットを合わせるとき、ここが最も難しい部分かもしれません。なぜなら、しょっちゅうあらゆる方向から紐を引っぱらなければならないからです。ゆっくりでも構いません。必要ならもう一度やり直しましょう。耳がYのちょうど上にあり、紐が子どもの顔の側面にぴったり装着されていることを確かめましょう。

・**口／あご**：Y字紐をマスターするのが最も難しいことかもしれませんが、子どもにとってはあご紐をつけるのが最も難しいでしょう。地面に衝突してもヘルメットがずれないように、あご紐をぴったりとつけるようにします。口を閉じた状態であごと紐の間がだいたい指1本分くらいのスペースになるようにしましょう。子どもが大声をあげたり噛んだりするために口を開けるとき、ヘルメットの上からあごがぐいっと引っ張られなければなりません。紐はぴったりと合わせるべきですが、ヘルメットを着用した後で皮膚に跡が残るほどきつくてはいけません。

おさえておきたい　ポイント

アドバイス：CPSC（米国消費者製品安全委員会）ステッカーつきの自転車のヘルメットは品質保証つきで、自転車に乗るには安全ですが、ローラーブレードやローラースケートやスケートボードのためのものではありません（これにはASTM1492ステッカーが必要です）。もし、子どもが色々なタイプの活動にヘルメットを使うつもりであれば、両方保証されている安全ステッカーを探してください。

基本情報：自転車やバイク事故の場合、ヘルメットの装着は80％以上もの怪我を減少させます。

アドバイス：公園や運動場で遊ぶときはヘルメットは外しましょう。紐が遊具に引っかかって、子どもの窒息の原因となったり呼吸しにくくさせたりします。

21 過保護な親？　そうかもしれない

フィンの自転車の補助輪を外すとき、私は本当にドキドキしました。実際のところ、フィンに補助輪はまったく不要でした。歩き始めの頃にバランスバイクで二輪でのバランスの取り方を学んでいたからです。しかし、どういうわけか、彼は補助輪を使えば自転車に慣れるまで楽しいだろうと考え、補助輪を取りつけてほしいと言いました。面倒だったのは、いったん補助輪をつけてしまうと、彼にはそれが必要でないと納得させるのが難しかったことです。そして、私も補助輪を外したくはなかったのです。私たちがついに補助輪を外した朝のことは今でも鮮明に残っています。太陽はシアトル一面に素晴らしい光を投げ、私たちは太平洋岸北西部の夏休みがあと2日で終わってしまうことに気づきました。そこで、私の夫は「もう補助輪は必要ない」と宣言しました。フィンと私はアレンボルト用のレンチが差し込まれるのを歩道の端でこわごわ待ちました。

前に述べたように、私は自転車が怖かったのです。そのスピード、小さな息子が大怪我や大転倒をして私が自制心を失ってしまうこと、息子が家から自転車で離れていくという大きな変化を心配していたのです。大きくなった男の子の自転車は卒業証書のように感じられます。それはあたかも私が彼に大きくなっていいよ、と許可を与えるような気分でした。私はわざとのろのろしていたのです。

子どもにとって怪我の功名というものがあることも知っています――失敗するギリギリの線はどこかを学ぶこと、不注意の結果を目の当たりにすること、かさぶただらけの膝が普通の活発な子どものしるしであること。医師としてこう言うのは簡単ですが、母としてはなかなかこうは思えません。

過保護な親《ヘリコプター・ペアレント》？　そうでしょうね。私にも少しはそういう部分があります。

　何と言われようとまったく気になりません（ええ、ある程度までは、ですが）。でも、私が親の「スタイル」や意思決定にレッテルを貼りたくないという気持ちがあることをわかってほしいのです。特に研究の世界では。私はヘリコプター・ペアレント［子どもの頭上をヘリコプターのように旋回していて、子どもにトラブルが起きると急降下して介入してくる過保護な親をたとえている］や肥満についてのリスクをメディアが２０１１年にこぞって取り上げたことにへきえきしました。だってそうじゃないですか。こんな風に分類して名前をつけても何の役にも立たないのですから。この定義からすると、私は「ヘリコプター」でしょう、そして、次に当てはまるのはぼんやりした、放任主義の母で、火曜日にはアタッチメント・ペアレント［母乳で育てる、子どもと添い寝をする、などスキンシップを重視する親］となり、金曜日の夜には子どもを泣かせっぱなしにするチャンピオンでしょう。

　安全のこととなると、私たちが完璧に子どもを監視することはできません。子どもたちはどのように自己管理するかを学ぶ必要がありますし、自らの失敗から学ぶ必要があります。でも骨折しないように注意するのは、私に残された仕事です。男の子が成長すればするほど怪我をしないように予防する機会が増える一方だとわかっています。私はThe Teen Docに投稿されたブログを覚えています。その著者は、アクシデントが起こるのを見ても、自分の手を膝に置いたままでいると述べていました。彼女は10代の子に車の運転を教えることの危険と恐怖を述べていました。ありがたいことに、私はその準備にあと11年あります。これからゆっくり取り組めばいいのです。

22 乳幼児突然死症候群（ＳＩＤＳ）のリスクを理解する

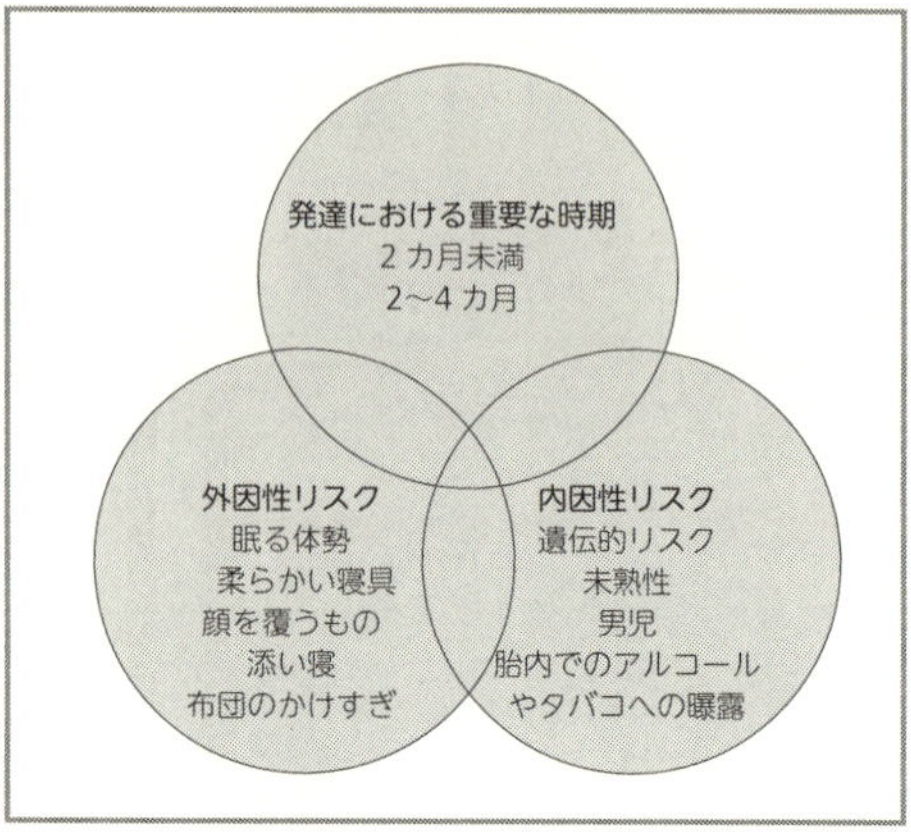

SIDSのリスクを理解するための3つのリスクモデル

乳幼児突然死症候群（ＳＩＤＳ）や乳児期の原因不明の突然死をどのように減らせるかの手がかりとなりそうなことが、新しい研究で発表されました。２０１２年４月のアメリカ小児科学会誌に掲載された研究では、図にあるようなリスクが重なることが大きな鍵となり、これらのリスクを減らすことでＳＩＤＳを減らせるかもしれないとのことです。家族にＳＩＤＳの人がいた、遺伝的リスクがある、子どもが未熟児だった、妊娠中何らかの曝露を受けたなどの理由で気をつけた方が良い赤ちゃんにとっては特に、このような同時に起こる複数のリスクの数を減らすことは役に立つのではないでしょうか。さらに、同じ年にアメリカ公衆衛生学会誌に掲載された研究によると、睡眠中の環境（添い寝、柔らかい寝具、人々や動物と一緒に寝ること）もＳＩＤＳに影響するとのことです。ＳＩＤＳで亡くなる乳児のうち70％は乳児向けでない環境（大人のベッド、ソファー、椅子など）で眠っていて、さらに64％

は誰かと一緒に、そしてその半数は大人と一緒に眠っていました。赤ちゃんが眠る環境を整えたり、環境の影響を受けやすいことを理解したり、知識を共有したりすることで、ＳＩＤＳのリスクは減らすことができます。1歳まではベビーベッドに柔らかい素材のもの（緩衝材〔ベッドガード〕、枕、毛布）を置かず、仰向けに寝かせましょう。

先ほどの3つのリスクモデルを見れば、どのようなリスク要因があるのかがわかり、その中には親がコントロールできるものがあることに気づかされます。

2012年の研究では、異なるリスク因子とそれらが属する異なった種類に着目しています。これを研究者は3つのリスクモデルと呼び、乳児の突然死については、3つの異なった種類のリスクがあると考えています。

1つ目は**家族にＳＩＤＳの子どもがいたり、遺伝的なリスクがあったり、妊娠中に何らかの影響を受けた場合**です。たとえば、赤ちゃんがお腹の中にいるときにタバコやアルコールにさらされていたり、ＳＩＤＳを起こした子どもが家族にいたり、早産や男の子であったりすると、ＳＩＤＳのリスクが高くなることが知られています。

2つ目は**タイミング**です。赤ちゃんの年齢も懸念材料やリスクになります。生まれてから1歳までに起こった際にだけＳＩＤＳと診断しますが、成長の途中で特に気をつけるべき時期は、ＳＩＤＳの起こりやすい生後1カ月から4カ月の間で、この期間には家族が月齢以外のリスクを減らすよう特に気をつけてほしいのです。

3つ目は**外因性の要因**や**環境の要因とリスク**です。これは、どこでどんな素材の上に寝るのか、赤ちゃんは誰と一緒にいるのかということです。そこに毛布はありますか？　仰向けになっていますか？　おしゃぶりを口にくわえていますか？

この3つの複合的なリスクを知ることが、どのようにSIDSを減らすかという理解に役立つということが、研究によってわかってきました。赤ちゃんを仰向けに寝かせるようにしたら、毎年SIDSで亡くなる赤ちゃんが50％も減りました。これは確かにすごいことです。けれど私たちはリスクをもっと下げるにはどうしたらいいかを知りたいのです。

2012年の研究では、SIDSで亡くなった赤ちゃんのうちの90％が、3つのうち少なくともひとつのリスクを持っていたことがわかりました。半分以上の赤ちゃんは少なくとも2つの外因性リスクと1つの内因性リスクを持っていました。そしてさらには、亡くなった赤ちゃんのうち、外因性リスクを持っていない子は5％しかいなかったのです。つまりSIDSで亡くなった赤ちゃんの95％は、安全でない環境で眠っていて亡くなったことになります。親として私たちができることは、赤ちゃんが眠る環境を整えて、受けるリスクを少なくすることなのです。

親がSIDSのリスクを減らすためにできること。

- 寝るときには何も置いていないベビーベッドで仰向けに寝かせること。
- 赤ちゃんがほしがるのならば、おしゃぶりをくわえさせて寝かせること。
- 柔らかいもの、つまりベッドガードのような緩衝材（メッシュのものも含む）、枕、ぬいぐるみや柔らかい毛布などを周りに置かないこと。
- 家の中に喫煙者がいないようにすること。

- もし添い寝をするなら、柔らかい素材のものを赤ちゃんの周りに置かないようにし、ベッドに入る親の数を減らし（添い寝の際には大人はひとりだけ）、ベッドにはできるだけ何もない状態にすること。

ウェンディ先生のツイート

赤ちゃんが呼吸しているか確認するためのベビーモニターはすすめません。それでSIDSが予防できるというデータはないのです。親を心配にさせるような逸話ならたくさんありますが。

23 なぜ乳児用のスリープ・ポジショナーが嫌いか

私は乳児用のスリープ・ポジショナー［寝ている間の姿勢を調整するもの］が嫌いです。安全ではないし役にも立たないからです。もしあなたや家族やお友達が持っていたら捨ててください。くちゃくちゃにして捨ててもいいし、踏みつけても、小さく刻んでもいいです。埋立ごみ処理地に捨てるのにこんなに適しているものはめったにありません。

診療を始めた頃、私はスリープ・ポジショナーがあることさえ知りませんでした。たくさんの親が使っていることを聞いて驚いたものです。ポジショナーによって赤ちゃんを仰向けに寝かせて安全でいられると（企業によって）思い込まされているのです。１９９４年以来、仰向け寝キャンペーンによって、親たちは赤ちゃんを仰向けで寝かせるよう気をつけるようになりました（良いことです！）。しかしわが家の息子たちが生まれた後に、哺乳瓶、ベビーベッドのシーツや母乳パッド（なんて素敵）を探してスーパーマーケットの通路を歩いてみると、親たちがなぜ混乱しているのかがよくわかりました。

安全なベビーベットをどう準備するかと聞かれたら、私は「単純なつくりで、飾りはなくて、必要最小限のものを」と言います。

赤ちゃんの寝具売り場には、とてもおすすめできない商品がたくさんあったのです。スリープ・ポジショナー、ヘッド・ポジショナー［寝返り防止用枕］、ベビーベッド用の毛布のようなかけもの、緩衝材（ベッドガード）、ぬいぐるみなどです。これら多くの商品は、私が小児科で研修し、その後さらに学んだ内容とはまったく違いました。生活必需品や薬と同様に、置くものは少ない方が良いのです。安全なベビーベッットをどう準備するかと質問されたら、私は「単純なつくりで、飾りはなくて、必要最小限のものを」と言います。

２０１１年にアメリカ小児科学会（ＡＡＰ）は乳幼児突然死症候群（ＳＩＤＳ）の予防に関するガイドラインの改訂版を出しました。アメリカ消費者商品安全委員会とアメリカ食品医薬品局が注意勧告を出してから、ＡＡＰはスリープ・ポジショナーの危険性について立場を明確にしなければならなかったのです。安全性のデータや医学的なアドバイスに明らかに反しているにもかかわらず、企業はこれらのポジショナーを売り続けています。

なぜでしょう？

親が怖がっているからです。赤ちゃんの睡眠のためにデザインされた商品の多くは、ＳＩＤＳを恐れる親向けなのです。実際、私たちのほとんどはＳＩＤＳを怖がっています。スリープ・ポジショナーのような商品は赤ちゃんを仰向けに寝かせ続けると宣伝していますが、赤ちゃんを原因不明の死やＳＩＤＳから守るという点ではまったく役に立ちません。

ＳＩＤＳに関する**良くない話**としては、非常にまれなものであるとはいえ、ＳＩＤＳは新生児期を過ぎた乳児の死亡原因の１位だということです。

良い話としては、15年以上前から、小児科医や医療関係者が赤ちゃんを仰向けに寝かせるように指導して、ＳＩＤＳが起こる確率が半分にまで減ったということです。ポジショナーの使用をやめることで、起こらなくていい死を防ぐことができます。ポジショナーは柔らかい素材でできています。でも、単純なつくりで、何も飾りのない、硬いマットレスのついたベビーベッドが、赤ちゃんの寝る環境としては完璧なのです。

単純なつくりで、飾りはなく、必要最小限のものが一番良いのです。

病院を退院するときには、必要なものはほとんどありません。母乳（またはミルク）、空っぽのベビーベッド（と硬いマットレス）、おむつとおしりふき、何着かの服と薄いかけものくらいです。そしてもうひとつ、物では代えられないもの、すなわち愛です。それは自然と湧いてきます。

ＳＩＤＳの原因はあまり解明されていません。以下の情報は、みなさんを怖がらせるためではなく、むしろリスクをできるだけ少なくするためのものです。

●ＳＩＤＳの予防

- **寝る姿勢**：いつも仰向けに寝かせて下さい。１９９０年代から仰向け寝が推奨されて、ＳＩＤＳが半減したことを忘れないで下さい。これには疑問の余地がありません。いつも仰向けに寝かせて下さい。もし仰向けに寝かせてから寝返りをしたのなら、元には戻さなくてもいいでしょう。
- **赤ちゃんを見る人**：おばあちゃん、ベビーシッターや友達などあなたが外出するときにかわりに赤ちゃんをみてくれる人には、いつも仰向けで寝かせるように伝えて下さい。仰向けで寝るのに慣れた子が普段面倒を見ていない人にうつぶせにされると、ＳＩＤＳの危険性がぐっと高まります。

- **寝具**：柔らかい寝具、スリープ・ポジショナー、ヘッド・ポジショナー、緩衝材（ベッドガード）、ぬいぐるみ、厚い毛布や枕は、最初の1年は使わないようにしましょう。もし心配なことやはっきりさせたいことがあれば小児科医と相談してください。単純なつくりで、飾りはなく、必要最小限のものを用意しましょう。
- **生活様式**：親がタバコを吸う場合、ＳＩＤＳのリスクが高まります。タバコの煙を避けるために愛する人がタバコをやめるのを手助けしてあげて下さい。赤ちゃんの存在がタバコをやめる強力な理由になります。
- **おしゃぶり**：おしゃぶりはＳＩＤＳの可能性を低くすることが知られています（これがどうしてかということには議論の余地があるとしても）。授乳が確立したら、生後一カ月以降におしゃぶりを使わせてみましょう。もし夜中におしゃぶりが落ちても、またくわえさせる必要があるというデータはありません（ちょっとでも寝ておきましょう！）
- **室温を低く**：赤ちゃんが家にいるからといって、部屋の温度を上げるのはやめましょう。寝ている赤ちゃんにとってちょうどいい温度はだいたい18～20度です。空気を循環させる器具（赤ちゃんに直接当たらないもの）を使うとさらに環境が良くなるという新しいデータもあります。部屋を暖かくしすぎないようにしましょう。夏には、部屋を心地よくするために空気を循環させるファンを使いましょう。
- **寝る場所**：ＡＡＰは、6カ月までの赤ちゃんは親の部屋に置いたベビーベットで寝かせることをすすめています。そうすることで夜の授乳も楽になります（すぐに駆けつけられます）。

- **確かな情報**：間違った憶測をしたり心配しすぎたりしないよう事実を知り、周りの人と知識を共有しましょう。

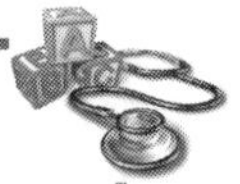

おさえておきたい **ポイント**

基本情報：乳幼児突然死症候群（ＳＩＤＳ）はめったに起こりませんが、ＳＩＤＳで亡くなった家族がいたり、親がタバコを吸ったりする家庭では起こりやすくなります。生後２カ月から４カ月で最も起こりやすく、90％の症例では生後６カ月以内に起こります。

アドバイス：最初の誕生日までは単純な作りのベビーベッドを使いましょう。１歳を迎えるまでは予防策に従って仰向けに寝かせましょう。

アドバイス：メッシュでできたものも含め、どんな種類でも緩衝材（ベッドガード）は使わない方がいいでしょう。その安全性が懸念されており、使った方がいいという証拠はないのです！

24 2歳までは後ろ向きのチャイルドシートを

2歳というのが新しい基準です。

これではまるで「茶色は新しい黒だ」と言っているように聞こえますが、実はとても大切なことなのです。

2歳というのが後ろ向きのチャイルドシートに座らせるべき新しい年齢の基準です。幼児で体重が9キロあって車に乗るときはこの基準です。

少なくとも2歳までは車の中で後ろ向きのチャイルドシートを使うようにと親に話してきましたが、研究によると、ほとんどの親が2歳の誕生日前に子どもの向きを変えてしまうとのことです。

よく聞いて、友人たちにも教えてあげて下さい。車のルーフトップから叫んでもいいくらいです。

これにまつわる良い話と良くない話をお知らせしますね。

車に乗るときに後ろ向きのチャイルドシートを使うと、あなたのかわいい子どもが亡くなったり重傷を負ったりする確率が75％減ります。

もちろん、まずは良くない話から始めます。5点固定型のチャイルドシートにすでに前向きで座っている1歳の子どもに対して、2歳になるまで後ろ向きにしなさいなどと言われることはあまりない

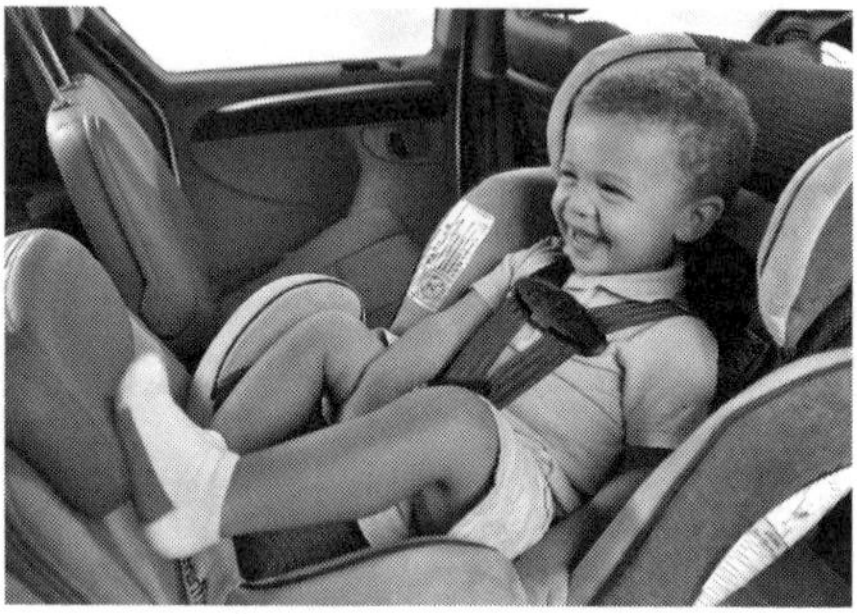
AAP

でしょう。そう、わかります、自分のもうひとりの子どもに対してもそうしてきたことでしょう。私もそうでした。ちっともわかっていなかったのです。私たちも科学も進歩し、新しくわかったことがありました。前向きのチャイルドシートは、1歳の子どもには適していないのです。

1歳の子どもは後ろ向きのチャイルドシートに座らせましょう。1歳3カ月の子どもが前向きのチャイルドシートを使っているのなら、シートを後ろ向きにして下さい。1歳半の子どもとバックミラー越しにハイタッチしようなんて夢は捨てましょう。

車に乗るときに後ろ向きのチャイルドシートを使うと、あなたのかわいい子どもが亡くなったり重傷を負ったりする確率が75％減ります。驚きですよね。

新しいガイドラインでは、すべての子どもは2歳までは後ろ向きに座らせることが推奨されています。たとえ足が座席の後ろに当たっていてもです。この年代の子どもが後ろ向きのチャイルドシートを使うと5倍も安全性が増すからです。アメリカ小児科学会（AAP）フェローのマリリン・ブル医師は、彼女の研究チームによる研究結果とAAPの勧告をまとめて報告しています。それによると、後ろ向きのチャイルドシートを使っている場合には、脊髄を損傷することがほとんどないということです。彼女はこう続けます「頭の怪我や他の外傷を負うことはあるでしょうが、ひどい外傷のほとんどは前向きのチャイルドシートを使っているときに起こります」。これは、アメリカ国立高速道路交通安全委員会の自動車事故のデータベースで、1988年から2003年まで2歳以下の子どもを調べた研究をもとにしています。

次は良い話です。生後12カ月から24カ月の子どもは前向きのチャイルドシートに乗せるより、後ろ向きで乗せた方が5倍も安全性が増します。

5倍も安全で、亡くなったり重傷を負ったりする確率が75％も減るのです。子どものチャイルドシートの向きを変えましょう。考えるまでもないことです。こういうことはそう多くないのです。

●科学的根拠

・急停車したり衝撃に巻き込まれたりするときには、車が動いていたのと同じ速度であなたの体が前に飛ばされます。まるで中学2年生の数学の問題のように聞こえますが、違いますよ。乳幼児は首や体と比較して頭がとても大きいので（頭の大きい人形を考えてみて下さい）、車が減速すると、シートベルトが身体を抑えていても、頭と首の上部は速い速度で前へ動き続けるのです。この衝撃が首の骨にとって危険で重い首の怪我を起こすおそれがあります。

・後ろ向きのチャイルドシートを使っていると、頭、首や体はすぐに衝撃を吸収できます。この状態によって麻痺や死亡事故にいたるような首の怪我を防ぐことができます。

お子さんが約9キロの体重や1歳になったらチャイルドシートを前向きにして良いと数年前に言っ

ていたのは間違っていたのです。

本当は2（歳）が新しい基準となる年齢なのです。

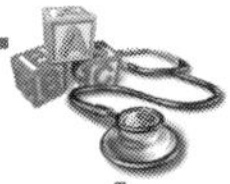

おさえておきたい **ポイント**

アドバイス：急ぐ必要はありません。もし3歳や5歳の子どもを後ろ向きのチャイルドシートに座らせているのなら、急いで前向きにする必要はありません。子どもの足が座席に当たっていてもいいのです。後ろ向きのチャイルドシートを使っているなら、子どもはいつもより安全です。

基本情報：乳児用シートからジュニアシート、後部座席でのシートベルト着用、13歳での前部座席でのシートベルト着用まで成長に応じ座り方が変わるごとに、車の中で子どもを守る力が下がります。

親の役割：どのようにチャイルドシートを車に合わせればよいか心配であれば、チャイルドシートの安全性チェックを受けて下さい。

アドバイス：友人のアランナ・レヴァイン医師からのアドバイスです：ジュニアシートからシートベルトの使用に移行するには、約150センチの線を壁につけて目安にするといいでしょう「アメリカの平均身長では約11歳で150センチを越す」。お子さんが大きくなって学校に入りジュニアシートを使うのをやめたいと言ったら、「その線より大きくなったの?」と聞いてください。

25 睡眠を優先していますか？

私たちは睡眠を優先できているでしょうか？　私は本気で言っています。睡眠の価値を本当に理解しているでしょうか？　睡眠は人間にとって必要不可欠なもののひとつですが、他（食料、運動、酸素や住まいなど）とは異なり、眠っているときにそのことを褒めてくれる人などいません。11歳くらいになれば、子どもたちは自分自身の体調を整えるスキルよりも、何か成し遂げたことに対して褒められ始めるのです。

私の経験をお話しすると、私は多くの忙しいお母さんたちと同じく、夜更かしした後に早起きすることがよくあります。午前2時半に犬が吐いて起こされ、その後も目覚まし時計が朝の静寂を破るので6時間も眠れません。睡眠を優先する方法を見つけるのはもちろん自分の責任です。誰も私たちのためにしてはくれません。ではどのように睡眠のお手本を見せて、成長する子どもたちにアドバイスしたらいいのでしょうか。睡眠をとっていないと体に悪いということはよく知られています。仕事や勉強のできばえ、運転能力、友達づきあい、気分の浮き沈み、ひいてはウエストのくびれにさえ影響するのです。

クリニックでは、私は10代の子たちに何時に寝るのかを聞きます。携帯電話を隣に置いて眠るのか、目覚ましで起きるのか、簡単に眠りにつけるかについても尋ねます。親にも、そして小さい子たちについても聞きます。けれど一番心配なのは10代の子たち（とその親）です。生後6カ月の子どもが夜泣きしていても、それはいつか解決するでしょう。でもやらなければならないことがたくさんあり、ストレスを抱えており、成績の良い（または悪い）10代の子どもたちはどうでしょう？　彼らには、もう少し眠る時間が必要です……。

寝る時間について聞いた後、週末どのくらい寝坊するかを尋ねます。睡眠負債を知りたいからです。睡眠負債というのは、必要な睡眠に対する睡眠不足の蓄積量を指します。8時間半眠りたいのに6時間しか眠れなければ、2時間半睡眠負債があると考えます。これが積み重なると大きな負債になります。幸い、後で休息を取ったり、昼寝をしたり、週末の夜に長く寝たりすることで少しは埋め合わせができます。しかし平日の間ずっと疲れていたらどうなるでしょう。これについて行われた研究があります。

10代の子どもの睡眠負債はとても深刻で、2006年のアメリカの調査では、10代の子どもの四分の一近くが学校で眠ってしまっていることがわかりました。ある研究では、平日8時間以上睡眠をとっている10代の子どもは15％しかいなかったとのことです。午後11時頃に寝て午前7時から学校が始まるとすると、必要な睡眠時間を確保するのはまず難しくなります。**10代の子どもは毎晩約8時間半から9時間半の睡眠が必要なのです。**小児科医の仕事の一環として、睡眠負債は週の半ばに十分眠れていないサインなのだということを、10代の子どもたちに理解させるようにしています。そして彼らに睡眠を優先させることが私の仕事です。これがとても難しいのです。

青年期に十分な睡眠をとることは、社会心理的な機能、成熟した行動、そして認知能力の発達に重要です。

私の経験では、睡眠負債はほぼ世界中で問題となっています。10代のほとんどの子どもたちは週末にかなりの量の睡眠を補っています。あなたはどうですか？　私も高校、大学、医学部や研修医のときに週末寝ていたことを覚えています。私の子どもたちが動き回るようになると――そう、この時期も睡眠を奪われます――小さい子どもを育てているときは睡眠を補う時間がないように思いました！専門の仕事を成し遂げるために、私は人生の大部分で睡眠負債を抱えてきました。ですから私は良い例とは言えません。そして一般的なアメリカの文化も良い例とは言えません。

青年期に十分な睡眠をとることは、社会心理的な機能、成熟した行動、そして認知能力の発達に重要です。

学校が始まる時期には、食事、運動、友達づきあい、スポーツや良い成績を取ることと同じように睡眠を優先させるよう、10代の子どもたちに話をし続けています。どれだけ効果があるのかはわかりません。しかし、文化的に私たちは良くない方向に向かっているような気がします。私たちはよく4時間の睡眠で仕事をしている人を賞賛します。徹夜明けの次の日に手術をしている外科医に驚嘆させられます。子どもたちに習い事をたくさんさせ、暗くなるまで宿題をさせる羽目になっています。私たちは子供が勉強をきちんとしているか、できるようになったかだけに注目して、睡眠と体調管理を優先するのを忘れているのです。夜に9時間寝る子どものことを褒めたりはしません。では、睡眠不足の対価をどのように明らかにできるでしょうか？　科学です……。

２０１１年の研究で、１週間を通して睡眠負債を抱える10代の子どもは、その週、集中力と注意力を必要とするテストを解くのが難しいことがわかりました。韓国での研究では、２６００人を超える10代の子どもを調査して以下のことがわかりました。

- 平日の夜の睡眠時間は平均5時間42分でした。私に言わせれば、睡眠の科目では落第です！
- 週末の睡眠時間は平均8時間24分でした。睡眠負債を取り戻すために約2時間半眠っていたことになります。
- 睡眠を取り戻そうと週末に眠っていた子どもは、注意力が必要な課題をより多く間違えました。
- さらに、睡眠負債が多い子どもの方が、平日よく眠っている子どもより注意力が必要な問題が解けなかったことがわかりました。

この結果から考えると、手始めとして子どもたちに睡眠負債について聞くのは良いと思います。週末に遅くまで寝ていることは、平日に子どもが想像するより大変な日々を学校で過ごしていたり、睡眠不足で起こりうる他の問題のリスクを抱えていたりすることのあらわれなのかもしれません。

ウェンディ先生のツイート

驚くほど多くの子どもが十分に睡眠を取れていません。９～10歳の子どものうちの73％がテストの日に疲れているのです。

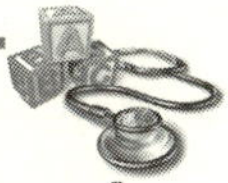

おさえておきたい ポイント

研究結果：睡眠不足を解消するために週末に眠るのは、平日の睡眠不足の指標であり、注意力を要するテストでのできの悪さと関係があることが研究からわかっています。もしあなたの10代のお子さんが土曜日に昼の12時まで寝ているのなら、平日に十分な睡眠がとれていなくて、学校での成績にも影響が出ているのかもしれませんよ！

数値：10代の子どもたちが様々なことを上手にこなすには、毎晩9時間15分の睡眠が必要なのです！ つまり、午前6時に起きるなら、9時頃にはベッドに入るべきだということです。

親の役割：10代の睡眠を確保するためには学校の開始時間を遅らせることも良いのかもしれません〔学校の開始時間を午前8時半かそれ以降にすることを指す。アメリカでは半数の中学高校は午前7時台に学校が始まる〕。

26 もし自分の子どもを乗せていたら：運転中に携帯メールは送らない

注意：これは大げさな話です。最近シアトル小児病院の前を運転しているときに、経路を変えながらとてもゆっくり動いている車を見かけました。私たちは信号で止まり、信号が青になりましたが彼女は動きません。よく見ると、彼女は携帯電話でメッセージを打っていました。私はクラクションを鳴らして彼女の電話を指し、声を張り上げました！　彼女は何も危険なことはしていないのにと驚いて、困惑した様子でした。彼女はなぜ私がやっきになっているのかと思ったことでしょう。

携帯メールを打ちながら運転していると、運転に集中している人と比べ、交通事故を起こす確率が23倍も高まります。そのことも伝えられれば良かったのですが。

誰かが事故に巻き込まれたわけではないし、その朝、誰かが怪我をしたわけでもありません。しかし運転をしていた彼女は、道路のことも、信号のことも、横断歩道を渡って病院を出入りしている子どもとその親のことも考えているようには見えませんでした。とんでもないことです。

> 携帯メールを打ちながら運転していると、運転に集中している人と比べ、交通事故の確率が23倍も高まります。

運転中の携帯メールの操作が原因で6年間に1万6000人もの人が亡くなりました。2009年だけでも5000人以上が亡くなり、およそ50万人が注意不足の運転に関連した事故で怪我をしています。

私の言ってることがわかるでしょう？　あなたも道路でそのような携帯メールを操作している人を見かけるでしょう。私たちは、脇道や高速道路で車が急に方向を変えたり交通の流れに従わなかったりするのを見つつも、したいようにさせてきました。不意にウィンカーを出さずに曲がる車の運転手のことを考えてみてください。よく見ると、電話をかけていたり文字を打っていたりするのです。こっそりやっているつもりでも、こうした行為はみなに見られているのです。

もし自分は同時に複数のことを上手にこなせる人だと思っているのなら考え直してください。携帯メールを操作しながら運転することは、人の命を奪うことにもつながるのです。

私は携帯メールの操作と運転を同時に行う人にはもううんざりしています。オプラ［アメリカのテレビ番組の名司会者］と私は次の文に大賛成です：**注意散漫な運転は今すぐやめて下さい。**

恐怖だけではやめられないだろうし、私が本で力説するという方法も残念ながら十分ではないのでしょう。安全性に焦点を当てることが答えではないのかもしれません。子どもの安全性における研究者が私に言ったように、「安全性についていつも悩むことがないように何か心理的な防衛が働いているのかもしれません」。これを改善するためには、安全性から取り組むのは良い方法ではないかもしれないと彼女は言います。どんな要素が実際に行動に影響を与えるかを理解することに労力を費やした方がいいのかもしれません（運転規則を変えるとか、法律に基づいた罰金を変えるなど）。

確かに、常に心配を抱えていることは私たちにとってもよくありません。

私は携帯メールの操作と運転を同時に行うことは新しい「不都合な真実」だと強く思います。注意力散漫な運転は利己的で、危険で、道徳的にも許されない行為です。他人（車の中の人も外の人も）を危険にさらしているだけです。それは運転している人に関して行った２００９年の研究でも裏付けられています。ヴァージニア工科大学交通研究所は、高精度カメラと車の機器を用いて行った車やトラックの運転手に関する調査によって、衝突事故やニアミスについて注意力散漫な運転が与える影響についての研究結果を発表しました。約９７０万キロ以上運転している運転手が調査の対象です。以下に研究により明らかになったことを述べます。

〈トラックの運転中〉
- 携帯メールを操作していると、衝突事故やニアミスを23・2倍起こしやすくなる。
- 電子機器を使ったり手を伸ばして取ろうとしたりすることで、衝突事故やニアミスを６・７倍起こしやすくなる。
- 電話をかけるために番号を押していると、衝突事故やニアミスを５・９倍起こしやすくなる。

〈車の運転中〉
- 電話をかけるために番号を押していると、衝突事故やニアミスを２・８倍起こしやすくなる。
- 電話で話したり話を聞いたりしていると、衝突事故やニアミスを１・３倍起こしやすくなる。
- 物をとろうとすると、衝突事故やニアミスを１・４倍起こしやすくなる。

この調査結果からは、携帯メールの操作防止を対象にすることが最も必要だとわかります。研究者たちは、携帯電話で話すこと自体はさほど危険ではないとはっきり指摘しています。その理由は、結果が「ちゃんと道路を見ていれば安全性は大幅に高まるということを明らかに示している」からです。電話で話すこと（声で操作するものも含め）は道路を見ることを妨げません。鳴っている電話を手に取ろうとすることは道路への注意を妨げますし、携帯メールの操作も同様です。運転中に携帯メールを操作していると、長い時間、道路から視線が外れます（平均4・6秒間）。「運転手が道路を見ずに、サッカー場のフィールドの距離を時速約90キロで走っているようなものです。」

道路でスピードを上げて走っている途中でかかってきた電話は、わざわざ出なければならないようなものなのでしょうか？

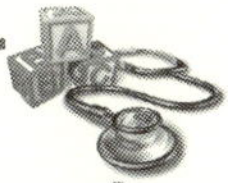

おさえておきたい **ポイント**

アドバイス：車に乗るときは、電話・財布・鞄は後部座席に置くようにしましょう。路上に出たとき着信音が鳴っても電話に出ることをやめられます。

実情：2013年のアメリカ疾病予防管理センターの報告では、全米のティーンエイジャーの45％がこの1カ月以内に携帯メールを打ちながら運転したことがあるとのことです。

親の役割：「わが家の運転の決まりごと」を作ってそれを守らせるようにしましょう。親が強制的にこれらのルールを守らせると、10代の子どもの危険な運転行為や事故を減らすことができたというデータがあります。

27 医者はどのように自閉症スペクトラム障害を見つけるか

小児科医、ナース・プラクティショナー〔主にアメリカで広まっている、一定の診断や治療を行える看護師〕、家庭医は、あなたの小さい子どもが初めて診察を受けるときから、自閉症スペクトラム障害（ＡＳＤ）のような、発達やコミュニケーションが困難である徴候がないかどうかを見ています。小児科医にとって、乳幼児期の様々な診療の場面で、赤ちゃんがあなたに（そして医師にも）どのように反応するかはＡＳＤを判断する重要な手がかりです。診察室で私は、赤ちゃんがどのように笑うか、どのように親を見て安心しようとするか、私たちが話している最中にどのようにママの注意を引こうとするか、どのように指差しやバイバイをするか、自分の名前にどのように反応するか、そして医師がそばにいるときにどのように泣き、そしてなぜ泣くのかさえも観察しています。このような観察は、家族歴、身体の診察、親の意見とあわせて、ＡＳＤの可能性がある子を特定するのに非常に重要だからです。

けれど、生後18カ月と24カ月の乳幼児健診では、一定の形式のスクリーニングが必要です。アメリカの多くの診療所では乳幼児期自閉症チェックリスト修正版（Ｍ－ＣＨＡＴ〔日本では日本語版Ｍ－ＣＨＡＴ〕）が使用されています。これは23項目の質問に親が答えるものです。特定の質問（「顔の近くで指をひらひら動かすなどの変わった癖がありますか？」）については親に説明しないといけないことが多いのですが、それ以外はほとんどの家族が無理なく答えています。この標準化されたスクリーニングの使用により、小児科医はＡＳＤのリスクがある子どもを見つけることができ、言葉の遅れや心配な行動、ひいては次のステップとなりうる幼児期の遺伝子検査、神経学的検査、発達検査についても話し合いを始めるきっかけを作ることができます。

ただし、**スクリーニングは診断とは異なることを覚えておいて下さい。**もし子どもがＡＳＤのスクリーニングで陽性だったとしても、その子がＡＳＤと診断されるとは限りません。さらに、もしスクリーニングで正常だったとしても、やはりＡＳＤについて心配であれば、遠慮しないでください。スクリーニングテストというのは「リスクを大ざっぱに見る」以外の何物でもなく、ＡＳＤの子どもすべてを発見するわけではありません。たとえば、Ｍ－ＣＨＡＴの的中率は１００％ではありませんから、私たちはＭ－ＣＨＡＴを過去の病歴や家族歴とあわせて使用します。私の考えでは、リスクのある子を見つけ出すためには親の言うことは何にもかえがたく、一番重要なものです。

もし、自分の子どもについてＡＳＤの心配をしているけれど、まだ正式なスクリーニングを受けたことがなければ、かかりつけ医に相談してください。小児科医や家庭医が使えるスクリーニング検査はたくさんあります。けれど、ぜひ次のことを心に留めておいてください。もし自分の子どものコミュニケーションや行動について、ＡＳＤの家族歴があるから気になる、しゃべり方や感情表現が気になる、または子どもの行動について他の人が言ったことが気になる、といったことがあるなら、かかりつけ医に相談することをためらわないこと。最初に相談した医者が気にも留めず、あなたの言うことに耳を貸さないのであれば、他の医者からセカンド・オピニオンをもらいましょう。

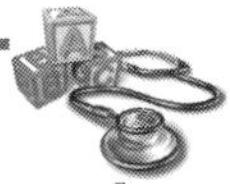

おさえておきたい **ポイント**

手段：乳幼児期自閉症チェックリスト修正版（Ｍ－ＣＨＡＴ）のスクリーニング質問用紙をhttp://bit.ly/mdm-MCHATで見て下さい［日本語版は、http://www.ncnp.go.jp/nimh/jidou/aboutus/mchat-j.pdfで参照可］

アドバイス：早期発見には大きな意味があります。自閉症は遺伝性の障害であり、治療や薬だけで治せるものではありません。しかし、早期発見・早期介入が可能であれば、お子さんのＱＯＬ（生活の質）をより良くできる可能性があります。

㉘ 自閉症スペクトラム障害を心配しなくても良い場合

多くの親が、どこかの時点で自分の子どもの発達を心配するものです。私も、自分の息子たちそれぞれのコミュニケーション能力について心配し、言葉の発達の遅れや行動が、何かもっと深刻なことの前兆なのではと思ったこともありました。私が心配性なだけかもしれませんが、それが母親というものだとも言えるでしょう。誰しも育児において競争的になってしまい、そのせいで私たちはみんな、少しばかり愚かになるときがあります。自分の子どもがやることを従兄や友人の子どもがやることとどうしても比べてしまい弱気になります。

以下に、お子さんが年齢相応のコミュニケーション・スキルを身につけていることを示す例をあげます。けれど、あなたのお子さんが喜びを表現することがない、考えを伝えようとしない、あなたが発する言葉や（身ぶりなどの）視覚的な手がかり、行動を理解している様子が見られないなどの心配があれば、お子さんのかかりつけ医に相談してください。もし、しっかり話を聞いてもらえなかったり、それでも心配があるというときは、もう一度相談してみてください。それでも心配が解消されない場合は、他の医師を受診し、セカンド・オピニオンを求めましょう。子育てに関する親の直感は絶大です。ただ、あなたのお子さんがここに書かれていることの多くをやっているのであれば、それほど心配しなくてよいでしょう。

●安心材料となる乳幼児の発達段階

- 生後9カ月から12カ月のあいだに自分の名前に反応する。
- 生後2カ月までにニコッと笑う。4～5カ月頃に声を出して笑う。6カ月頃にあなたが面白いことをするととても楽しそうにする。
- 生後9カ月頃に「いないいないばあ」遊びをして楽しむ。
- 乳児期に人と目を合わせる。
- 生後12カ月から18カ月のあいだにあなたが言う言葉を真似して言おうとする。
- 生後18カ月までに5つの単語を使う。
- 指差し、拍手、手を振るなどの身ぶりを真似する。
- あなたの真似っこをする。たとえば、スプーンとボウルを渡すと粉を混ぜる真似をしたり、おもちゃの携帯電話で話す真似をするなど。
- 首を振って「イヤ」を表現する。
- 生後15カ月までに手を振ってバイバイする。
- 生後18カ月までに指を差して興味のあるものを見せようとしたり、注意を引こうとしたりする。

㉙ 虫歯を防ぐ5つの方法

ほとんどの子どもの虫歯は予防できます。真珠のような白い歯を保つために、食事、歯磨き、飲み物の習慣について考え、子どもの飲みものについて知ることが大事です。医師は、手術のためのロボットを作ったり、体内を見るために内視鏡を入れたりしますが、多くの人の生活をより良いものとする、シンプルで手頃な方法を生み出す視点を忘れがちです。

２０１２年にアメリカ疾病予防管理センター（ＣＤＣ）は、この40年間で初めて5年前と比べて未就学児の虫歯が増加していると発表しました。多くの子どもに多数の虫歯があり、治すのに全身麻酔が必要になるような10本以上の虫歯になってから歯科医を訪れています。私のクリニックにも、たった1カ月の間にたくさんの子どもが術前診察のために受診します。

ここで強調したいことがあります。この虫歯の増加の一因は、親の考え方の問題かもしれません。というのも、多くの親が、子どもが嫌がるため、家庭の平和を保つためという目標のために、子どもの歯を磨いていないかもしれないのです。また多くの親は、ペットボトル入りの水を水道水より安全と信じていますが、歯に関しては、そうではありません。

ときどきは子どもでも大人と同様、糸ようじを使ってていねいに磨く必要があります。

私は、この虫歯の多さは何よりも親の問題が大きいと思うのです。良い歯科が通いやすい場所にあるか、飲料水中のフッ素の安全性への誤解「アメリカでは多くの地域で水道水にフッ素を添加している」、乳児にミルクを与えてそのまま眠らせてしまうこと、家族的な危険因子（口腔内の細菌など）など、虫歯の進行に影響を与える要因はいくつかありますが、私たち親の影響もあります。私たちができることもあります。

●子どもの虫歯を防ぐためにできる5つのヒントと2のルール

1　乳幼児を1歳の誕生日前後に歯科へ連れていきましょう、たとえ2本しか歯がなくても！　アメリカ小児歯科学会は、1歳までに（3歳ではありません）歯科受診をすすめています。もしその歯科医が診察せず、3歳になったらまた来るようにと言うなら、別の歯科医を見つけましょう。

2　**水道水を使いましょう**：浄水器を使用したり沸騰させたりしてもかまいません。でもペットボトル入りの水を子どものために買わないようにしましょう。フッ素入りの水は子どもたちの歯を守ります。また就寝前には子どもたちの歯をミルクから遠ざけましょう。決してベビーベッドに哺乳瓶を持ち込まないこと、そしてできるだけ夕食後には歯を磨いてあげましょう。

3　アリシア・シルヴァーストーンの食事の与え方をYouTubeで見たことはあるでしょうか。彼女は離乳食を自分で噛んで、赤ちゃんに与えています。**私は、こんなことをしないようアドバイスします。**あなたの口腔内の虫歯菌が赤ちゃんに移って、赤ちゃんの早期の虫歯のリスクが高くなります。有名人の育児法が常に正しいとは限らない、と強く思います。

4　**歯磨き粉！**　歯が生え始めたらすぐにフッ素入りの歯磨き粉を使いましょう。赤ちゃん用の歯磨き粉もありますが、水だけで磨くよりもよく磨けるというわけではありません。歯が生え始めたら2歳頃に唾を吐き出すことができるようになるまで、米粒大くらいのフッ素入り子ども用歯磨き粉を使います。吐き出すことができるようになったら、豆粒大くらいを使用しましょう。

5 私の2のルール：2年生になるまでは、子どもの歯を毎日2回、1回につき2分間磨きましょう。私の経験では卵形タイマーが助けになります。なぜなら、じっとしていられない子どもにとって、2分間は永遠のように思えるからです。もし子どもが自分で歯磨きをしたがったらさせてもかまいません。でも仕上げ磨きを忘れずに。

フロスを毎日使うとなお良いでしょう。私はまだ挑戦中ですが。

ウェンディ先生のツイート

あなたのお子さんの歯が生えたらすぐに、少量のフッ素入りの歯磨き粉を米粒大使ってあげてください。

30 子どもを車の中に残さない――衝撃的な記事から学ぶこと

私がこの特定の記事を読むように言うのは、みなさんを苦しめるためではなく、この記事によって私自身が、忘れっぽさや、親の務め、危険性についての先入観を考え直すきっかけになったからです。ジーン・ワインガルテンによる記事「死を招く不注意」は、今までで最も衝撃的な記事でした。

上の子どもを車で学校に送るために、弟や妹を一緒に乗せて、車の中に残したまま車を離れると、車中が過熱状態になることがあります。ジーン・ワインガルテンが書いたように、「富裕層も、貧困層も、中間層も、年代や人種に関係なく、母親も父親もそうする可能性があるのです。いつも不注意な人だけでなく、とてもしっかりしている人も。大学教育を受けた人も、高等教育を受けていない人も。最近10年では、歯科医、郵便局員、社会福祉相談員、警察官、会計士、兵士、弁護士補佐、電気工、牧師、ユダヤ教の学生、看護師、建設作業員、心理カウンセラー、大学教授、ピザ職人、小児科医、ロケット科学者もしてしまいました」。

子どもたちの体温が上がり、42℃を超すと高体温で亡くなります。気象学者のジャン・ヌルと、車と子ども協会が続けている統計によると、アメリカ国内で２０１０年には49人の子どもが過熱状態の車内で亡くなりました。２０１１年には33人、２０１２年には32人。亡くなった子どもの大部分は２歳以下です。１９９０年に専門家がエアバッグでの怪我を防ぐために子どもを車の後ろに乗せることを推奨するようになってから、後部座席の乳幼児が忘れられがちになりました。

アメリカでは毎年暑い車中に子どもが残されて亡くなっています。特に夏によく起こりますが、1年中起こります。

あなたは、自分は絶対にそんなことはしないと思っているのではないでしょうか。窓を閉めきった車中に赤ちゃんを忘れるなんて。子どもたちは室温の上がった車中で高体温になり亡くなります。助けを呼んで泣いても誰にも聞かれずに放置されて、です。本当に考えられないことです。

これがこの記事を読んでほしい理由です。

子どもは大人に比べて5倍体温が上がりやすく、とりわけ熱中症になりやすいのです。これは、発汗して体温を下げる働きが未熟で、体重に比べ、体表面積が大きいことが原因です。

この、子どもたちと熱中症の憂慮すべき傾向を、安全の専門家たちも気づいています。必要なのは、私たちの生活の中でこういったことが起こらないようなシステムを作ることです。

車から離れるときには、毎回、後部座席を見る習慣をつけましょう。子どもがいてもいなくても。

あなたはこの記事を無関係と感じるかもしれません。

子どもを車内に忘れるなんて、自分がそんなことをするはずないと。そう思う前に、2010年にピューリッツァー賞を受賞したジーン・ワインガルテンの記事を読んでください。これは私の人生を変えました。今まで読んだ中で最も衝撃的な記事のひとつです。大げさに言っているわけではありません。何人もの知人に読んでもらったところ、まったく同じことを言っていました。この記事を、子どもをチャイルドシートなどに乗せて車を運転するすべての人と共有しましょう。

この記事を読んで私が動揺したのは、これが誰にでも起こりうるということです。暑い車中に子どもが取り残されるという問題は、子どもを安全のために後部座席に座らせるようになってから起こるようになりました。この問題は、国中で、人種や社会経済、教育を超えてすべての人に起こっています。

親というものは、日々目の前の仕事に追われます。それに私は確かに忘れっぽいのです。たとえば、私たちは呼んでいます……。

- 半分ミルクの残ったふた付きのミルクカップを何日か車中に忘れたり。「死んだミルクボトル」と
- ドアの鍵穴に鍵をさしたままにしたり（どんな良いアイデアもありませんが、教訓になりました）。
- 車の天井にキーを置きっぱなしにしたり、財布を家に忘れたり、間違った場所に運転して行ったり。
- 美容院の予約を忘れたり。単純にその日することに気を取られ、行くのを忘れてしまったのです。

これらの例は、育児とフルタイム勤務で大変な中では一見たいしたことのない物忘れの例ですが、大切なことを表しています。私たちはいつも走り回っていて、必ずしも常に思慮深く理想的な状態ではないということです。この記事が示すように、ストレスは私たちの脳の働き方を変えてしまうことがあるのです。

運転しているときや夕食の準備をしているとき、電話で話しているときだけでなく、日常生活の単純作業を何とかこなしているときにも、私たちは注意力散漫になります。携帯電話、パソコンメール、携帯メールを使用しつつ、患者の診察や電話連絡を行い、友人の誕生日や電話代の支払いを気にして、早朝の会議をこなしながら、フィンは緑のカップで、オーデンは紫のカップで牛乳を飲むのが好きだということを思い出す必要があり、その間にたくさんのことを忘れていくのです。

だからといって、神様は破滅的な間違いを許してはくれません。

●子どもを乗せて運転するすべての人への5つのヒント

・**車のロックをする前に見る。**車から降りるたびに後部座席をチェックする習慣をつけましょう。何とか習慣化して、何も考えずに自然に行えると良いです。今日から始めましょう。もし初回に、チェックしないで車から離れたのなら、戻ってやり直しましょう。シートベルトを締めるのと同様、機械的にできるようになりましょう。

・運転中は、あなたの財布や書類入れ、バッグを後部座席に置くようにしましょう。そうすることで後部座席をチェックするようになりますし、運転中に携帯メールを打とうともしなくなります。

・ジーン・ワインガルテンの記事を友達や家族と共有してください。このことを話題にすることで、そのメッセージを確認することになります。

・子どもたちには、駐車中の車の中で遊ばせないようにしましょう。

・もし子どもだけが車内に残されているのを見かけたら、迷わず警察に電話しましょう。

おさえておきたい　ポイント

リンク：ジーン・ワインガルテン（Gene Weingarten）による「死を招く不注意（Fatal Distraction）」の記事を読んでください。http://bit.ly/mdm-FatalDistraction

基本情報：外気温が26・7度だと車内は1時間で50・6度まで上がります。熱中症は外気温が15～21度程度でも起こりえます。経験的には、10分で車内温度は6・7度上昇します。

アドバイス：子どもの学校には、子どもがいるべきときにいないようなら必ず連絡をしてもらうようにしておきましょう。子どもを守るために十分な安全策をとっておきましょう。

31 3日間生き延びるための災害キットを作りましょう

正直なところ、私にとって災害キットを作るのはとても気が重いことでした。みなさんのストレスが少しでも軽くなるよう私の経験が参考になればと思います。私は専門家ではありませんが、準備をする過程で多くのことを学びました。家族のためにきちんと準備をすると、とても安心します。

アイスランドの火山噴火後に、『エコノミスト』誌が「天災は、自然の威力の誇示ではなく、受け手側の人間と、人間の準備計画の問題である」と述べていました。

だから私たちは備えるしかないのです。

私は、よく見かける三段階のアプローチを信じています。

- 災害キットを作る（詳細は後ほど）。
- 計画を立てる（家族との連絡方法や家族を見つける方法）。
- 常に新しい情報を入手する（あなたの住んでいる地域でどんな災害を起こりそうか、情報がどこで得られるか）。

仲間を作るために最善を尽くしましょう。私にとってはパートナーを持てたことが一番の収穫でした。

私は救急医の友人スーザン・メイザーとペアを組みました。彼女と私は、大事なことだとわかっていても、悪いことを予測して準備するのは本当に大変と感じていました。がんばって仲間を作りましょう。それが大きな第一歩です。

良い面：家族のために準備することすべてをひとつひとつ進めていくうちに、きっと良い気分になっていくことでしょう。

悪い面：準備には若干のお金と時間がかかります。私は家と家族の備えのために300〜350ドルをかけ、15時間以上を費やしました。

そう、どちらも痛いですよね。

まず、既存のリストを作り直そうとしないこと。いろいろな人が生活で必要な緊急リストを上手に作っています。複数のウェブサイトを見ましたが、手作りできるキットや連絡方法などについては、赤十字のリストが最も優れていると思いました。長くてうんざりしますが、しっかり目を通しましょう。

それから、自分のペースで進めましょう。1日ですべてを準備するのは無理です。私自身もまだすべて終えたわけでなく、この1カ月、ずっと取り組んでいます。食料品店や雑貨店、薬局やかかりつけの医師のところに行かなければならないかもしれませんし、家族ともたくさん話し合って、どのように連絡をとるか、みんながはっきり知っておくようにする必要があります。非常時に家族が再会するための計画は本当に必要なのです。

家族にとって、飲料水の次に最も大切なものは、連絡方法なのです。

●災害準備の最初の5つのステップ

1 プラスチックやゴムなどでできた約76リットルのふた付き収納ボックスを2つ購入します。非常時に必要なものをその中に入れていきます。

2 **更新カード**を作ります。補充すべきものや消費期限などを書いて災害キットの上に置いておきます。こうするように書いてあるのを見たことはありませんが、育児や仕事でとても忙しい生活を送っている現実の中で、私たちに必要なのは自分に思い出させることです。カードを収納ボックスの上に貼れば、箱の中身の消費期限を思い出すでしょう。たとえば、私が購入した水は2016年に消費期限を迎え、食物は大部分が2015年、いくつかは2014年です。それらはリストに書いてあります。携帯電話のリマインダーにも登録しておくと、災害セットのカードを確認して物品を交換するのを思い出させてくれます。

3 もし予算に余裕があれば、今日中に家族用の3日間のサバイバル災害キットをオンラインで購入しましょう。ここに子ども服やレンチ、消火器、薬、書類などを加えていきます。私たちが購入したキットに対する唯一の不満は水が入っていたことで、これは自分でも購入できます。この水は消費期限が1年以内でしたが、食料品店で買えば2年はもちます。ただ、キットを購入すると時間の節約になります。

4 家庭の他の大人とも話し合い、どこにこのキットを置いておくか決めましょう。理想的には車庫や扉の近くの低層階です［日本の災害では、家屋の損壊に備えて軒下やベランダなど屋外に備蓄することをすすめる専門家もいる〕。家の外は食物の保存場所としては望ましくないでしょう。

5　もしあなたの家が天然ガスを使用しているなら、供給しているエリアを調べておきましょう。ガスをどのように止めるかを学び、止めるための30センチ程度のレンチか器具を購入し、家の外にあるガス栓の近くに置いておきます。

次のリストはすぐに終えなくてもかまいません。何カ月かかけて準備すればいいと思います。数軒の店を回ることにして、あるときは食品店、あるときはコンピュータショップ、あるときはホームセンター、あるときは銀行などに行く予定を作りましょう。

●食料品店でのリスト

• **水**：人1人またはペット1匹につき約12リットルの水が必要です。1日約3・8リットルで3日間家で過ごすための量です〔日本では、1日3リットル、3日で9リットルと言われている〕。これが災害セットの中で最も大事です。授乳中のお母さんはもう少し余計に必要でしょう。消費期限に注意すること。水にも消費期限があるのです。議論はあるかもしれませんが、専門家を信じることです。自分で水をボトルに詰めた場合は6カ月ごとに交換が必要です。

• **食物**：チリビーンズやツナ、野菜、スープ、ピーナツバター、クラッカーやスナックなど、缶入りで、カロリーの高い食べ物を家族のために3日分購入しましょう。チョコレートやキャンディーなどほっとするものも。消費期限がお互いに近いものを購入すれば、買い替えが楽になります。赤ちゃんのための離乳食や幼児のための保存可能なミルクなども忘れずに。

• **薬**：応急処置キットの中には入っていません！　特に子どもの薬は入っていないのです。おすすめは、小児用アセトアミノフェンと日焼け止め（30SPF以上）です。びんには小児の服用量が書いてないことが多いので、**子どもの服用量を書いておくとよいでしょう。**ストレスのかかる状況では忘れてしまうかもしれません。定期的な内服薬は7日分用意しておくのが理想的です。医療保険は余分な処方を認めてくれないかもしれません（1カ月分の処方などと決まっているので）。もしお子さんが毎日飲む大事な薬があったら、小児科医に1週間分余分に処方してくれるよう頼んでみてください。そして忘れずに更新カードに使用期限を書きましょう。

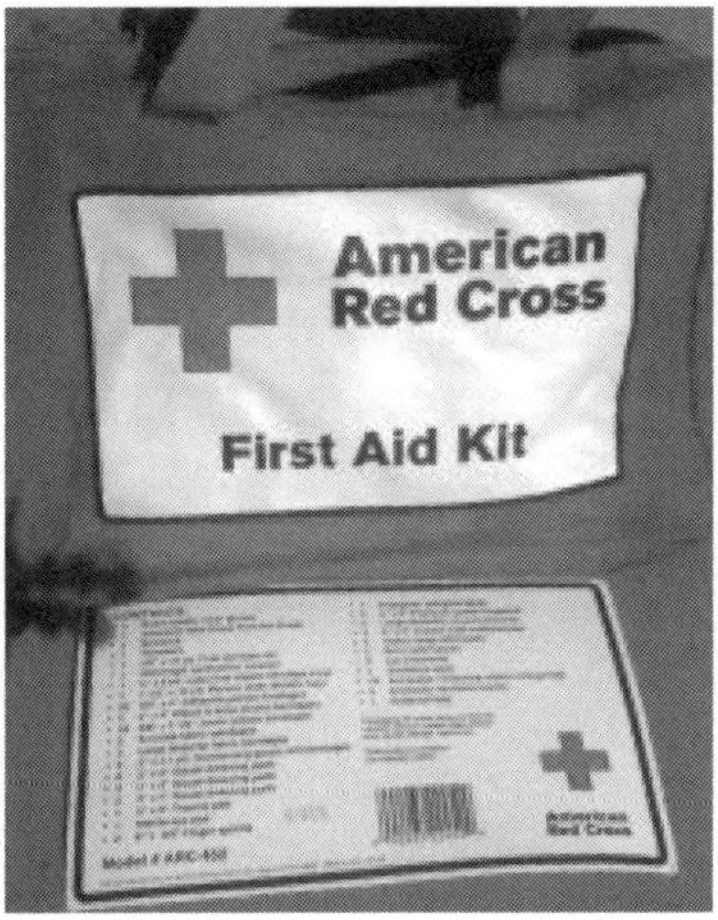

Wendy Sue Swanson, MD, MBE, FAAP

●オンラインショッピング

• **応急処置キット**：これはネットで購入するのがおすすめです、基本セットが通常25ドル程度で売られています。手袋がいくつかとガーゼ、テープと抗生物質入りの軟膏があることを確認しましょう。

●ホームセンター

• **道具**：私にとって最も重要な道具が2つあります。ひとつはガスの元栓を閉めるためのレンチ、もうひとつは缶切りです。なぜならもし災害キットがあって地震が起こったとして、家族と寒さに凍えていてもチリコンカンの缶づめを食べられないとしたらどんなにイライラするでしょう。他には、懐中電灯、バッテリー、電池式または手回しラジオ、多目的ナイフ、耐水性マッチ、家の各階に消火器、これらをひとつずつと、前述したような缶切り、そして家族全員分の紐のついた笛などが必要です。

- **衛生用品**：漂白剤や手指消毒剤、おむつ、ウェットティッシュ、ゴミ袋など。

約束します。この準備をしておいて決して後悔することはありません。

家での仕事

- **洋服**：家族それぞれの着替え一式と靴、帽子や手袋も。子どもが成長したらサイズを変えるのを忘れずに。それも更新カードに書いておきましょう。
- **書類**：家族の大事な書類はコピーして防水性の袋に入れておきましょう。これは私にとって結構面倒な作業でした。がんばって下さい。
- **娯楽**：カードゲームや塗り絵、ぬいぐるみのような年齢相応のもの。古いゲームなどもこの防災キットの中でちょっと命拾いをするかも。

（たくさんありすぎて）うんざりしてしまいましたか？　私もそうでした。がんばって、仲間を作って、災害キットのために少し節約しておきましょう。

約束します。この準備をしておいて後悔することは決してありません。

いくつかの便利なサイト

- アメリカ小児学会　子どもと災害（www.aap.org/disasters）：医療者や家族が利用できる資源について書かれています。
- アメリカ赤十字（www.redcrosss.org）：例えば備蓄リストや連絡方法などの情報が参考になります。
- アメリカ赤十字のオンラインショップ（www.redcrossstore.org）：このウェブサイトを熱心に見て、3日間のキットや手回しラジオ、緊急避難用のロープはしごを自宅用に、応急処置キットは車に置いておくために買いました。速達にしたわけでもないのに全部48時間以内に届きました。すごいことです。

おさえておきたい ポイント

リンク：

・アメリカ疾病予防管理センター（CDC）による個人で安全な水を準備し保存するためのサイト（http://www.cdc.gov/healthywater/emergency/drinking/emergency-water-supply-preparation.html）

・文化的に多様なコミュニティのための災害対策推進に関する国立資料センターのサイト National Resource Center on Advancing Emergency Preparedness for Culturally Diverse Communities（http://www.diversitypreparedness.org/）

・アメリカ合衆国連邦緊急事態管理庁（Federal Emergency Management Agency）の災害用キットの作成サイト（http://www.ready.gov/build-a-kit）

32 シラミの感染対策

作り話ではなく本当に、私たちはある年の休暇中ずっとシラミ感染に悩まされました。クリスマスを家族で過ごすために飛行機に乗る前夜、私は準備に追われていました。自分で誇らしかったのは、ストレスを感じないようにできたことでした。クリニックにいるときは、意識的に、家事のあれこれにストレスを感じないようにしていました。診察しているときの立場は、私自身のストレスを客観的に見る助けにもなっていました。腕の骨折やRSウイルスによる気管支炎に比べて、休暇のための荷造りなんてたいしたことではありません。その晩夫は当直で、私がクリニックから帰宅した午後6時半頃には、私はひとり、することリストに直面していました。休暇のための荷造りをして、いくつかの書類を書き上げて、プレゼントを包んで、そして、クリスマスカードを書きながら夕食のために何かを用意する必要がありました。12時間後には空港に向かわなければならないのです。でもこれは子育て中のほとんどすべての親が、特に休暇の前後ならときどき経験するようなことでしょう。

そんなときに事件が起こったのです。

ベビーシッターが帰り際に、フィンが頭をかゆがっていると言いました。その後はこんな感じです。

私：「フィン、本当？　こっちに来て頭を見せて」（え?!……ちょっと待って）「冗談でしょう？クリスマスにシラミなんて」

フィン：うわあ

フィンにシラミがいました。そうです、その1週間ほど前に保育園から、ある園児の兄弟にシラミが見つかったという手紙をもらっていました。その手紙には、性感染症の「友達」や噛む「近所の子ども」の話を他の人から聞くときのような深刻さで書かれていました。ひとりの小学生にシラミが見つかったということは、危険が身近に迫っているということだとはわかりましたが、そのことを気にかけず、普通に生活していました。２０１０年アメリカ小児科学会は、シラミについての勧告として、シラミが見つかっても登校禁止にする必要はないと発表しました。私も、子どもが登校禁止になったら親は仕事を休まなくてはならなくなり、健康以外の問題がいろいろ大変なので、どちらかというとそれに賛成でした。おそらくだからこそ、この、よくある感染症に直面することになったのでしょう。

ちょうどそのときドアのベルがなりました。ホームコメディみたいですよね？　新しくご近所に来られた方が、満面の笑みで立っていました。お隣のちょっとしたクリスマスパーティーへのお誘いでした。私が行きたいかって？　年上の子どもが小さな子どもを見ることになっていたので、顔を出してワインとパテを頂き、ご近所の方にクリスマスのお祝いを伝えました。

いいえ、これはうそです。私は微笑みました。パテは食べませんが、ワイン一杯というのは魅力的ですね。休暇を楽しんで誘ってくれたこの隣人に、何がわが家で起こっているかは伝えませんでした。だって、誰かがあなたの家を初めて訪れて、パテとワインをすすめてくれたときに、自分の子どもに害虫がついているなんて話しますか？

私はドアを閉めて、とにかく何とかしようと言い聞かせ、駆除の計画を立てました。

まず、シラミの診断は難しいと思いますし、以前からそう思っていました。ある研究では、シラミや虫卵を疑って医師や看護師、教師、親が提出した検体の多くは、頭皮のふけやヘアスプレーの滴、かさぶた、ごみ、他の昆虫（アブラムシなど）だったと言われています。私は小児科医ですが、まず、フィンのシラミという診断が本当なのかどうか疑いました。正直なところ、医学生のときやレジデント研修中に、シラミを見つけるための十分なトレーニングは受けていません。これが単純に医学的な問題とも言えないので、家族はあまり医療機関を受診しません。シラミを見つけるのは簡単そうですが、じっとしていない子どもたちを相手に見つけるのは、結構大変です。またシラミ自体も動きが早く、光を避けて逃げるのです。地元の薬局でシラミ駆除用の電動の櫛を手に入れて、やっとこれで休暇中にシラミを何とかできると内心ほっとしました。

小児科の教科書やシラミについての典型的な解説では、アメリカ小児科学会（ＡＡＰ）が言っているように「頭シラミは体シラミと違って健康上の害とはならず、不衛生にしている証拠でもない。伝染病の原因ともならない」のです。でも親としてはこんな風には割り切って考えられません。無理です。虫が息子の身体をはい回っているのに病気でないなどとは思えないでしょう。まずは有害だと感じます。

正確な情報は気持ちを落ち着かせるのに役立ちます。もしかして、あなたはこれを読み始めてから、頭がかゆくなったのではないでしょうか？

●頭シラミについての情報

- 頭シラミは3～12歳の子どもによくある感染症です。１９９７年の報告では、アメリカでは年間約

600～1200万人の感染があるとされています（これはシラミ駆除剤の売り上げを元に推計しているので、やや過大評価かもしれません）。AAPによると、1990年代の報告では、シラミ感染に対する直接的・間接的経費は年間3億6700万ドルと見積もられています。これには治療薬や製品、逸失賃金、学校での必要経費が含まれます。これはきわめて大きな問題です。

• 頭シラミは通常、頭皮から離れて室温にいると1日も生きられません。虫卵は頭皮での体温より低い室温ではふ化しません。ですから、一度子どもの頭から落ちるともう心配はありません。絨毯に掃除機をかけたり、おもちゃを消毒したり、家中を洗ったりする必要はないのです。2010年8月のAAPのシラミについての勧告が参考になります。「ある研究で、466人の児童の頭から1万4000匹以上の生きたシラミが見つかった学校で、この児童たちが使用する118の教室のカーペットを調べてもシラミは発見できなかった。2つ目の研究では、生きたシラミは感染者が使用した枕の4％にしかいなかった」。これらの結果から、AAPは、感染のコントロールのために重要なのは、頭のシラミの数を減らすことと頭同士の接触を減らすことだとしています。

• 初めてシラミに感染したときは、かゆみが4～6週間出ないかもしれません。なぜなら、免疫反応が起こって症状が出るのに時間がかかるからです。シラミは頭皮の近くで生活し、噛みついて吸った血液を餌とし、卵をかえします。最も見えやすいのは卵の殻です。

• シラミは衛生状態の問題ではありません（これは、私の息子がかかったから言っているわけではありません）。研究から、シラミ感染と入浴習慣や社会経済的レベルなどは関係ないことがわかっています。つまり、しっかり入浴して家を清潔にしていても、シラミ感染は起こりうるということです。

・シラミははって感染する（跳ねたり飛んだりはできません）ので、ブラシや櫛、または帽子を一緒に使用しても感染することはほとんどありません。

●頭シラミの治療法

・**電動櫛**：私が最初に始めたのはこの電動櫛です。地元のドラッグストアに行き薬剤師さんと話したところ、これをすすめられたのです。この櫛は、有害物質を使用せずにシラミや卵を殺すと言われました。箱に書いてある唯一の注意は、てんかんやペースメーカー使用の小児には使用しないということです。自宅では、数秒も経たないうちに櫛の電気音が止まり、シラミが死んだことを知らせます。1時間も使うと38匹の死骸が！　私は何度も何度も、1時間以上は櫛でとかしました。死骸が見つからなくなって20分くらい経ったところでやめました。満足しつつも疲れましたが、それで終わったとは思っていませんでした。一番の問題は、シラミは動きが早く明るいところを避けて逃げるので、電動櫛を使用している間、頭皮の間を逃げ回っていると思われることです。このことが私を少し神経質にさせました。私は何度も何度も、何度も……櫛でとかして、その結果は？　翌日（このときはカリフォルニアの親戚の家に来ていました）2匹の生きたシラミを見つけたのです！　そこで私は駆除剤を使おうと決めました。サンタクロースが来る直前でしたが、私には他に選択肢がみつかりませんでした。わかったのは、電動櫛はいいけれど完璧ではないということでした。長い時間がかかり、かつシラミが逃げ回るので、本当に駆除できたのかどうか確信が持てません。もしこれを使用するなら、１～2週間という長い期間、毎日使用しなければなりません。これは**大きな負担**です。電動櫛に関する良い研究やデータは見つけられませんでした。ＡＡＰは、「櫛についてはランダム化比較試験も症例対象研究もない」と述べています。

- **シラミ駆除剤**：これはシラミや卵を殺す化学薬品です。アメリカでは近年1％のペルメトリン・ローションが頭シラミの治療法のひとつとして推奨されています［日本ではフェノトリン、商品名スミスリンシャンプーなど］。これは14日間という期間はシラミを駆除するとされていますが、シャンプーやリンスの多くはシリコンを元にした添加物が加えられており、ペルメトリンが髪に残らず、効きが悪いのではと心配されます。専門家は、初回の使用から7日後と13～15日後に繰り返し使用するよう推奨しています。
- **熱風**：２００６年のアメリカ小児科学会誌の研究では、シラミバスター（今はAir Allēと呼ばれています）というドライヤーの熱風を30分間（美容院で使用するようなものです）あてることも有効だそうです。その研究では、ドライヤーの種類によりますが、88～１００％のシラミが駆除されたそうです。おすすめしたいのですが、地域によってはそうしたドライヤー設備が近くにないかもしれません。もっと簡単に受けられるようにならない限り、その有効性を評価するのは難しいでしょう。
- **ベンジルアルコール**：アメリカ食品医薬品局は２００９年に5％のベンジルアルコールの使用を承認しました。その合成物は神経毒性ではなく、窒息によってシラミを駆除します。研究では、75％以上の人で一度目の治療後14日目にシラミが見つからなくなりました。完璧ではありませんが悪くありません。ただ卵は殺さないので7日後と13～15日後にもう一度使用する必要があります、また、この治療には処方箋が必要です。

- リンデン：化学薬品ですがこれは神経毒性があり、使用後の痙攣《けいれん》の報告がいくつもあるので、私はすすめません。他の選択肢もありますが、やめておきましょう。シラミがいる方がまし、と言えます。

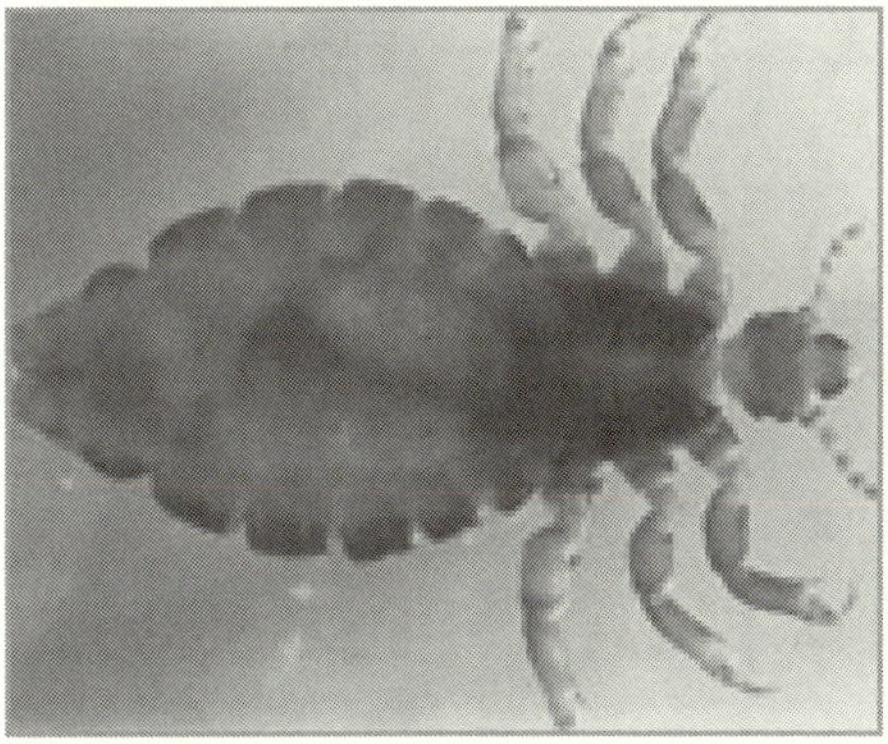
Centers for Disease Control and Prevention

●結局、駆除するには？

ここまでで私は、駆除剤が生きたシラミや卵を死なせたときに、卵を取ることの理論的な根拠を理解していませんでした。櫛でとかす必要はないのかもしれません。でも使用しないなら、駆除剤による治療を必ず繰り返す必要があります。実際には、駆除剤も１００％卵を殺すわけではありません。だから駆除剤の使用後に卵を取り除くこと（特に頭皮から1センチくらいについているもの）がすすめられているのです。卵を取り除くことは結構大変です（あえて言います！）。でもお子さんの髪の根本を櫛でとかすことは十分価値があると考えます。ＡＡＰは研究から、櫛でとかしてブラッシングすることでほとんど駆除できると言っています。ですから少なくとも電気櫛やペルメトリン、ベンジルアルコールなどを使用後に、櫛でとかすことをすすめます。

多くの街にノミ取りをしてくれる美容院や私的商売があり、多くが保証つきです。もしノミ取りの電動櫛やペルメトリン液を使ってその後に卵取りをするつもりがないなら、こうしたところに頼ってもいいかもしれません。そうして満足している友人もいます。もしもう一度シラミ感染が起こったら、今度こそうまくやれるでしょう。

電動櫛を使用してその翌日ペルメトリン液に頭と髪を浸すという経験は理想的ではありませんでしたが、親業の通過儀礼のように感じました。最後に、シラミは病気と言うよりも、ただのとんでもなくやっかいで嫌なものという感じがしました。

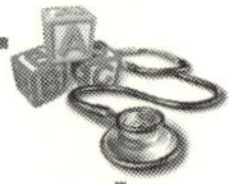

おさえておきたい　ポイント

アドバイス：子どもにシラミを見つけたとき、最も大事なのは、シラミ・卵駆除専用の櫛です。これで毎日7～14日間とかします。

基本情報：頭シラミは飛んだり跳ねたりしません。はって人の頭から頭へ移動します。ペットは感染源になりません。犬のせいにしないこと！

第2部　社会的・情緒的サポート

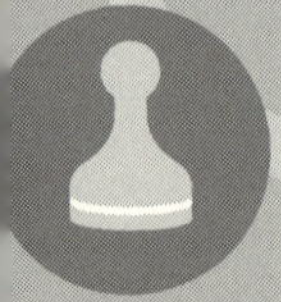

自己コントロール

負けることを学ぶ

競争心は素晴らしいことですが、誰もが勝つことに夢中になってしまうので、ときには譲ることも思い出させてあげましょう。

かんしゃくをうまく切り抜ける

かんしゃくを起こしているときに、わかりやすい小さな選択肢（イエス／ノーではないもの）を与えましょう――小さなことでも自分でコントロールできれば、子どもたちは落ち着きます。

分離不安

休みに祖母の家に行くのでも、学校の初日のバイバイの準備をするのでもいいので、母と離れる練習をしていきましょう。あなたがいないときにも子どもたちが元気に育つ準備をするために！

遊び

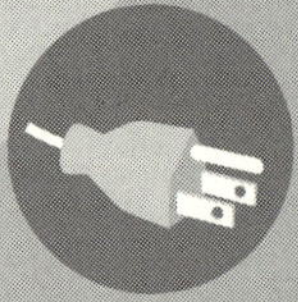

天井がないところに行こう

毎日子どもたちと一緒に外に出ましょう。天井がない場所で動きましょう。天気は言い訳になりません！

ただ遊ぼう

毎日子どもたちにただ遊ぶだけの機会を与えましょう。何かを創り上げたり、想像したり、他人とつきあう自由を楽しませてあげましょう。

電源を切ろう

金曜の日没から土曜の日没までを心身を回復させるオフラインの 24 時間としましょう。電話、タブレット端末、パソコンはなしで！

マインドフルネス

マインドフルな子育て

特別なことはしなくても、心を込めて関わることで貴重なひとときを育み、わが子と肩を寄せ合う機会となります。

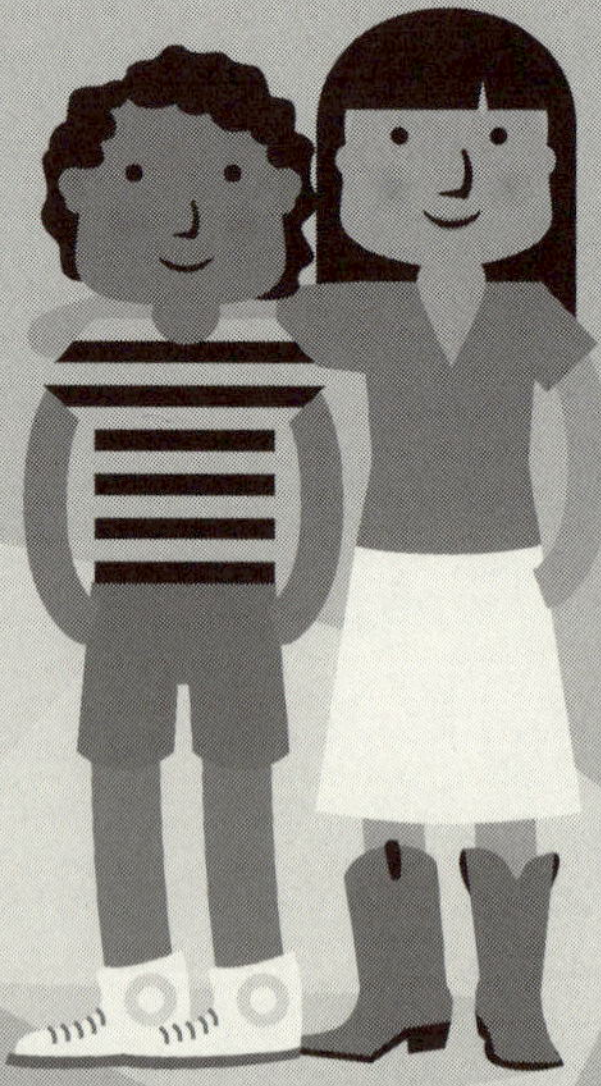

正しい道すじをたどることで、子どもが情緒面でも社会性の面でも成長することは、あなたと子どもにとって楽しくインパクトのある、かけがえのないひとときとなります。

子どもの社会的・情緒的発達のために

私たちはみんな、子どもたちが健康的で、幸せで、ポジティブな人に育ってほしいと思っています。でも、どのようにしたらその手助けができるのでしょうか？　日々の生活の中でお子さんの個性を健全に育てるために、次のことを心に留めておきましょう。

感謝の気持ち

1日で一番良かったこと

毎日、家族のそれぞれがその日で一番良かったことは何かを話すようにする。

尊重

心のつぶやきを引き出す

子どもたちに心のつぶやき（内なる声）があることに気づかせ、ストレスの多い考えとポジティブな考えとのバランスがとれるように手助けする。

思いやり

思いやりの気持ちを持たせる

子どもたちが広い視点（たとえば学校での食品寄付）と、個人的な面（たとえば匿名で贈り物を置いていく）で他人に与えることができるように手助けする。

責任感

土曜日ボックス

しばらくの間片づけられていないものは何でも（親のものでも！）土曜日ボックスに入れてしまいます。土曜日ボックスに入れられてしまったものは、次の土曜日まで出せません。これによって子どもたちは、家庭の中でも社会的な責任の感覚を養います。

はじめに

ブログ「シアトル・ママ・ドック」とこの本で書いていることは、私が人生で学んできたひとつの原則「**親は正しいことをしてあげたいだけ**」に基づいています。私たちはわが子に対する必死の愛情から、良い決断にいたる場合もあれば、悪い決断にいたるときもあります。親は、どのようにして—何を—なぜ—誰が—という、子どもにとって正しいことをする基本を探し求め、答えを心から望んでいるはずです。しばしば、それは単純な個別の状況ではないかもしれませんし、感じているほどに複雑ではないのかもしれません。そして、大量の雑多なオンライン情報によって私たちはみな不安になります。そこで私は、小児科の領域では何もしない方が良い場合があるという現実を明らかにしていきたいと思います。まずは予防第一です。

親は正しいことをしてあげたいだけなのです。

しかし、何が**正しい**かという定義は、時と場合によって変わるものです。

私たちはみな、決断を促してくれる情報を得て、夜もっと楽に休みたいと思っています。私は2人の息子を持ったことで、何が正しいかということが明白になってきました。子どもたちのために思慮深く洞察力に満ち、一貫性があって理にかなったアドバイスを与えつつ、日々の生活で必要なことをこなしながらうまくやっていくことは本当に難しいことです。私は、小児科医として、また母としての生活の中で、他の人や経験に頼ること、そして人々の知恵が子どもを知的に成長させる助けになることに気がつきました。私は子どもたちに自分がどんな人になるのかについて大きな可能性を持っていてほしいと思いますが、同時に彼らの周囲にいる人たちを尊重するようになってほしいのです。

私は自分の経験をみなさんと共有し、どう感じたかをお話しします。私は同僚や仲間や友人の助けを借りて、共有すべき大切な事柄を明らかにします。そのうちのいくつかはここに書かれています。有用なオンラインのリソースを提供し、私が患者さんや友人や家族から、または医学の内と外から、答えを見つけるために学んできた方法を共有するためにベストを尽くします。もちろん、子どもたちの社会性と心の成長をサポートしていきたいと思ってのことですし、それは思っているよりも簡単で、わかりやすいものなのです。

33 1日で一番良かったことをふり返る

子どもたちに日常生活の一部を感謝させましょう。ほんのわずかな時間でできる簡単な習慣を取り入れてしまうのです。そうすることで、研究にも示されているように、それが習慣化します。長く続けるには簡単であることが大切です。新しい伝統が幸せな生活に役立ってほしいと願っています。私たちが人生の中ですでに持っているもの――人々、経験、機会――に心を寄せることは、大きな力を持っています。

私の家では２０１２年に、新しい習慣を始めました。毎晩食卓を囲んで自分たちの**1日で一番良かったこと**（**ＢＰＯＤ：Best Part of Day**）を発表するのです。驚かれるかもしれませんが、私たちは夕食を共にした人やそこにいる家族のメンバーと一緒に、必ず毎日ＢＰＯＤをします。始めた頃は、フィンとオーデンは3歳と5歳で、お互いにまねっこをしていました。２人は同じことを言い始めます。たとえば、その日に外で凧揚げをしたならば、そのことが出てくることがわかっていました。その日の終わりに、彼らは凧揚げが彼らのＢＰＯＤだったと発表するのです。

しかし今では、何かが大きく変わりました。今やこの習慣を1年以上続けてきましたので、子どもたちは彼らの1日をそれぞれ違った風に考えています。日中にとてもエキサイティングなことが起こっているときは、私にもわかります。息子たちはそれを言語化し、彼らのライブラリーに入れ、そして1日の途中であってもこう言います。「ほら、これが僕のＢＰＯＤだ」。

素晴らしいものに気持ちが集中すると、その瞬間の感謝の気持ちをしみじみと味わえるようです。

BPODは夕食時に発表されるまで変わらないときもあれば、変わることもあります。それも素適なことです。私たちはみなそれぞれ違った風に夕食の時間を心待ちにしており、席につくと必ず、子どものどちらかがBPODの時間であることを思い出させてくれるのです。

あなたの家でもBPODを始めたらいかがでしょうか。毎日、1日で一番良かったことを共有する習慣です。そして、それをBPODと呼べば、定着します。感謝の気持ちは力強いものなのです。

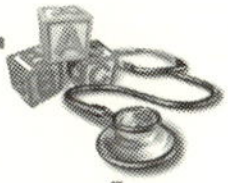

おさえておきたい **ポイント**

アドバイス：毎日、1日で一番良かったこと（BPOD）を発表する習慣をつけましょう。1週間もすれば、あなたはその担当係をしなくてもよくなるでしょう――あなたの子どもたちが思い出させてくれるからです。

基本情報：感謝することは幸福感を増やします。優れた心理学的研究では、幸福感は私たちがすでに持っているものへの感謝と関連することが示唆されています。

34 子どもの不安に向き合う：深呼吸して色のついた息を吐く

どの子でも不安やそれに似た気持ちを持つのは当たり前のことです。しかし、違った形で落ち着きのなさを示す子もいます。子どものストレスや不安な気持ちは、次の行動に移るときや寝つくときにしばしば現れます。寝る前に気持ちを静めていくことが難しい子どももいます。これは必ずしも不安によるものではないのですが、安眠を邪魔します。

ここでお話することは、気持ちが「空回り」してしまって不安を感じている子どもをうまく導くために私が用いる小さなトリックです。この「深呼吸して色のついた息を吐く」方法が本当に役に立つことを、私は長年にわたる患者さんたちとのやりとりで学びました。患者さんは眠りに落ちることができない子どもやティーンエイジャー、ときには心配性の人、そして学校で不安になったり打ちのめされたりした人などです。深呼吸して色のついた息を吐くことにより、通常の腹式呼吸に戻り、安らぎのための時間と余裕を取り戻し、打ちのめされた感情をうまくコントロールできるようになります。役立つかどうかやってみてください。

素晴らしいことに、これは子どもやティーンエイジャーにとって自制心を取り戻すとても良い方法なのです。どこでも、いつでも行うことができます。不安になる子どもたちやティーンエイジャーの多くは自分の不安を恥ずかしいと感じており、助けを求めたがりません。彼らが深呼吸をして色のついた息を吐いたり、部屋の色を変えたりしていることは誰にもわからないということを話して安心させて下さい。自宅でベッドに入るときや学校で打ちのめされた気持ちになったときなど実践してみて下さい。また、友達と外出しているときやお泊まりにいっているときなどにも、自分で深呼吸をして色のついた息を吐くことができると教えてあげましょう。

不安で神経質になったりしているときには、胸式呼吸になり、短い小さな呼吸になっています。腹式呼吸をしている赤ちゃんを見ればわかりますが、腹式の深い呼吸では横隔膜が上下に動きます。それにより血流が増加し、うまくいけば子どもたちを落ち着かせることができるのです。

●子どもたちに「深呼吸をして色のついた息を吐く」ことを教える

- 今いる部屋の立体的な空間について説明をし、この空間に満ちている空気について話す。
- 冬の寒い日に息が白くなるのが見えることを話す。呼吸するたびに空気を動かしていることを実感させる。
- そうして、子どもが大きく呼吸するごとに、呼吸の色が変わると想像させる。大きな呼吸をして色のついた息を吐くことを教える。
- 吐く息によって部屋全体がオレンジ色、黄色、あるいは緑色になると子どもに想像させる。部屋が青色や紫色になってきたら、リラックスして眠ってしまうと言う子どももいるかもしれません。

35 ゲイの両親と子どもたち

「心を込めて子育てする両親のもとでは子どもが良く育つ」というような見出しを見ると、うれしくなります。子どもとその健康についての理解を深め、より安全にすることができる時代に生きていることを私は誇りに思います。そして私も喜んでその一部になりたいと思います。この数十年間で、ここアメリカでは大きな変化がありました。2013年の半ばに、ピュー・リサーチ・センターが発表したデータによると、ゲイの結婚を国民が支持するかどうかという世論が大きく変化したのです。すなわち、ゲイの結婚について反対する人（43％）よりも支持する人（50％）の方が多くなり、とりわけ新世紀世代（18〜32歳の人々）の66

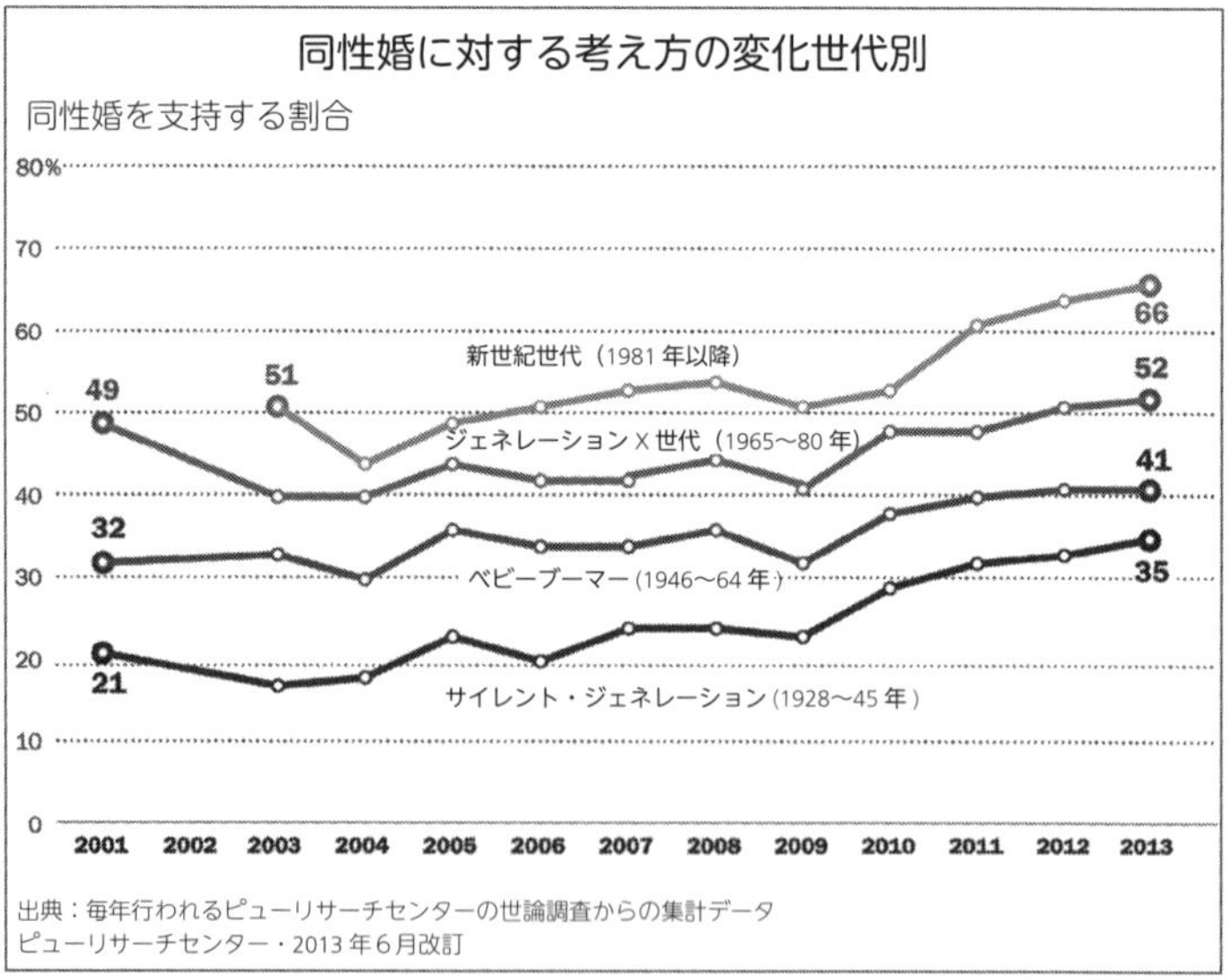

出典：毎年行われるピューリサーチセンターの世論調査からの集計データ
ピューリサーチセンター・2013年6月改訂

Pew Research Censer, "Chaging Attitude on Same-Sex Marriage, by Generetion," June 6, 2013, http://features.pewforum.org/same-sex-marriage-attitudes/index.php. 許可を得て転載

％がゲイの結婚を支持しています。

２０１３年のはじめに、アメリカ小児科学会（ＡＡＰ）は全国の子どもの幸せな生活を願ってゲイの結婚を支持する一歩を踏み出しました。アメリカ全土の家族をケアする6万人の小児科医を代表する団体であるＡＡＰは、政治のためにではなく子どものためにそうしたのです。

ゲイやレズビアンに養育されている約２００万人の子どもは充実した生活を送っていることが多くの調査によって報告されています。実際、ＡＡＰはこのように言っています。「30年間にわたる１００本以上の学術論文によると、子どもたちの幸せな生活は、両親のジェンダーや性的指向よりも、両親との関係、またその両親の能力と安全の感覚や、家族に対する社会的経済的支援の存在に深く影響を受けることが示されている」。

ＡＡＰによるこの報告は、協力的で愛のある家庭であれば、子どもが豊かで健康的な生活を送ることができると結論づけています。異性の夫婦の方がより健康的な子どもを育てるというようなデータはありません。

ゲイの結婚に対する連邦政府のサポートは、歴史的には理解があるとはいえないものでした。連邦政府の結婚防衛法はかつて、ゲイの両親を持つ子どもに、社会的安全、住居や食事配給券、雇用関連給付、軍人給付、連邦政府税で受けられる子ども控除など、アメリカ合衆国連邦において異性間で結婚している両親の子どもたちが通常受けているものと同じ権利や利益を与えていなかったのです（ゲイの結婚が認められている13州とワシントンＤＣに住んでいる人たちでさえも）。したがって、すべての家族と子どもの幸せな生活のために、ＡＡＰは結婚防衛法が違憲であり破棄されるべきであるという立場を支持しました。

幸運なことに、２０１３年６月に、アメリカ合衆国最高裁判所は結婚防衛法が違憲であるとの判決を下しました。それにより、ゲイの両親のもとにいる子どもに対する権利や利益の制限が取り払われました。このことは、子どもがどこにいても確実に守られることを保証するための大きな一歩でした。

ＡＡＰの声明と附随する専門的報告（より大規模にデータを調べたもの）では、以下のように記されています。「能力のある同性の成人に市民的結婚によるお互い同士や子どもに対する責任を認めない法律は、彼らの子どもにとって苦痛と困難のみならず、法的、経済的、精神的、社会的、健康的格差をもたらすことであり、もはや正当化できることではない」。

私はあらゆる多様な家族の子どもをサポートする運動をしているＡＡＰを支持します。体制、安全、金銭給付、医療給付、連邦政府のプログラムに到達できるように体制を構築することが、この国で私たちが子どものためにすべきことなのです。子どもや家族はそのような体制のもとですくすくと育つことができるのです。アメリカで同性の結婚を認めているのはわずか13州（とワシントンＤ．Ｃ．）であり、多くの州では養子縁組したゲイやレズビアンの両親あるいは里親を差別することを禁じていないのですから、アメリカ全土にわたってすべての子どもに同じ安全の権利を保証するためには結婚防衛法を破棄することが重要です。

私はこのように考えます。安定は子どもにとって良いことです。家族と共に食事をとったり、安全な学校や質の良い医療施設に通うことができたり、就寝時にいつも手助けが得られるような家庭に生活するといったことが大切なのです。結婚によって権利や援助が安定することは、子どもにとっても重要です。子どもが安定を得られるかどうかは、彼らの両親にかかっていますし、これからもそうでしょう。結婚防衛法の制限を取り除くことは、すべての子どもにとって進歩なのです。

36 愛：ひとつとして同じではなく比べられないもの

2番目の息子を妊娠していたとき、私はどのくらいその子を愛することができるのかわかりませんでした。最初の息子を愛するように彼を愛することができるとは思えなかったのです。私はベッドで安静にして彼が生まれるのを待ち、期待を膨らませていましたが、わき起こる愛情は想定内のものでした。私は、最初の息子のときと同じように2人目の子への愛を感じるという青写真を描いていました。ひとり目のレプリカを想像していたのです。もうひとり別の赤ちゃんを持つという心構えはできていませんでした。その頃は、心構えは自然にわき起こるものだと思っていました。この期待と予想が私の妊娠生活の力になっていた一方で、ひとり目の息子を愛するようにもうひとりの子を愛せるのか、私が疑いの気持ちを持っていたことも確かです。ひとり目の息子への愛が大きすぎるために、もうひとりの子を愛するなんてできないとさえ思いました。どの親もそうですが、自分の子どもに対する愛を量ったり抑えたりすることはとても難しいことです。

別の言い方をすれば、なぜかはよくわかりませんが、私は2人の息子に同じように愛を感じられると予想していたのだと思います。私の母が、兄と私を同じように愛しているということを、子どものとき私に話していたのが、そう思った一因となっています。2人で何かを分け合ったり、どちらがゴミを出すかでけんかするときのように、私たちがものすごく感情的になっているとき（注意：皮肉です）に、母からよく言われました。

もちろん、私の母の感情はきっともっと複雑であると思いますが、子どもたちへの愛は平等であるという彼女の意見は、私の考え方の基礎になっています。

2008年にオーデンが生まれ、そして誰もが言うように、私は彼にすっかり心を奪われました。ですが、私の愛は単純ではなく、同じでもありませんでした。私の心はフィンのときとは違っていたのです。オーデンは私の人生でまったく唯一の人でした。そして、すっかり新しい感覚で彼との関係を築きました。

私の息子に対する愛は、高さも重さも幅も「同一」ではありません。私がオーデンに対して感じる愛を、フィンに対して感じる愛と比べることなどできません。まるで、異なる色、異なる言語、異なる質感、異なる音調のようです。私の中でそれらの愛が占める空間はとても大きくて無限で、別々のものであり、少しだけ重なることがあります。どちらかひとりをもうひとりより愛しているというわけではありませんが、どのように彼らを違ったやり方で愛しているのかをはっきり説明できません。でも、そうしているのです。

あなたが自分の子どもに対して感じる愛は、他のものへの愛と同じでしょうか？

ウェンディ先生のツイート

今日、息子のフィンがこう言いました。〝I just love you, Mommy（ママ、本当に大好きだよ）〟私の心にストレートに届いたのは、まさにこの〝just〟でした。

37 マインドフルな子育て

２０１３年1月にオバマ大統領が大統領就任宣誓をしたすぐ後に、何度も私の頭に甦るある出来事がテレビで放映されました。大統領は国会議事堂の壮麗な門の真ん中でふり返り、立ち止まりました。彼の家族と議員たちは待っていました。「もう一度見たい」と言ったような彼の声を無数のマイクが拾いました。そして彼はナショナル・モールをふり返り、周囲を見回しました。ほんの数秒、いや30秒かそれくらいの時間でした。しかしその瞬間は、広い空間を包みこんだかのようでした。彼は静かに目を見開き、彼を祝福し彼の栄誉と責務の証人となるべく集まった数百万の人々を見つめていました。しかしそのとき、私は彼を見るのではなく、彼の娘マリアを見つめていました。私は彼女のまなざしを見つめていたのです。

彼女が見ていたのは「マインドフルネス」［今この瞬間に心を向けること］だったのかもしれません。マインドフルであるかどうかはもちろん本人以外は決してわからないものです。「今」について考え、それにエネルギーを注ぐことは、ジョン・カバット・ジン博士の著書をもとに医学生時代に手に入れた私の人生の楽しみのひとつです。私は、個人的な生活においても職業人生においても日常的に、彼の教えを今も活用しています。ですので、１０００人もの親たちと共に、カバット・ジン博士と妻マイラが「マインドフルな子育て」について語る講演会に参加できて本当にうれしく思いました。周りには夫や友人、職場の同僚、小児科医がいて、幸運なことに私の患者の親も近くにいたので、その場は親しい人に囲まれたコミュニティのようでした。私にとってその講演は自分をふり返る機会になり、マインドフルであることが、多忙で、反省点も多く、疲れのたまる欠点だらけの生活をうまい具合に埋めてくれるものであることを改めて実感させてくれるものとなりました。

翌日、私はカバット・ジン博士と、精神科、小児科の先生方と昼食を共にする幸運に恵まれ、小児科領域におけるマインドフルネスについて語り合うことができました。素晴らしいひとときでした。

●マインドフルな子育てについてカバット・ジン博士から学んだ5つの教え

• マインドフルネスの反対語はありません。これを妨げる特定の問題点や困難もありません。実は、その夜の集いでカバット・ジン博士に向けられた最後の質問は、マインドフルネスの最大の障害について詳しく述べてほしいというものでした。答えようがありません。正確に言うと、マインドフルネスを簡単に言い表せば、心を開いて共感し愛することなのです。講演のはじめに博士は、木曜の土砂降りの中、ラッシュアワーを抜けて、週のうち一番忙しいときに、小さな子どもが家で待っていても、他に用事があっても、私たちがわざわざこの会に参加したことの大切さを気づかせてくれました。彼は、私たちがマインドフルな子育てについて一緒に耳を傾けようと集まったのは「愛」があるからだと気づかせてくれました。これはみなに共通しています。これが、マインドフルネスが誰でも、人生のどんなときにでも可能な理由です。新しい一瞬一瞬が、まったく新しいものを運んできてくれるのです。

• ある時点でカバット・ジン博士が時計を見ました。最初は講演の時間をチェックするように見えたのですが、「時計を見てください。また『今』ですよ」と叫んだのです。いつだって一瞬一瞬が積み重なって「今」があるということをおもしろく気づかせてくれたのです。私たちには永遠に時の証人となるチャンスがあるのです。私たちには、マインドフルになり、心が解放され、何度でもやり直すことができる機会が与えられています。何て素晴らしいんでしょう。また「今」がやってきます。マイラは、このことを「どの一瞬も新しいことの始まりとなる可能性がある」という言葉で説明しました。どんな一瞬も新たなことに気づくチャンスなのです。

- 子育てとは「愛」に支配され圧倒されるようなことです。いつもマインドフルで、愛に満ちあふれていることはできません。大人も子どもも、悩むことは人間の証です。しかし、青空のもとで子どもと並んで周りを見ることはできます。カバット・ジン博士は、子どもがいるということは、マインドフルネスを教える家庭教師がいるようなものだ、と言いました。子どもが過ごし吸収している一瞬一瞬を思い、子どもがあなたを別の世界へ連れて行ってくれることがどれほどたくさんあるかを考えてみるのです。子育ては素晴らしい恵みですし、子どもという教師がそばにいることは、何にも替えがたい財産ですが、ことはそう簡単でもありません。子どもは私たちにありのままのマインドフルネスを教えてくれるかもしれませんが、ひとつだと思っていたカリキュラムが、まったく別の形になることに毎回驚かされます。例えば子どもとピクニックに出かけて完璧なマインドフルな午後のひとときを計画したとします。でもその計画は子どもにとっては別の新しい何か——失くしたボールを探す午後となるかもしれないし、クラッカーをほしがる1日となるかもしれないのです。子どもという教師は、ただただ私たちを驚かせてくれる存在です。

- マインドフルネスは何もしない時間を過ごす技です。規則もないし、具体的なやり方も共有できません。むしろ、社会的にはマインドフルネスには関心が向けられていないことを覚えておく必要があります。マインドフルネスは、魅力的でも、ワクワクするものでも、商品化できるものでもありません。何も生み出さないのですから。何もせず、はてしない時間の中に心を広げることは、自分自身を成長させ、子どもにも役に立ちます。私たちがマインドフルネスのお手本になろうとするときは、子どもが見ている瞬間だけでなく自分自身の瞬間を見つければ、おそらくもっと役に立つものとなります。オバマ大統領が歩みを止めて、きびすを返して振り返り、支持者を見つめたのを鋭く見つめていた彼の娘を思い出してください。私たちが事実を受け入れ、あれこれ批判することをやめ、自分自身をその瞬間へ解き放つときの力について考えましょう。子どもは、何歳になっても親を見つめているのです。
- カバット・ジン博士は、他者に対して怒りを抱いてもいいということに気づかせてくれます。あなただけではないのです。生後40日の子も、40ヶ月の子も、40歳の大人も、私たちを激しく怒らせる可能性を持っています。怒りは、愛しているからこそ起こります。怒りに火を注ぐのに、大きさや年齢は重要ではありません。「私たちは最も気にかけていることに対して怒りを持つのだ」とカバット・ジン夫妻はいいます。子育てにおいてもこの認識が基本となります。最も愛している存在に対して、怒り、いらつき、深い落胆を感じることは人間的なことなのです。そのとき必要なのは赦しではなく、怒りを見つめ体感する空間です。そこから出口が見つかります。どの瞬間も過ぎ去っていき、新しい何かを生み出すのです。

ウェンディ先生のツイート

生後40日の子も、40カ月の子も、40歳の大人も、私たちを激しく怒らせる可能性を持っています。

マインドフルネスとは単に、心が乱れない、ということではありません。携帯電話なしに過ごしてみて新しい世界を体験した母親からのブログへの投稿のような簡単なものではありません。マインドフルネスそのものは複雑と言うよりはもっと単純なものです。それは、私たちに何度も繰り返し訪れる、成長する機会です。二つとない、自分だけの、そして青空のもとで十分に子どもと過ごす貴重な瞬間なのです。毎日チャンスがめぐってきます。

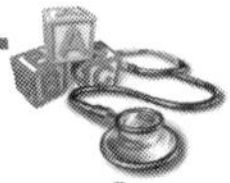

おさえておきたい **ポイント**

本：カバット・ジン夫妻の教えをもっと知りたい方は『日々のありがたみ』（未邦訳）と『マインドフルネスストレス低減法』（北大路書房）を参照。

38 心のつぶやき：自分を責めないで

長男が幼稚園に入園してから、私は幸運にも子どもの情緒的ニーズに関するジム・ウェッブ博士の講演を聞くことができました。

彼は講演の中で子どもの「心のつぶやき」について述べました。**心のつぶやき**とは、自分がうまくやっているか、自分を取り巻く状況はどのようで、それに対し最終的に自分はどう感じたかを常に評価している声のことです。その声は、急げと告げたり、失敗してしまったと思ったときに叱ったり、白昼夢から現実に連れ戻そうとしたりします。

誰もがたくさんのネガティブな心のつぶやきを持っていて、それは小さな子どものうちから始まっています。

精神科医のウェッブ博士は、子どもでも持っている内なる批評を解決するコツを示してくれました。私たちは子どもに、心のつぶやきを見せるだけでなく、モデルを例示してあげることができます。失敗したのかうまくいったのか、行ったり来たりする声があると示すこともできます。

こうした声はいつもあるので、軽視したり、慣れることもできます。私の内なる声はコーチというよりは批評家です。

私たちがこの内なる声の存在を早くから認め、子どもがその声の存在を知り、自分のものにする手助けをすべきであることをウェッブ博士は気づかせてくれました。私の記憶に間違いがなければ、私の頭の中の声が大きくなるとは誰も教えてくれませんでした。この内なる批評家がもう少し寛容でやさしければ……。おそらく私たちは、子どもたちにこの内なる批評家の存在を気づかせ、もっと建設的なアドバイスをくれるコーチとなるように手助けすることができるでしょう。心の声と内なる批評家がいることがわかれば、自分を知る大切なスタートとなります。

●子どもに心のつぶやきについて小さいときから教える

- 子どもに心のつぶやきがあることを教え、小学校に入学したら心のつぶやきと内なる批評家が存在することを伝えましょう。心のつぶやきを認識することを助け、つぶやきが日中どのように彼らに役立っているか、あるいはその存在のせいで困っていないかどうか、聞いてみましょう。
- 心のつぶやきに関する間違いを教えましょう。自分の心のつぶやきの傾向、つまり前向きになるときと後ろ向きになるときの割合はどのくらいか、その比率を円グラフにしてみると、多くの場合、ネガティブの割合の方がはるかに多いものです。
- ウェッブ博士の言う「記帳ミス」について話します。子どもがもっと良い帳簿［たとえばおこづかい帳にプラス（収入）とマイナス（支出）を記録するのと同じように、自分のした良いことと悪いことを正確に認識することが大切だと述べている］を持つことができるよう手伝いましょう。どれだけ自分の失言や失敗が成功や貢献よりもずっと多く見えるか考えてみましょう。心のつぶやきのせいで、特に完璧主義の子どもは悩み落ち込みがちです。これは社会的に何度も証明されていることですが、たとえば政治家のキャリアでは、ひとつのうそが1万の真実を台無しにします。しかし、私たち内部の批評家とはもっとうまく協力できるかもしれません。内なる批評家がどのように正確な帳簿を保てるか、子どもと話しましょう。

自分自身の心のつぶやきを例にあげて――それがいつ消えていったかも含め――子どもと「心のつぶやき」を認め、一緒に取り組みましょう。

心のつぶやきはとても個人的な出来事で、いつも起こります。しかし、私たちが子どもに与えることができるのはひとつ、コーチや批評家も含めて子どもを成長させるための、より良い方法です。

39 新しいルール：天井のないところに行こう

新しいルールを手に入れました。ミネソタで育って、今シアトルに住んでいる女性から教わったものです。まずはっきり述べておきましょう。「天気は言い訳にならない」のです。

子育てをする上で「正しいこと」は少ししかないという現実について、あちこちで話をしてきました。母であり小児科医である私の考えでは、子育てにおいて「正しいこと」はそう多くなく、予防接種を受けさせるとか、チャイルドシートを正しく使うといったことくらいです。残りの子育てといったら、「正しいこと」に関する聞きかじった知識にしかすぎず、それは人によって違うし、子どもによっても違ってきます。実際は、多くの人々は厳密なルールなしにそれなりにうまくやっています。つまり、愛と本能から、私たちは子どもを健全で思慮深い大人へと育てているのです。私たちは彼らを保護し、守ります。食事を与え、危害に合わないようにして、機会を与えます。

私たちが読む子育て情報は、とても独創的なアイデアで元気づけてくれるというよりはやる気をなくさせるものです。最近、医師である友人が「まあまあの」子育てで十分だと言っていました。私もどちらかといえば同じ意見ですが、私は今週、予防接種とチャイルドシートに関することに加え、この3つ目の「正しい」と思えること（「良くないこと」の反対語）に心動かされました。もし私が自分の主張や新しいルールに対する反論をうまく説明できず、間違っていると思うなら、手紙や、ツイッターで教えてくださいね。

毎日子どもと一緒に外に出かけましょう。天井のない空間に行きましょう！

生活の中でデジタルが必需品となり、テクノロジーがありとあらゆる空間に浸透してきていますが、屋外に出かけることは今も変わらず、健康を保ち、子どもとつながり、楽しく過ごすための基本的で素晴らしい方法です。さらに、歩きまわったり創造したり遊んだりと、子どもに贅沢な時を過ごさせることができます。子どもは運動したり、動いたりするだけでなく、自然を体験するでしょう。自然とは、歩道の木切れや大通りの芝生のようにありのままで、何も人工的ではないものを見聞きし、嗅覚を働かせ、触る空間です。ありとあらゆる自然に、少しずつでも毎日接するようにしましょう。私には、私たちがこの地球上で自然を優先させるのを、忘れそうになっているように思えます。

ほんの15分であっても、子どもと一緒に外に出かけることを優先しましょう。

コートや手袋、帽子、あるいは日焼け止めをつけましょう。病気でない限り、快適で身を守る備えをして、子どもと一緒に毎日外に出ましょう。

天井のない空間に出かけましょう。

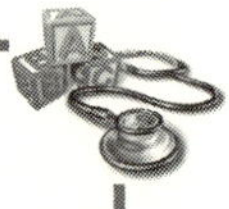

おさえておきたい **ポイント**

アドバイス：バスの片道切符を買うか、パートナーに頼んであなたとあなたの子どもを外食するお店か友達の家まで車で送ってもらいましょう。外食や外で遊んだ後、たとえ雨の中でも、歩いて家まで帰ってみましょう。

実情：この30年で子どものときから肥満であった青年が倍増し、小児肥満の子どもは3倍になりました。これは、運動不足が進んでいることがひとつの要因としてあげられます。

基本情報：「自然欠乏病」という疾患概念が2005年リチャード・ルーブの『あなたの子どもには自然が足りない』（早川書房）という本の中で提唱されました。ルーブは人間、特に子どもは屋外で過ごす時間が少なくなると広範な行動障害を引き起こすと考えています。

40 負けることを学ぶ？

2人の息子が3歳と5歳のとき、数週間の休暇中によく2つのゲームをしていました。ウノとスポットイットット！です。そのときはフィンが競争心をむき出しにして、すべての答えを知りたがり、勝ちたがりました。ゲームをしたくてたまらず、自分の思い通りになっているときや、ウノで「スキップ」や「ドロー4」のカードを出すときなどは、うれしそうでした。でも、同時に彼がどれほど負けず嫌いであるかも示し始めました。彼はめったに間違わないので、物事が彼の思い通りにならないのは、発達途上の彼にとって受け入れがたいようでした。彼はとても礼儀正しい子でもあるのです。だから自分の行動が親をがっかりさせることを深刻に受け止めていました。彼は私たちをがっかりさせるのが大嫌いでした。

ある木曜の午後、ウノとスポットイット！に負けた後、彼は椅子の上でしょぼくれて、残りの（負けている）カードをテーブルや床にぶちまけて、落胆してため息をついていました。2回目に同じことをしたとき、次のゲームには入らないよう彼に言いました。「友達が勝ったときに喜んであげられない子とは一緒に遊びたくないわ。ゲームをしているみんながそれぞれ同じ目標に向かってゲームをしていて、みんなが勝ちたいと思っているのよ。たまたまあなたのほしいカードが中にないこともあるでしょう」と論理的に話しました。

私は彼に、礼儀正しく振る舞って、他の人が勝ったら喜んであげるように言いました。

次に彼がしたゲームはウノで、彼の祖母が勝ちました。そのとき彼は「おめでとう、おばあちゃん、良かったね」と言ったのです。彼は自分のカードをしっかり握って、微笑んでいました。私が言ったとおりのことをしていましたが、張りついたような微笑みでした。何かが間違っていたのです。何かが期待どおりではなかったことを認めます。確証はありませんが、うまくいったとは思えませんでした。

ゲームの約2時間後、夫のジョナサンがピーター・ティールについての『ニューヨーカー』紙の記事を読んでくれました。彼の勝利への執念は、子どもの頃数学が得意だったこと、チェスにのめり込んでいたことに関係していることなど。

ピーター・ティールは数学の天才で、チェスプレイヤーとしても全米屈指の存在でした。彼はその後、企業家、投資家として大成功しました（ペイパルを共同設立し、フェイスブックの初期の投資者です）。だから、彼についての記事は勝つことと成功することの戦略について網羅されています。『ニューヨーカー』紙の記事は、ティールの所有するチェスのセットに「勝つために生まれてきた」というステッカーが貼ってあると伝えています。ごくまれに彼が負けたときは、暴君のようになり、チェスの駒を払いのけてしまったそうです。この若い頃のかんしゃくの後、彼は「良い負け方も悪い負け方もない。負けは負けだ」と言ったとか。

さて、この人は子どもの頃は傍若無人な勝利者でしたが、大人になって著しい成功を遂げました。私たちはどの程度潔い敗者になるべきなのでしょう？　闘争心あふれる競争者のどの部分が、子どもたちの可能性を伸ばし貢献できるようになるのに必要なのでしょうか。フィンが機械的に「おめでとう、おばあちゃん！」と叫んだときに、何かが違っていると思ったのです。人に対して礼儀正しく敬意を払うことは、私たちがお互いにつながって、共感しながら生産的な生活を送るうえで必要だと思っています。でも、ごまかしの「おめでとう、おばあちゃん」を聞いてしまい、困惑してしまいました。問題は、頑固で天才的な勝者か、負けても潔い敗者のどちらに育てたいか、ということです。私自身、正直なところわかりません。でも両者の間には何か妥協点があると思うのですが……。

41 すぐに休暇の計画を立てましょう

５月の最終の週末は、いつもバックミラーの景色のように過ぎてしまうので、私たちはキャンプや家を離れての休暇などは夏にねらいを定めています。旅行の場合、夏をどう過ごすのが**正しいか**というデータがあります。短く言えば、今日、旅行のプランを立てましょう、ということです。何をしていようともひとまずやめて、カレンダーに印をつけて、家族のための時間を確保するのです。私を信じて。今すぐやれば、必ず幸せな気持ちになれます。

幸せでいること、幸せを求めることは、何かを決めるときの動機づけ（ときに言い訳）になります。漠然と幸せについて思ったり、たくさんの本を読んだりしても、すり抜けていくだけです。幸せについての本を読むと、**マインドフルネス**という言葉をしばしば見かけます。これは、今に集中し、生きているこの瞬間にベストを尽くす、ということです。

幸せについては、単純明快さを取り戻すことというのもよく聞きます。

もし私たちが未来を思い描いたり、過去を後悔して思い悩むことをやめたら、今の自分を知り、もっと幸せな気持ちになるかもしれません。ところがそれが夏休みのこととなると、話は別なのです。

２０１０年のオランダの研究で、人は休暇そのものでなく休暇の計画を立てることで幸せな気持ちになることが明らかになりました。旅行を最も楽しむためには、休暇の計画という期待に意識を集中させることです！　休暇そのもののプラス効果は長くは続きません。先ほどの研究によると、仕事で消耗した私たちは、休暇後3～4週間で元のストレスレベルに戻ってしまうそうです。そのためこの研究は、限られた時間をできるだけ仕事から離れるようにすすめています。

- この研究では、1530人の人々に休暇の計画、期間や休暇のストレス、旅行の頻度、健康状態、性格（外向性）についての調査をしました。幸福度スケールを使用し、休暇のどの要素が私たちを幸せにするのかを明らかにしようとしました。
- 旅行に行く前の幸福度は人によって明らかな違いが見られましたが、旅行後の差はありませんでした。休暇中の人と旅行前に家にいる人との間では、幸福度に統計的有意差がありました。しかし、旅行の後では、グループ間の幸福度の有意差は見られませんでした。
- この研究は、「夏か1年のうちのどこかで小さな旅行に複数回行く方が1回の大きな長い旅行に行くよりも、旅行前の楽しみという点からより幸せな気持ちになれる」という意見を支持しています。休暇そのものは、2週間くらいの休暇の方が、短いよりも「とてもリラックスして」過ごせるのですが、いったん仕事に戻ると、休暇が長くても短くても関係ありません。仕事に戻って電子メールの受信トレイがいっぱいになっているのを見ると、誰もがうんざりしてしまうのです。

メモ：少し長めの週末の予定を（あるいは長めの週末旅行の計画をたくさん）立てると、2週間の休暇を海で過ごす計画を立てるのと同じくらい幸せな気持ちになれるかもしれません。

1年に1度だけ長い休暇をとるよりも、複数回短い休みを取る方が幸せな気持ちになれます。大事なのは旅行前のひとときです。子どもたちと出かけるのは大変ですが（小さい子どもと出かけるのは休暇ではなく旅行と呼びます）、もちろんその目的は幸せのためだけではありません。子どもたちとの旅行は、思い出や探検、散歩、家族だけの時間、文化的な体験のためでもあります。

旅行は計画することがとても重要なのです。

さあ、油性マーカーを持ってきて、時間を確保しましょう。楽しい気分に盛り上げるには、まずは子どもたちと予定を立てることです。今日からカウントダウンを始めること。旅行前の期間が長いほど、気分が盛り上がります。たとえ1日ちょっと出かけるだけでも、待ち望む心が効果を生むのです。

42 ポニーが勝てない理由

なぜポニーの乗馬が勝てないか思い知らされることがありました。寝る前の読み聞かせの後、フィンのベッドサイドに座りました。彼は4歳半で（日を数えられるようになっていました）、いろいろな考えに満ちて考えすぎてしまうこともあるような頃でした。本当に絵本のいらない1日でした。ご近所のお宅でのイースターパーティーに始まり（チョコレートも！）、地元の公園でイースターエッグ探しに参加、イースターバニーを見つけたり、風船アーティストがいたり、ポニーに乗ったりしました。ポニーに乗ったんですよ！　その日が終わり、私は満たされて満足し、心穏やかで、息子たちとのつながりを感じていました。夫のジョナサンは当直で、1日中私が子どもたちをみていたのです。夜寝る準備ができて横になりました。今日あったことを思い出し、本を読むのを終えて息子に質問しました。この後に書くことを他の人に伝えることになるとは思っていませんでしたが、彼の答えを理解するためには背景を知る必要があるでしょう。

その朝のお祭りさわぎの後、母がやってきました。雲が晴れて太陽がさしてきました。フィンがお昼寝をしないので、母と私が庭で穴を掘って土を運び、新しい植物を植えるのを手伝わせました。いい天気で、土も乾いていました。園芸用スコップもフィンにちょうどよいサイズでした。苗を準備したり、小さな石をどけたり、植えた周りに土や肥料をかけたりと、彼は大活躍で、私たちは彼にとても感謝しました。彼が一生懸命やってくれたので、私は（いつもはあまり好きでない）庭仕事を何時間も続けることができました。

「今日は何が一番楽しかった？」電気を消して部屋を出る前に聞きました。いろいろ思い出しているような間が少しあって、彼は「庭仕事」と当然のことのように答えたのです。

おわかりでしょうか。人生は、誰と一緒にいて、その中でどう過ごすかということが大切です。このつながりや、貢献、達成感の感覚が、私たちを前進させるのです。人助けをするといい気分になるのもこのためです。ポニーに乗ることがどんなに楽しくても、認められ、役に立っていると感じることには勝てないのです。そうです、ポニーがいつも勝つとは限らないのです。

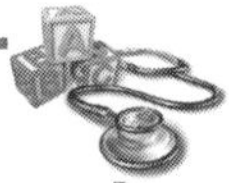

おさえておきたい　**ポイント**

アドバイス：完璧な1日を計画して散々な結果になったときは、まったく期待していないときに素敵なことが起こることを思い出してください。たとえ子どもがお昼寝をしない日であっても。

基本情報：多くの子どもは4~5歳になるとお昼寝をしなくなります。1歳半でしなくなる子どももいますが、25%の子どもは5歳でもまだします、正常範囲が広いのです。

43 お昼寝について

子どもをどうしても寝かしつけたいときどうしていますか？　公園に連れて行き、走らせていつもより少し遅くまで起こしておく？　そして眠りそうになるところを車内で音楽を大音量でかけて眠らないようにして連れて帰る？　すべては帰宅後に倒れ込んで、ゾンビのように寝てほしいからです。体の疲れがぐっすり眠るために必要なことを本能的に知っているのです。

私も含めて多くの人がこれをします。私たちは大人の眠りと子どもの眠りが同じだと思っています。草刈りやジョギング、旅行などで1日を忙しく過ごした日はぐっすり眠れることを経験して、子どもたちを疲れさせるとよりぐっすりと長時間眠ると思っています。

残念なことにそうではないのです。少なくとも、いつもそうではありません。

私たちの直観がうまく働かないまれな例のひとつです。特に、あなたの子どもが寝入るのが上手でない場合は。子どもにより必要な睡眠時間の量は違っていますし、もちろん大人以上に睡眠のパターンも異なるのです。

友人で同僚でもあるアメリカ小児科学会会員のマイダ・チェン医師がこのことを詳しく教えてくれました。彼女は小児呼吸器と睡眠の専門家です。彼女は母であり、肺や睡眠の専門家であり、放射線医の妻であり、臨床家でもあるすごい人です。睡眠を理解し、どうやって、またどうして子どもが眠るのか、あるいは眠らないのか、ということを非常によく知っています。

彼女とお昼寝について話しました。お昼寝の時間は、親にとって1日のうちで最も貴重な時間のひとつです。これは子どもを愛していないからではなく、むしろ親も自分自身を愛しているからです。子どもが平和に眠っていて、家の中が静寂に包まれているときは、本当に気持ちがいいものです。そして子どもから少し離れて一仕事できます。

子育ての混乱の中で、自分がどこにいて、この先どこに行くのかわからなくなってしまうことがあると思います、お昼寝の時間は自分自身を取り戻す瞬間でもあります。たとえ電話代を払うだけでも、静かで中断されることなく仕事に費やせる時間（幸運なら2回あります）になります。自分を保つための時間、何か書いたり、友人に電話したり、読書したり、身体を休めたりすることに使えればなお良いでしょう。体力増進の運動もできます。

お昼寝の時間について必死になった日々があります。子どもたちが大きくなり、お昼寝はどこかにいってしまったときでも、週末何とか1時間くらいは静かに眠らせることができる、ということを患者さんから教わりました。

子どもたちをお昼寝のために公園で走り回らせたのにどうして寝てくれないのかは、理論的また科学的に説明されます。まず**睡眠の仕組み**について理解するところから始めましょう。睡眠状態の視覚的な説明です。夜寝ている間にREM睡眠の状態に入ったり出たりして各睡眠段階をたどっている間、私たちの活動レベル、眼球の動き、脳波は上がったり下がったりしています。美しい地平線のようなものです。睡眠の専門家は、一晩の睡眠の流れを調べることで、私たちが質の良い睡眠を十分に取れているかどうかを調べます。その目的は、回復して元気になり次の日に備えることができるようなちようどよい量と質の睡眠を取ることです。

ウェンディ先生のツイート

小児睡眠専門家によると、6カ月児の夜の脳の活動は、18歳の人と変わらないそうです。

デルタ波は、夜ぐっすりと死んだように眠っているときの脳波です。そのときの眠りは本当に深く、筋肉はまったく動きません。本当の休息です。子どもが車中で眠りに落ちて目を覚まさず、抱き上げてベッドに運ぶときを思い浮かべてください。デルタ波の睡眠は、違う世界へ行ってしまったようなものです。

当然のことながら、このデルタ波または遅波の睡眠は、年齢によって異なります。幼児は、学童や青年、大人よりも多くのデルタ波睡眠をします。ほとんどの子ども（大人も）では、この深い眠りは夜の睡眠早期に現れます。しかし、たとえば運動選手がマラソンを走り終えたとき、デルタ波睡眠が多くなり、さらにはより深く長いデルタ波を超える睡眠をとることが研究でわかっています。彼らは非常に疲れているからと理論的に説明できます。

一般に十分な休息を取っている幼児は、特に1日忙しく過ごして頑張ったような日にはデルタ波睡眠が増加します。ただし、「慢性的な不眠がなく、すでにとても疲れていて、何より正常な睡眠であるという条件つきですが」とチェン医師は言います。

「多くの親は眠らせようとして公園に連れて行ったりするけれど、それは逆のことをしているかもしれません」。晴れた日の長いハイキングなどの激しい活動は、デルタ波の睡眠を増やすでしょう。しかし「それはもともと休養がしっかり取れている子どもの場合です。慢性的に睡眠が不十分で、とても疲れている子どもが身体的活動度を上げると、さらに興奮するだけです。そしてかえって眠れなくなるのです」。

つまり、子どもを公園で走らせればもっと興奮して逆効果になるということです。とても疲れているとなおさら子どもは（配偶者も？）異常に興奮して不機嫌になりますよね？

もし睡眠の習慣が悪くて子どもたちが手に負えないときは、公園に連れていって4時間半も走り回らせたりしない方がいいということです。子どもを家で落ち着かせて、本を読んで昼寝の準備をし、お昼寝の時間と夜の就寝時間を一定にするようにしましょう。公園での運動を避けることで、しっかりとお昼寝ができるかもしれません。

44 かんしゃく――怒りのわなを乗り切るには

かんしゃくは成長の正常な一過程です。かんしゃくを起こすのはだいたい1歳から3歳までの間ですが、とんでもないかんしゃくを起こす子どももいれば、それほどでもない子どももいることは周知の事実です。多くの子どもは言語発達の頃とその前にかんしゃくを起こしがちです。子どもは十分言葉で伝えることができるようになる前にフラストレーションをためてしまいます。要求が満たされないとき、かんしゃくを起こすことが要求を通す最も簡単な方法となりうるのです。

かんしゃくとは欲求不満と怒りの入り混じったものですが、同時に悲しみや絶望の感情が入り混じっていることもわかってきています。かんしゃくは怒りで始まり悲しみで終わると考えられてきました。しかし、最近の研究で、これらは同時に起こり、かんしゃくにはパターンとリズムがあることがわかってきました。このパターンを理解すればするほどコントロールは良好となり、そのかんしゃくが本当に問題なのか一般的なものにすぎないのかがわかるようになります。もし、自分の子どものかんしゃくが病的なものなのか心配になったなら、かかりつけ医に直接質問すればいいでしょう。

かんしゃくに対してできることはいくつかあります。まずはあなたが落ち着いてと言われるでしょうが、おそらくそれは一番難しいことです。でも、あなた自身が怒りをなんとかしないことには、自分の怒りと欲求不満を子どもに返してしまうだけでしょう。これを、抜けることのできない「**怒りのわな**」と呼ぶ研究者もいます。子どもが怒ったとき、それに対し親が質問をしたり、親も怒ってしまったりすると、怒りはエスカレートし、かんしゃくは長引いてしまうだけです。どんなときでも自分の怒りを無視するよう最大限の努力をすべきです。

もし子どもに質問するなら、具体的なものにしましょう。自由に答えられる質問をしてはいけません。「ジュースか牛乳はどう?」と言ってみましょう。もし返事をしないとか、怒りが収まらないのであれば、質問をやめて、少し冷静になるまで時間をおきましょう。親は誰でも自分の子どもにどう対応すればよいのか学習します。しかし、かんしゃくには悲しみと絶望が含まれているのです。私自身それを知っています。腰かけて自分にそのことを言い聞かせるようになったとき、息子を新たなやり方でなだめられるようになったのです。これは私にとって大きな助けとなり、子どもをも助けてくれました。

ウェンディ先生のツイート

2歳児のとんでもなく大きなかんしゃくが今わが家で発生しています。この絶叫はどこで起こっているのかと全ニューヨーカーが思うかもしれません。

ときとして、かんしゃくをなだめるのは本当に難しいものです。また、かんしゃくを起こしている子どもを無視することが難しいときもあります。

- もし子どもが道路に飛び出そうとするなど物理的に危険が及んでいる場合は、子どもをしっかりと抱きとめて、危険であることをはっきりと伝えなくてはなりません。

• もし子どもが叩いたり噛んだりしているなら、すぐにやめさせて、違う場所に連れていったりおもちゃを取り上げたりすることで、その行為は絶対に受け入れられないことをわからせなくてはなりません。

知っておくべきこと：完全に消え去るということはないけれど、かんしゃくは3歳を過ぎたらよくなっていく傾向にあります。子どもは1歳から3歳までの間、当たり前に起こる要求を通すためにかんしゃくを起こすのです。もしこの行動が心配なら、かかりつけの小児科医に相談してみましょう。できるだけ自分自身を冷静に保ち、周りにいる友人や家族を味方につけて、かんしゃくが過ぎ去るのを少し距離をおいて見ることができるようにすることです。そうすれば、再びゆったりとした気持ちで子どものそばに寄り添うことができます。

わが家は2012年6月に、これまでで最大のかんしゃくを乗り切りました。よりによってカナダのオークランドの飛行場のチェックイン・カウンターでそれは起きたのでした。こんなこと、聞いたことがありますか？ 私は往来に飛び込もうとする息子を、文字通りがんじがらめに力づくで抱え込まざるをえませんでした。このかんしゃくのせいで、色んな人からじろじろ見られたり、避けられたりしました。じろじろ見られることは、審判されているような気になることがあり、ただただ不快でした。かんしゃくが静まったときに、当時3歳だった息子に「あなたは動物みたいなふるまいをしていたのよ」と説明しました。私自身もしだいに気がめいっていらいらしてきていました。まったく予期せぬ事態で、忘れようとしても忘れられない時間でした。でも、許すことは簡単です。『恐竜は「愛しているよ」をなんと言うか？』（未邦訳）という本を読んだことはありますか？ この本も役に立ちます。とてもおもしろくて、この感情を完璧にとらえています。

問題は、オーデンが兄よりもはるかにひどいかんしゃく持ちだということです。初めて経験するまでまったくわかりませんでした。だから、空港での事件のすぐ後にひどいかんしゃくが再び起きたときは、竜巻のようなかんしゃくにつかまってしまい、息子がかんしゃくを起こさないよう日常を立て直そうとして、週末の大部分を使ってしまい、私は会議に参加し損ねてしまいました。かんしゃくといえば落ち着くべきことは誰もがわかっていますが、それは簡単ではありません。子どもは私たちが隠しているスイッチを見つけるのが上手で、あっという間に沸点に達してしまいます。かんしゃくを起こさせずに過ごすなんて無理です。でも、少しは優雅にかんしゃくを乗り切るアイデアを披露しましょう。

●かんしゃくを乗り切る8つのコツ

- 自分の子どもに十分な関心を示し、良いところを見つけること。うまくいったときには心を込めて褒めること。しかし、自分の子どものかんしゃくが他の子のよりひどいからといって、自分の関心の示し方が足りないのではないかとは思わないで下さい。本来生まれ持った個性が、かんしゃくを含めた行動を左右するのです。
- かんしゃくの最中は、小さなことでいいですから子どもにコントロールさせてあげましょう（たとえば、はい／いいえの二択よりも、他に選べるような小さな質問を出してみるのもいいでしょう）。
- 別のことに気をそらすこと。たとえば別の部屋に連れて行ってみるとか、安全なおもちゃを与えてみるとか、歌を歌うのもいいでしょう。

- けんかを選び、可能なときは要求を受け入れてあげましょう。自分自身を落ち着かせるために、少し折れないといけないこともあるかもしれません。それでいいのです。でもあなたが日によってぶれないでいることが、かんしゃくの程度と頻度を抑えるのに重要です。1～3歳がかんしゃくを最も起こしやすい時期ですが、残念ながら小学校に上がるまで、かんしゃくを起こし続けてしまう子どももたくさんいます。
- 子どものかんしゃくに終わりがあることを知ること。明らかに、他の日よりひどい日もあります。やることリストを終わらせられない日もあります。昨日ある人が、マルス［戦いの神］が衰退期に入ったとツイートしました。今なら、なぜそんなに辛かったのかがわかります……
- 叩いたり蹴ったり噛んだり投げたりするような行動を放っておいてはいけません。絶対許さないという姿勢が大切です。
- 子どもをうまく収拾に向かうようにもっていきましょう。空腹時にかんしゃくのピークに達するなら、外出時には栄養のある軽食などを持ち歩けばいいのです。もし疲れたときにかんしゃくを起こしやすいのなら、何かができなくなっても睡眠やお昼寝を優先しましょう。ときどきその方がはるかに良い結果となります。
- 必要なときには、あなたも休息をとること。いらいらがたまってしまったら、夫（もしくは妻）や友人にかわってもらいましょう。

おさえておきたい　**ポイント**

アドバイス：子どものかんしゃくに対してあなたがかんしゃくを起こしてもかまいません。ただし、子どもが寝るまで待ちましょう☺

45 分離不安の克服

親と離れていることに対する不安（分離不安）についての話です。分離不安は**対象の永続性**という成長過程の重要な一時期に現れます。対象の永続性とは、何かを落とした後も、まだそこにあることを覚えている能力のことです。子どもが対象の永続性を身につけた後、あなたが彼らを残して出かけると、非常に不安に思う子どもがいます。9～10カ月頃になると、多くの子どもは分離不安を抱くようになりますが、18カ月までの間ならいつ起きても不思議ではありません。不安は3日間続くこともあれば、3カ月、あるいはそれよりも長く続くこともあります。

●知っておくべきこと

分離不安は状況が変わるときに起こりやすいので、変えないようベストを尽くすことが大切です。あなたが出かけた後も、子どもたちは通常は落ち着いていて、いつもと変わらない日常生活を送るはずです。子どもに安心感を与えるおもちゃを与えましょう。それを片時も離さず抱き続けることもあります。それから、いつ戻るかという情報を上手に伝えましょう。「3時に戻るからね」と言うより、「お昼寝の時間の後に戻るからね」と言う方が子どもには理解しやすいでしょう。そして全力を尽くしてその約束を守ることが大切です。お昼寝の後に戻ると言ったのならそうすべきであり、そうすれば子どもは信頼感を得ることができますし、あなたから離れて過ごすやり方を身につけます。

分離不安は子どもによって大きく異なります。ほんの短い瞬間でもママが見えなくなるとヒステリックになる赤ちゃんもいるし、離れ離れの不安を乳児期も幼少期になっても、小学校入学前になっても変わらず訴え続ける子どももいます。わが家にはそうした子がひとりずついました。分離不安を乗り切るためには、準備ときびきびとした行動、時間の展開が必要です。私たち親だって、別れて出かけるときは子どもと同じように辛いのです。別れた後数分ですぐに泣きやむと知っていても、足にすがりついたり、行かないでと泣きじゃくられたり、別れを悲しんだりしているとき、間違ったことをしているような気にならない人がいるでしょうか？　働く母として分離不安は私に問いを突きつけます。分離不安が正常の行動で愛着の印だとしても、私たちを動揺させます。ここでは分離不安の真実と、それを乗り越える6つのコツをお伝えしましょう（私は全項目で失敗してしまいましたが）。

分離不安の真実

- **乳児期**：分離不安は対象の永続性を身につけ、現実を理解するようになった後に起こります。子どもはあなたが本当に行ってしまったと理解するようになったとき、不安に陥るのです。赤ちゃんによっては対象の永続性と分離不安を4～5カ月から見せることもありますが、多くは9カ月くらいからはっきりとした分離不安を示します。お腹がすいていたり、疲れていたり、気分が良くなかったりすると、特にひどくなります。これがとても強いときは、なるべく変化を少なくし、同じような行動を取るようにしましょう。
- **幼児期**：幼児の多くは乳児期の分離不安を経験せずに15～18カ月で表し始めます。空腹だったり、疲れていたり、具合が悪かったりすると（これが幼児期の大半を占めるとも言えるのですが）、別れはいっそう辛くなります。幼児が独立心を持つようになると、別れを強く意識するようになります。別れ際に大声を出したり、涙を流したりしますが、それを止めることは困難です。

• **小学校入学前**：3歳になる頃までに、子どもたちは別れ際に不安や何らかの口実を訴えることで親に影響を与えられることをはっきり理解しています。だからといって、彼らがストレスを抱えていないわけではなく、変化に抵抗しているのです。動揺しないようにしましょう。子どもの懇願に負けて部屋に戻ったり、分離不安を理由に予定を変更したりしてはいけません。あなたの首尾一貫した行動や説明と、帰ってくると言った時刻に戻ってくるという勤勉さが、同じように大切なのです。

分離不安をどうやって乗り切るか

• **お別れの短い儀式を作る。** ハイタッチをする、顔のどこかに3回キスをする、お別れのときの特別な毛布やおもちゃを用意する、といったことをしなくてはならないとしても、バイバイは短く楽しいものにしておきましょう。あなた自身が名残惜しいのなら、別れの時間だって長くなります。子どもの不安も当然大きくなります。

• **毎日同じことをする。** 予期せぬ要因を避けるため、お別れはできるだけ同じ儀式で同じ時間に行うようにすること。同じことの繰り返しは心の痛みを和らげ、子どもにも自立心と信頼の気持ちを育みます。

• **注目する。** 別れる時は最大限子どもに注目し、かわいがり、そして愛を示しましょう。それからひきとめるためのおふざけや泣き声にめげずに、さっと別れを告げましょう。

• **約束を守る。** あなたが戻ってくるという約束を忠実に守ることで、子どもはあなたと一緒でなくても大丈夫だと自分に自信が持て、信頼と独立心を培うことができます。この点で私がおかした最大の過ちは、辛い別れ方をした1時間後に子どもの教室に顔を出したことです。私は彼に会いたくて、よかれと思って戻ったにもかかわらず、彼の分離不安を助長しただけでなく、一から振り出しに戻ってしまいました。それから数日というもの、別れの時間はあたかも原子力のようにエネルギーのいるものでした。

• **子どもにわかる言葉で説明する。** あなたが戻ってくることについて話をするとき、子どもがわかるような具体的な話をしましょう。もし3時までに戻るというのなら、子どもにわかる言葉で、たとえば「ママはお昼寝の後、おやつの時間までに戻ってくるよ」などと言いましょう。子どものわかる具体的な時間を示しましょう。泊りがけの出張なら「3日後に帰ってくるよ」でなく「3回寝たら帰ってくるよ」と説明しましょう。

• **別れるための練習をする。** 週末におばあちゃんの家に送り出したり、遊びのスケジュールを立てたり、友達や家族に（たとえ1時間であっても）子どもの世話をしてもらったりしましょう。幼稚園や保育園が始まる前に、学校に行く練習や、実際に子どもを置いて出かけなくてはならないときの前に行う別れの儀式の練習をしましょう。親がいない時間を心で準備したり、ひとりきりを経験したり、それを乗り越えるチャンスを子どもに与えましょう。

就学期になっても分離不安が持続することはまれです。もし子どもが親の不在に慣れることができなくて心配なら、小児科医に相談しましょう。小児科医は同じような状況の家族をサポートしており、あなたの不安を和らげ、あなたにもお子さんにも必要なサポートプランを決めてくれるでしょう。

46 彼が決して読まないことを願って

フィンが3歳で保育園に通い始めたとき、保育園の災害持ち出し袋に入れるものを用意するよう言われました。1ガロン（約4リットル）の水と毛布1枚と、災害時にフィンの心を落ち着かせる手紙です。私はなかなか手紙を書こうという気になれませんでした。私は保育園から催促の電子メールが届くまで、手紙を（渡すべきだったのに）渡しませんでした。書くことを避けていたのです。大規模な災害時に離れ離れになるというのは悲しすぎますし、その瞬間に伝えるべきことを書きとめることを考えるなんて縁起が悪すぎるからです。

親愛なるフィンへ

言葉を話し始めたばかりの頃、あなたは〝OK〟というかわりに〝Kokay〟と言っていたわね。ママはとっても好きだったわ。最初についている余分な〝K〟はフィンならではのものだったわ。あなたはそれを2歳半まで使い続けていたのよ。それは愉快でかわいらしかった。あなたはママが知る限り、OKをそんな風に表現するただひとりのかわいい坊やだった。保育園に行ってもどの部屋にいても、あなたの〝kokay〟を聞くことができたのよ。今日は大丈夫なときは〝OK〟と言ってね。フィン、今言って。あなたは大丈夫よ。今日は変な日ね。でもママたちはあなたと一緒にいるわ。あなたのそばにいて、あなたの手を握って、右の耳元にささやきかけながら、指先を握りしめているのよ。ママとあなたは鼻と鼻を合わせているのよ。今は直接は見えないかもしれないけれど、ママはあなたのそばにいるのよ。『ラマ・ラマ』の本に書いてあるように、たとえ遠くにいるように感じても、ママはいつでもそばにいるわ。

ママとパパはすぐにそこに行くわ。笑顔であなたを抱きしめるわ。きつく抱きしめるでしょう。太陽の端に行きつくまで、一緒にこの素敵な旅を続けるのよ。青い空を駆け、赤い夕陽を眺め、明るい太陽の下で一緒に踊りましょう。雪を頂いた山を一緒に登りましょう。あなたとオーデンとパパとママと一緒にたくさんの旅をしましょう。あなたもしっかりつかまっていなきゃね。

私たちがあなたを見つけるまで勇敢な坊やでいてね。友達を助け、先生の話をよく聞くのよ。不安な友達をしっかり抱きしめてあげて。そして親切で素敵な坊やでいてね。

ママはあなたが〝kokay〟だとわかっているわ。

月よりも、太陽よりも、大海原のすべての水よりも深くあなたのことを愛している。すぐに会えるわ。

愛をこめて
ママとパパより

何とかこの手紙を書くことができました。2人目のオーデンが保育園に行き始めたときにも、手紙を書きました。これを書くのは、自分が空に飛びたとうとするかのように難しいことでしたが、書き終えた後は大きな安心を得たものです。今でも、もし最悪の事態が起きても、あの手紙があるとわかっているので、気持ちのうえでは楽です。これまで誰かに読んでほしくないものを書いたことは一度もありませんでしたし、彼がこの手紙を読む機会がないことを心から願っています。

47 土曜日の箱

私たちはみな、忙しい毎日に潤滑油となるようなちょっとしたコツや習慣を探しています。思うに、土曜日の箱というものは考慮に値する習慣ではないでしょうか。

私が幼かった頃にわが家で起こったことをお話ししましょう。小学校の3年生か4年生の頃、両親は土曜日の箱なるものを設けました。母はどこでそのアイデアを知ったのか思い出せないでいますが、両親はそれを実行に移しました。何であれ、家の中の共有スペースに置いてはいけないものが長時間放置されている場合、それを土曜日の箱に入れるのです。土曜日の箱に放り込まれたものは、次の土曜日になるまで取り出せませんでした。

このアイデアは、子どもがまだ小さい段階から、コミュニティや、隣近所、子どものいる家庭などに対する大きな責任感を養うのに大変役立ちます。自身の無責任のために権利や特権を失うことがありうるでしょうか？　また、周りの誰もがお互いに尊敬しあうような環境でいかに生きていくかを見直し形づくっていくことは可能でしょうか？　あなたは土曜の箱を設けることができますか？　家じゅうに散らばるおもちゃをその箱に入れることから始められますか？　もっと早くに片づけておくべきボールを見つけたとき、そのボールも土曜日の箱に入れるべきでしょうか？　お気に入りのおもちゃも箱に入れられるのでしょうか？　両親の持ち物だって、放り出しておくべきでないものは土曜の箱に入れるべきでしょうか？

家の中を片づけ、子どもたちに責任感を持たせるために、土曜日の箱を使いましょう。

私の両親がいつも正しかったと言うつもりはありませんが（むしろノーかしら）、1983年頃、土曜日の箱は予想以上の効果をもたらしました。私たちの箱は、わが家により強い責任感と家での片づけに関する民主的な方法をもたらしたのです。喧嘩・命令・後ろめたさ・緊張は減り、責任感・主体感・秩序がより大きくなりました。素晴らしかったのは、この箱は私たち兄弟のためだけではなかったことです。両親の物もたくさん土曜日の箱に入ることとなり、平等の概念をもたらしたのです。ご想像がつくと思いますが、私たちはときにうれしくなったものです。父の財布が土曜の箱に入れられた後に開かれた家族会議については鮮明な記憶が残っています……。

48 遊び

小児科研修の2年間、私は3～10歳児健診の子どもに対し、まったく同じ方法で標準的な質問をすることを始めました。これは前もって計画したものではありません。医師なら誰もがするように、私は子どもたちに質問し、彼らの経験や信念を引き出し、言葉づかいを聴き、彼らの成長を観察します。私は彼らが自分たちの受容性言語能力（彼らが私の話をどのように理解するか）と表現力（どのように話すか――流暢なのか、明瞭なのか、文を用いて話すのか）の中で何を選び回答するかから認知機能（彼らが概念や理論をどのように理解するか）まで、患者さんについてたくさんのことを知ります。診察室で家にいるときと同じくらい話す子どもはひとりもいません。もちろん小児科医はこのことを知っていますが、これらの質問は、子どもの健康状態について多く知り、自分の患者について知るようになるための素晴らしい方法なのです。それはまた私にとって1日の中で最も楽しい時間でもあります。

しかし、数年前私が標準的な質問を開始したとき、あることが完全に明らかになりました――多くの子どもがまったく同じように同じ言葉で答えるのです。その言葉そのものを言うのです。それは7年以上の間、今日にいたるまで続いています。

私が「家で何をするのが好き？」と尋ねるとしましょう。私はこの手の質問で当然出てくる答えを予想していました。たとえば「テレビを見ること」「DS

で遊ぶこと」、または「お姫様人形やドールハウスで遊ぶこと」などです。私はステレオタイプな答えを予期していたわけではありません。多くの子どもはそれらが大好きなので、私はただ具体的なものやテレビ番組を予測していました。しかしそうではなく、この数年の間に私が得たのは一様な一言の返事でした。子どもたちはみなまったく同じことを言うのにあぜんとしました。

「遊ぶ」

この一言なのです。

「○○で遊ぶ」ではありません。ただ「遊ぶ」なのです。その意味は、勝手気まま、自由、または子ども特有の気まぐれから始まっています。私たちの大多数がそうであるように、彼らは創造、発明、想像、そして他者との関わりの場を大いに楽しんで、ただ単純に遊んでいるのです。

もちろんそれは驚くことではありません。モンテッソーリの創始者自身が、子どもたちの仕事は遊ぶことであり、子どもはその環境から得た経験を通して成長すると感じています。

おもしろいですね。

●未就学児と遊び

学校に行く前の3～5歳児の四分の三は保育施設に通い、うち半数以上がプレスクール、保育園、幼稚園に入ります。3歳になるとほとんどの子どもが昼間の時間を家とは違うところで過ごし、プレスクールでは夕方6時までいて、その後帰宅します。午後6時以降は外で遊ぶ時間はほとんどありません。

子どもがどこで1日を過ごすか、その現実とあわせて、運動や遊びは肥満になるのを防ぐ大切な手立てなので、学校で子どもたちをどれだけ多く運動させるかを考えることが大切です。2012年の小児科学会誌の研究で、研究者らは様々な保育施設（オハイオ州）の保育者にインタビューしました。その結果、保育施設で子どもの身体活動を妨げる3つの懸念が明らかになりました。

- **怪我の心配**：親や保育者は子どもの安全を主要な課題としてあげました。当然のことながら、保育者らは、子どもが施設にいる間に怪我をさせないようにとの親からのプレッシャーを感じており、怪我しないように「激しい」運動を制限しているのです。安全設備に対する州のガイドラインは厳しいそうですが、実際は子どもの運動を制限してしまっているのかもしれません。クライマーや遊具は退屈でおもしろくないため、あれこれ考えて思いがけないやり方で遊ぼうとします（滑り台を下から登るなど）。どの親も知っているように、子どもが一番好きな遊具は彼らのために作られた物ではないのです。がちがちのガイドラインは私たちが期待するほどには役に立たないのかもしれません。
- **経済的懸念**：多くの保育者は、予算が原因で最適な運動をさせられないと述べています。例をあげると、運動設備は非常に高額（「クライマー1台当たり1万ドル（約百万円）」）で、さらに「学業」に力を入れてほしいという親からのプレッシャーのため、保育施設にとっての優先順位は低いのです。運動よりもカリキュラムが優先される、と保育者らは言います。そして遊びに提供されるスペースも、必ずしも十分ではないのです。
- **「学業」優先**：これはそれだけでひとつの話になるほどなのですが、研究によると、子どもが活動的に遊ぶ時間よりも室内での勉強（初歩のよみ書きや塗り絵や算数）を優先することに対する親からのプレッシャーが大きな問題となっています。これは富裕な家族からもそうでない家族からも要望があり、州の早期学習基準からのプレッシャーが加わりさらに増大したと教師らは報告しています。「学習」に焦点を当てることにより、運動の視点が減少してしまうのです。

過保護な親や子どもの出世を願う親を非難するのではなく、子どもたちが保育施設で過ごす日々を有意義なものにすることにもっと関われないものでしょうか。3度目の休憩時間に難色を示すかわりに、遊びが子どもの日々の生活にとって必須のものであると受け入れることができるようになるはずです。新たなデータは、身体活動が実際に学習にも有益であることを示しています。そして幼稚園や保育園では、運動が健康増進にとっても重要であることもわかっています。実に単純なことです。外で遊んで過ごす時間を増やすことにより生活の質が向上することは誰でも知っています。そして未就学児には、動くことの醍醐《だいご》味《み》を味わってほしいものです。

●遊びを基本としたカリキュラム

遊びを基本とした保育計画は、子どもが家で一様に好きなことをしているときに出てきた遊びとはまったく異なるものかもしれません。しかし、それらはお互いに補いあうものであると思います。私は2010年にエリカとニコラス・クリスタキス夫妻の意見を読むことで、遊びを基本とした学習の重要性を理解できました。早期学習の教師であるエリカ・クリスタキス氏と、医学および社会学の教授であるニコラス・クリスタキス氏はCNN記事の中で、子どもが大学で成功するためにいかに準備するかについて述べました。この頃、2人はハーバードのある寮の寮長をしていました。「学問的に成功する幼稚園児や大学生を育てる本当の〝準備〟技術において、学術的な準備と同じくらい情緒的知性についてもやらなければならないことがある」と彼らは述べています。

実に単純なことです。外で遊んで過ごす時間を増やすことにより生活の質が向上することは誰でも知っています。そして未就学児には、動くことの醍醐味を味わってもらいたいものです。

子どもというものは、単純な遊びに集中して楽しむことから何か重要なものを得るものなのです。私たちは人生のすべての時点で、遊ぶ時間をもっとみつけなければなりません。

●遊びと休憩

子どもは自己をコントロールできます。良い日もあれば悪い日もあり、物事がうまくいくときも難しいときもあります。学校生活がうまくいくための大切な要素のひとつは、衝動をコントロールする力です。子どもたちは遊びを通して自分の感情や行動の調節の仕方を学ぶこともあります。

遊びはこれまで、学校環境において大きな評価を得ていませんでした。今もそうです。２００９年の小児科学会誌に掲載された研究によると、研究対象の子どもの30％は休憩する時間をほとんど与えられていませんでした。この研究ではまた、休憩時間のない子どもは休憩時間を与えられている子どもと比べると、黒人であり、収入と教育レベルが低く、大都市に居住し、北東部または南部出身であり、公立学校に通っている割合が高いことが示されました。

遊びの役割や遊びを基本としたカリキュラムに関する研究が進んできたので、学校における休憩時間は増えつつあります。2009年の研究では、ひと休みをしたり休憩を多くとった子どもの方が、とらない子どもよりも行動が改善したと教師らが評価したことが示されています。その頃から行われたいくつかの研究からは、子どもが授業中に集中力を持続するのに屋内や屋外での休憩が役立ったことが明らかにされました。息子が2012年に保育園に入ったとき、休憩が1日3回あることに衝撃を受けました。もちろん息子はそれをとても喜んでおり、私たちはこれらの研究が彼の1日の過ごし方を良いものにしていることを学びつつあります！

2013年の初めに休憩促進政策「学校における休憩時間の重要な役割」がアメリカ小児科学会（AAP）から発表され、休み時間の社会的‐情緒的な面、身体面、栄養面、そして認知面における有益性が明確になりました。それによると、「休み時間の遊びを通して子どもは、忍耐力や自己コントロールなどの対処術に加え、交渉、協力、共有、問題解決などの貴重なコミュニケーションスキルを学ぶ」とのことです。

エリカとニコラスの取り組みや、学校生活がうまくいき情緒面で健康でいられるために遊びと休憩のメリットについて今でも続けられている研究は、私たちに遊びを基本としたカリキュラムが大切であることをそれとなく気づかせてくれます。このカリキュラムを通して、子どもは他の子どもに協調し応答することに気づき、またそれを要求されます。子どもは遊びによって、交代すること、楽しみを後回しにすること、もめごとを交渉すること、問題を解決すること、目的を共有すること、柔軟性を獲得すること、失望することなどを学ぶのだとクリスタキス夫妻は言います。

すべてが私にはステキに聞こえます。1日3回休みがある保育園に万歳三唱！　私たちにもこの休み時間があればいいのですが……。

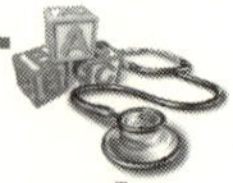

おさえておきたい　ポイント

親の役割：もし子どもの幼稚園／学校での外遊びや遊べる休み時間が不十分であると感じたら、園長や校長にそのことを検討してもらうよう提案することを考えてみてください。2013年のAAPの休憩推進策の文書を園長や校長にも読んでもらうとよいでしょう。

基本情報：マリア・モンテッソーリは、「遊びは子どもの仕事である」と言っていますが、遊びは非常に重要で、国連により保護されている子どもの人権のひとつでもあります。

アドバイス：型にはまらない、即興の遊びは、私たちが子どもと共有するとても大切な宝物です。

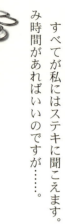

49 サッカーママ

私はある週末、子どもがサッカーをするのをいつになく楽しく見ていました。末っ子をサッカー場に連れていくのはいつも楽なわけではなく、私はそこにいるのが大好きな母親ではありません。子どもがたくさんのことを得ているとは思えない寒い外野に立ち続けて数年になります。そして、コーヒーが冷たくなっていく中で、サッカークラスの費用とサッカーをすることの利点を天秤にかけながら、数えきれないほどの時間を外野で過ごしてきました。幸いなことに、最近何かが変化しました。それに気づいたのは私だけではないと思います――少年たちの配置も変わったようです。私がネット越しに見ていたのは、サッカー場や興奮してやる気にあふれた、または疲れきっていらいらしている少年たち、そしてコーチといった明白なものでしたが、少年たちは私たちが共有する立ち位置にはいろいろあることを改めて気づかせてくれました。彼らはこの緑色のサッカー場を、実際に自分たちの将来の一部として見ているのです。偉大なコーチというものは、子どもたちに大きな誇りを持たせ、わくわくさせることができるのです。

驚嘆することはとても貴重であり、子どもたちに内在する純粋な無邪気さは、ときに幼児特有の瞬間をもたらします。子どもたちはえてして何だってできると信じる才能を持っているので、彼らがこの考え方を見せるとき、私たちは無限のチャンスを垣間見ることになります。私たちは自分の可能性にもまた気づくのです。

最近私が耳にした2つの事柄をみなさんに伝えなければなりません。それらは私のサッカーママとしての経験を非常に高めてくれました。

①6歳のフィンが最近、練習を終えたときのことです。彼が車に向かって歩いているときに夫が彼に言いました。「ずっと練習を続けていたら、シアトル・サウンダーズ［メジャーリーグサッカーに加盟しているプロフェッショナルサッカーチーム］のヘッドコーチがうちに電話してきて、チームに入ってプレイしてほしいと言うかもしれないよ」。明らかに長い沈黙、長い1拍がありました。そしてその後、息子は目を真ん丸にし、喉には希望を込め、ゆっくり歩いて見上げ、ほんの少し強く手を握り、そして言いました。「パパ、ほんと？」

彼は本当に信じているのです。

②サッカー場でかんしゃくを起こすのが2～3年続いた後、うちの4歳児はやっとクラスを楽しむようになりました。それはもちろんサッカー場には仲の良い友人がいて、若いコーチが彼を楽しませてくれるからです。この週末、反復練習やウォームアップをきちんとやった後、息子のチームは10分間の練習試合を始めました。試合の間、オーデンにはひと皮むけたような瞬間があり、サッカー場を縦断してボールをドリブルし、ゴールを決めました。彼は興奮し誇らしげでしたが、平静を保ってもいました。私たちはサッカーで（日常生活でも）喜びとゴールし得点することとを結びつけないよう一生懸命やってきましたが、彼は本当にその成果を勝ち取ったように見えました。それは彼にとって大事件であり、中味の濃いものでした。私たちがサッカーの練習から帰るとき、彼は父親の手を握り、そして尋ねました。「パパ、僕がグラウンドを駆け抜けてゴールしたのは、パパにとってBPOD

「Best Part of Day 1日で一番良かったこと」だった？」

だから私たちはまた練習場に向かい、こうしてサッカーママが次々と生まれていくのです……。

50 子どもたちに思いやりの心を持たせる

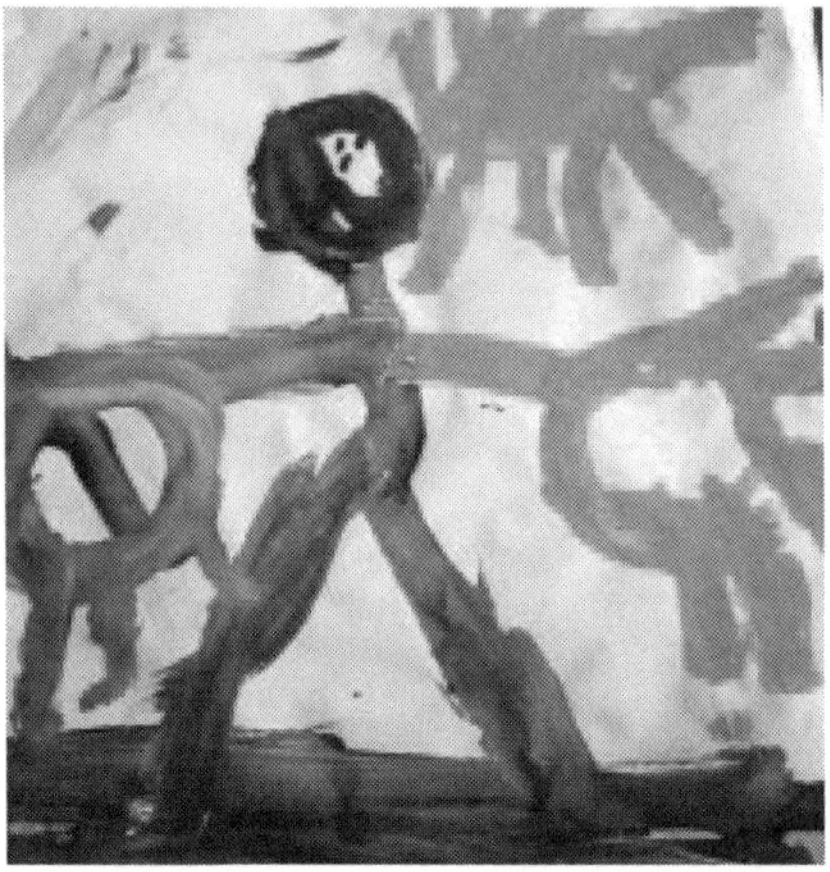
Wendy Sue Swanson, MD, MBE, FAAP

わが家の5歳児は学校で絵を描くときに人の腕を描くのをずっと忘れていました。「腕なし」は9月に学校に通いだしてから始まり、親と教師の秋の面談のときも続いていました。私はそれを見て変だと思いました――フィンは家で描くときにはいつも、人には腕があることを覚えているようなのです。私たちはそのことを彼には言いませんでした。そして最近、彼の弟が誕生日に画架を手に入れたとき、フィンがこの絵を描きました。何かが私に飛び込んできました。その絵をとても気に入ったのです。それは彼がこの絵に腕を描くことを忘れなかったからというだけではなく、その絵の伝える全体像も気に入ったのです。描かれた小さな人は他者を受け入れ、与える用意があるように見えます。

お返しをすること、提供すること、共有すること、そして他者を思いやることを子どもたちに理解させることは重要です。以前私がそのことを考えたときの結論は、私たちの（親としての）役割はロールモデルであるということでした。つまり、私たちが子どもの前で思いやりを示せば、子どもたちは与え方をより自由に学べるということです。

『PLOS ONE』に掲載された、イエール大学で行われた2012年の素晴らしい研究が、与えるということに対する幼児の複雑性と成熟度に関することを明らかにしました。それを読んで、私たちがどうやって、そしてなぜ与えるのかについて、もっとよく考え、また率直に伝える必要があることを考えさせられました。思いやりの心となると社会的な条件が問題となりますが、これは大人のみに当てはまる話ではありません。「成人は過剰と思われるほど思いやりのある行動をとる点で独特である」というところから研究は始まります。たとえそれが「簡単に独占できるもの」であったとしても、自発的に物を分けあうことは、早くも2歳頃から始まります。

子どもはなぜ早期から与えるという社会的行動をとるのでしょうか？

研究者らは、ある子どもが他人に何かを譲る姿が、他の子どもたちが気前よく与えることにどの程度そしてなぜ影響するかを明らかにしようとしました。要するに、小さな子どもたちの寛容さが、他人が自分たちをどう思うかに動機づけされるかを知ろうとしたのです。「エビデンスからは、子どもたちの行動は全般的に、他人の目に良い印象を与えたいという欲望に影響されていることが強く示唆されるが、（…）他人に見られていることや透明性が子どもの社会性をもたらすきっかけとなっていることを体系的に示した研究はこれまでにない」と彼らは述べています。

●子どもは、他人に自分の行動が見られているときは気前のいい行動をとる

5歳児に、自分が他人に注視されているときの行動を調べる実験をしました。自分の行動が人から

見えるかどうかと見ている人がいるかどうかの違い（つまり、他人が入れ物の中を見ることができるかどうか）です。研究者はシールを用意しました。そして、シールが透明の入れ物に入っていて、シールをあげる子ももらう子もどれだけのシールを手に入れられるかを見ることができる状態、またはあげる方の子どもだけが何枚シールを渡せるか知ることができる状態としました。研究者は、透明または不透明の両方の条件のもと、シールを渡すように仕向けました。

結果は衝撃的でした。子どもは、もらう側の子と見ている人に、もらえるシールの数がすっかり見えてしまっているとき（たとえば1枚ではなく4枚のシール）だけ、いつも寛大に振る舞うことができました。もらう側の子が何枚シールをもらえるのかわからないときは、明らかに寛大に振る舞うことができませんでした。誰かに見られていること、さらにシールの枚数が見えてしまうことが、子どもの決定に影響を及ぼします。研究者は以下のように述べています。

「この結果の衝撃的な点は、子どもがわれわれの試みの中ではかなりケチだったことである。実際、この研究で、子どもの行動が丸見えのときは、一定の社会性のある行動を示すが、そうではない場合、子どもは少ししかシールをあげないなど、自分本位な行動をとっていることが統計的にはっきりした。」結論として、自分がどれだけあげるのかを受け手側が知っていて、その行動を見ている人がいるとわかっているときは寛大、それ以外の条件ではケチになるということです。

この研究から私が得たことは、かなり幼いときから子どもは自分を社会的にどう位置づけるかを学んでいるということです。自分たちのネットワークの社会性や社会的評価の本当の意味をしっかりと把握するまで（通常8歳頃）、彼らは、人に何かをしてあげることは、自分が友達から寛大な市民や社会的な行動をとる人としての評価を受けるために役立つと戦略的に思っているのです。

●幼少期に思いやりの心をどのように身につけるか

子どもは自分の思いやりの心がどう見られ理解されているかに影響されるものです。

そして、しばしば与えることを競争の価値感から考えます。先に述べた論文の考察の部分で研究者らは、子どもは無意識のうちにこの実験を競争（たとえば、最後にたくさんシールを持っている人が勝ち）だと思ったのだろうかと疑問を感じています。競争の概念があると、子どもは思いやりを持たなくなります。大人も同じです。したがって、幼い子どもには競争であるときとそうではないときを理解させたらよいのです。もしサッカーの試合がゴール数の合計点によるものでないときには、それを子どもたちに暗に知らせてあげるとよいでしょう。ボールのパスの仕方やチームメイトとしての協調性を早くから何度も学ばせましょう。子どもたちが競争しようとしていたら、そのことを明確にしましょう。しかし、与えることが勝つことにはつながらない試合という状況も認めてあげましょう。

子どもたちは見ている人がいると行動を変えます。私たち親は子どもが人に見える形で与えること（学校への食糧の寄付や炊き出しへの寄付、援助が必要な家族へ食事を運ぶなど）も、あるいは個人的にまたは匿名で与える（贈り物やサプライズを匿名で誰かに届ける）ことも手助けできます。

子どもたちに、自分からお礼を言うのは素敵なことだけど、必ずしも自分がお礼を受け取る必要はないことを気づかせましょう。大人になってから、私は人々がお礼を言われないことに文句を言っているのを耳にすることがあります。それはまるで、贈り物をしたのは誰かに何かすてきなものをあげたいからではなく、感謝されたいからであるかのようです。誰かに贈り物をしたり誰かを助けたりするときには、なぜ他人に何かをあげるのか、子どもたちが忘れないようにしましょう。褒められる必要はまったくないのです。お礼のカードが届かないからといって贈り物の価値が低くなるわけでも、贈り物をもらったラッキーな人にとって意味がないわけでもないのです。

51 保育園に子どもを送るときの切なさ

私たちは生活のすべてをうまく回しているような気になるときがあります――新しい学校、新しいスケジュール、職場復帰の責務など。目覚まし時計を早めにセットし、真夜中にエッセンシャルオイルを焚き、子どものお弁当を早めに用意し、奮起し、そして仕事に立ち向かえます。ときにすべてが機能し、誰もがうまくいきます。

ときにはそうではありません。

子どもを残してとぼとぼと仕事に向かうのは、辛いことです。

私たちが仕事に無頓着なわけでも、仕事への思いやりや情熱、熱心さを欠いているわけでも、無理して仕事に向かっているわけでもありません。ただ子どもを愛しているだけなのです。

2012年頃、保育園へ送った日の朝の様子は私の心に焼き付いています。私は早めに起床し、お弁当を準備し、迎えの車に間に合うようにフィンを起こし、自分が仕事に行く準備もできていました。でも、この1日の始まりの何かが違うと感じました。心のうずきがあって、私は「悲しい気落ちで目覚めるときがあるわね」とつぶやきました。私は息子たちが行ってしまう前から彼らと離れがたく思っていました。

私はその日、本当に働く母親でいたくありませんでした。

私はキッチンの周りをうろうろし、朝食をとりながら息子たちと時間を過ごし、そしてしっかりと顔を上げました。その日は私が3歳児のオーデンを保育園に送る当番でした。彼はスキップして保育園の正面玄関に入り、靴を脱ぐために小部屋に向かい、私は息子の到着のサインをしました。まさにそのとき、事件が起きました。

まるで私のその日のためらいを感じ取ったかのように、彼は文字通り私の脚を必死につかんで見上げました。「置いていかないで、ママ、おーねーがーいー」

それで十分でした。彼はしくしく泣き、私も泣きました。切なくて取り乱してしまいました——私たちは何年も同じことをしてきたはずなのに——なぜ今日はこんなに悲しいのでしょう？　3～4分たった頃、私は自分が何の役にも立たないことをし続けていることに気づきました。私は『キスのおまじない』のあらいぐまの母親のように息子の手にキスをし、彼にお返しをお願いし（それは拒絶されました）、そして車の方に向かいました。その日は、天井がほんの少し低く感じられるような1日となりました。

ときに子どもと離れることはとても切ないことです。私も分離不安と診断されるかもしれません。しかしありがたいことに、この別れが再会を魅力でいっぱいにしてくれるのです。

おさえておきたい **ポイント**

本：『キスのおまじない』（オードリー・ペン著、アシェット婦人画報社）は子どもを幼稚園や学校に送るときの実践法を私たちや子どもたちに教えてくれるおもしろい短い話です。自分で1冊買うか図書館に行くかして読んでみて下さい。

事実：保育園へ連れて行く切ない朝は、子どもが何歳になっても起こりえます。ときにそれは素晴らしい絆のサインになるのですが。

ウェンディ先生のツイート

保育園へ送ったこの朝は、人生最悪の悲しいものでした。とても辛い気持ちで仕事に向かいました。

52 完食のかけ声はもうやめよう

最近は、もっと多くではなく、もっと少なくするようにしなさいと言われます。２０１３年の研究では、「～をしなさい」という育児法が子どもの健康的な食習慣を妨げることが示されました。最近出た研究結果では、食事について親が何でも決めるようだと、10代の子どもが健康的な体重を保つ助けとはならないことが明らかになりました。小児科学会誌に掲載された研究では、健康的な体重のティーンエイジャーの親は、出された食事を残さず食べることを推奨することが多く、食べるようにプレッシャーを与えている一方で、体重の多い子どもの親は、一部の食べ物を禁止し食事を制限していることが明らかとなりました。どちらの方法も子どもの食習慣や健康を改善するといえません。

子どもにはエネルギーとなる食物の摂取を自分で考えるようにさせたいものです。親がコントロールする習慣は、この大切な能力を損なうとの結果が続々と報告されています。

●4つの重要な食事ルール

1 責任を分ける。健康的な食品を購入し与えるのは親の仕事です。乳児、幼児、そして10代の子どもは提供された食事のどれをどの程度食べるかを決めなくてはなりません。私たちがそれぞれ自分の役割があることを教えてくれる栄養士エレン・サターの「役割分担」を改良することもできます。子どもに食べることを強要できないのはどんな親でも知っています。一番良いのは食べさせようとしないことです。食事時間は親自身が食べるために使いましょう。もし子どもがあまり食べなかったら、次の食事時間まで待ちましょう。子どもが食べるのは自分のためであり、親のためではありません。テレビを消し、満腹になるのを子ども自身に感じさせましょう。

2 **空腹時に食べる。満腹になったら食事をやめる。** 乳児は母乳を飲むときや離乳食を始めるときには、これを自然に行っています。この自然の習性を幼児期から10代まで維持するように最善を尽くす必要があります。自然に空腹を覚え、満腹刺激に反応する感覚は、子どもの人生にとって大切な財産となります。子どもの食べる量に口を出すのをやめ、子どもが必要量を感じることができるようにしましょう。

子どもにはエネルギーとなる食物の摂取を自分で考えるようにさせたいものです。親がコントロールする習慣は、この大切な能力を損なうとの結果が続々と報告されています。

3 **完食を強制しない。** 正常に成長し、健康的な子どもに食事のプレッシャーを与える理由は何もありません。子どもが夕食を完食したからといってさらに食べ物のごほうび（デザートなど）をあげると、子どもは満腹であっても食べてしまうのでやめましょう。最近の研究の結果、小さめの皿を使用するのは量の調整に役立ち、結果として摂取カロリーの減少につながることが示されています。その利点は、それにより子どもたちに残さず食べるように言う必要性も少なくなることでしょう。子どもたちは小さめの皿で食べることで、自然と完食するようになるのです。

4　一緒に食べる。子どもたちに対する最も説得力のある教育は、私たちが最も重要だと思っている習慣や行動を、自分がモデルとなって示すことです。子どもが乳児のときから家を離れるときまで一緒に食事をしましょう。目標は1日最低1食を共にすることです。必ずしも夕飯でなくてもいいでしょう。子どものために特別な食事を作る理由はありません。食事の準備を何でもいいから手伝わせ、同じものを食べ、一緒に食べることの楽しさを共有しましょう。

53 デジタル休暇とデジタル安息日

電子機器を使わないでいる効果については言いすぎということはありません。デジタル安息日はますます重要になってきています。

私たちが常に液晶画面に向かい、それらに囲まれているようになったのは、ここ5年ほどにすぎません。私たちはなんとかしてそれから離れる時間を作り出さなければなりません。私にとって携帯電話から離れることはとてもできませんので、それから離れることを儀式化する必要があったのです。

私は2013年に生きていて、その恩恵を享受しています。出張で3200キロメートル以上離れた所に行っても、スカイプやGoogle+ハングアウトを用いて寝る前の子どもに読み聞かせができるようになりました。アイフォーンで学校や校庭、あるいはサッカーの試合中の息子たちを確認します。アイフォーンを操作している人を注意するような人間ではありません（車の運転中以外は）。なのに電子機器の使用をやめる？　私を助けてくれているのに。

私はここ数年、デジタル安息日を何度もとっています。もちろん多くはなく、ほんの少しですが。そのコンセプトはこうです。金曜日の日暮れ時から土曜日の日没までの24時間、オフラインとします。電話もメッセージも使わず、コンピュータにもつながりません。オンラインネットワークもやりません。この間は、ブログもツイッターもしないし、誰ともフェイスブックやリンクトインでやりとりをしません。電子メールを読んだり返事をしたりもしません。デジタル医師としては辛いことですが、しかし私はなしとげました。

電子機器から離れるのは素晴らしいことで、体力を回復させてくれます。やってみるとても明快で、デジタルによる雑念のない24時間は格段に晴れやかです。オフラインでいることの利益は、オンラインがつながらない損失を上回ります。いつでもつながることが当たり前のオンラインで働く時代において、電源を切った時間は私にとって極上の贅沢なのです。

私は２０１０年に、生まれて初めてデジタル休暇をとった後にこう言いました。「オフラインの時代に戻ろうとは思いません。でも豊かな時間だったので、もっと多くデジタル休暇をとるために新たな目標を立てようと強く思いました。私はオンラインで得る大量の内容、情報、並外れた知恵、および友情から定期的に自分を解放し、こういったものに心を乱されることのない空間へ戻りたいのです」。

私は大切な携帯電話から引き離されたとき、いかに自分が変わったかに気づきました。

家に着いたときからいつもと違う自分がいました。息子たちと過ごす時間が増え、異なる決断をし、新たなペースで動いていました。私はコマ切れに時間を使うのではなく、時間が経つにまかせました。ばたばたと走り回ることも、ポケットの中を調べることも、電子メールの原稿を頭の中で考えることも、ブログを書いたり書き直したりすることもありません。

『ニューヨーク・タイムズ』紙の記者マット・リヒテルは「コンピュータ上のあなたの脳」というシリーズの中で、今の私たちのデジタルの世界が自分たちの生活や、脳、そして機能性に与える影響について書いています。彼の指摘によると、「アイフォーンやノートパソコンおよびその他の機器は、私の周囲の医学（あるいはそれ以外）にいつも貢献し、それらから学ばせてくれてはいますが、人々がデジタル入力で脳を忙しく働かせ続けていると、より良く学習したり情報を記憶したり、または新たなアイデアを思いつかせるような休養の時間を失っているのです」。

もし私が今ここで多くの時間を費やさなかったらどうなるでしょう。

冗談はさておき、マット・リヒテルは、神経科学者のグループが注意力や処理速度を評価するために行ったデジタル技術なしの3日間の遠方への小旅行を追跡しました。彼らが述べていること（混乱せずにうまくペースダウンすること）は、まさに私が感じたことでした。そして私はその記事を家に帰るまで読みませんでした！ リラクゼーションは力になります。しかし私たちの多く、特に幼い子どもを子育て中の人は、それを手に入れることができません。

リヒテル氏は、21世紀における注意力、雑念、および私たちの生活や情報処理のスピードに関して増大してきた懸念について書いています。すぐに返信をする生活スタイルは負担の大きいものです。ときにそれは大きな利益になることがあっても。

もう少し休養時間がほしいと思うとき、予想外の束縛のない週末が一番です。私が日頃バランスを失っていることは自分でもよくわかっていますよ。

●デジタル休暇の秘訣

• 可能なときはいつでも24時間のデジタル休暇をとること。もしこの休暇を途中で中断してしまったとしても、自分を責めるのはやめましょう。6時間であってもオフラインの時間は素晴らしいものです。

- 身近な人の協力を得ましょう。あなたのパートナー（またはティーンエイジャー！）に24時間のデジタル休暇を一緒に取るように説得しましょう。仲間を作ることで自分の成功や持久力が改善するということに私は気づきました。
- 休暇や重要なイベントのときはWi-Fiやネットワークへのアクセスをオフとし、ただ意味もなく「チェックイン」したい衝動を軽減させましょう。どんなにそれが説得力がないように聞こえたとしても、実際に電源をオフにした多くの人々がこの強迫観念が減るのを楽しんでいます。スケジュールの調整や写真を撮ったりするために携帯電話を近くに置いておきたいかもしれませんが、インターネットは必要ないはずです。

ウェンディ先生のツイート

私はデジタル休暇をとっています。少ししたらご連絡します！　#ワークライフバランスは強い意思と計画的な努力が必要です。

54 グーグル博士

医師の仕事をするにあたり、インターネットが命を救うことに役立つと信じるには微妙なバランスが必要です。

私は患者や家族にオンラインで健康に関する情報を調べることをすすめ、インターネット技術が患者・医師の協力関係を向上させると信じている医師です。しかし、診察室が旧式だと、インターネットの環境があるとは限りません。多くのクリニックはビデオの視聴を止めているし、医師と患者との一般的な電子メールのやり取りを許可していないので、診察中に話した情報を患者に「送信」するのは困難です。私たちが共有する10分か20分の時間は貴重です。正直なところ、医療の現場は医師と患者が診察室外で連絡を取り合うことにはまだまだ慎重なのです。多くの保険会社は患者と医師との電子的コミュニケーションにはお金を支払わないので、医師らは専門的知識を提供するために何度も患者に診察室まで来てもらわなくてはなりません。最近の新たなデータはこの考え方を変えるのに役立つかもしれません。実際のところ、私たちの多くが医療の手段としてインターネットを使用しているのですから。

アメリカの成人の少なくとも三分の一にとって、インターネットは診断ツールになっています。しかし、インターネット情報に慎重なのは保険会社ばかりではありません。最近私は、自分のブログの内容を読むようにすすめたことに不満を持ったある親のレビュー（オンライン）を読みました。

そのコメントはおそらく私がブログを読むよう「押しつけた」ことをほのめかしていました。そしてそれが難しい部分なのです――私がブログを書き始めた当初、私は自分のブログのことをクリニックで話題にすることに消極的でした。私は患者さんに居心地良く感じてほしかったのであり、決してプレッシャーを与えてはいません。しかし、今や私のブログでは400以上のリサーチや小児の健康に関する情報を掲載しているので、私が共有している情報量は膨大なものになっています。つまり、15分の診察時間で、一酸化炭素モニターの入手、失神ゲーム、Ｔｄａｐ（破傷風・ジフテリア・百日咳）ワクチンやテレビが小児の脳の発達に及ぼす影響などのトピックについて触れるのなら、親たちやティーンエイジャーにはオンラインからより多くの情報を得て理解してもらうことで補足しても良いでしょう？

多くの研究は、診察室で医師から聞いたことを親は記憶していないことを示しています。そこでグーグル博士が登場するのです。

アメリカの成人の少なくとも三分の一にとって、インターネットは診断ツールになっています。

小児科医の誰もがそうであるように、私は親には子どもの健康に関してできる限りたくさんのことを知っていてほしいと思っています。インターネットはひとつの方法です。私はプライマリケア医の将来の仕事内容のひとつは、親が子どもの健康について読み、検索し、質問をするための良質なオンラインサイトを選び出し、提供することだと確信しています。というのも、多くの人々が受診前に

「グーグル」を用いているからです。

●グーグル博士と本物の医師を受診すること

ピュー研究所の2013年の新たな情報から、私たちとグーグル博士との関係の実態がわかりました。この研究所はアメリカ人3000人以上に対して、過去1年間の健康情報とオンライン検索との関係性に関する質問をしました。そこでわかったことの一部は以下の通りです。

アメリカ人の成人の3人にひとり（および大卒者の半数近く）は、本人または身近な人の診断のためにインターネットを使っています。これらの「オンラインで診断を得た者」は検索終了後、医師にその疑いを確認する傾向が強くなっています。つまり、人々は医学的な問題や心配を診断するためにオンラインで検索するだけではないのです。彼らはオンラインで学んだことを持って医師の診察を受けに行くのです。半数近く（46％）が、オンラインで見つけた内容によって受診が必要だと感じたと述べています。さらに、受診した者の41％がオンラインで見つけた診断を医師に確定されています。

女性は男性よりも自分自身や愛する誰かの診断のためにオンライン検索を行う確率が高く、若年成人、白人、大学卒、または世帯収入が75000ドル超の人は、オンライン検索を行う傾向にあります。

しかし、情報の質に関して心配なだけでなく、他にもいくつかの問題があります。健康情報をオンライン検索している人の4人にひとりは有料サイトにぶつかります。つまり、患者さんは見たい情報を遮られてしまうのです。一部はツイッターに飛び、医師に自分が関心を持っている研究を送るように依頼できたりしますが、数は多くありません。これらの情報を遮られた人のうち、入手したい医療研究にたどり着けなかった患者さんの実に83％がその情報を他のサイトで検索し続けます。結果として、あらゆる夜間オンライン検索が人を情報に富んだオンライン診断の検索者に仕立て上げてきました。

77％の人々が、まず検索エンジンを使用して可能性のある診断を探すと報告しています。直接医療専門サイトを検索した人はたったの13％でした。そして、当然のことながら、ソーシャルネットワーク（フェイスブックなど）で調べた人はたったの1％でした。

ピュー研究所は、この結果は初めての国内実態調査であると述べていますが、正直なところ私にとって、これらのデータはどれも驚くことではありませんでした。

私の診療や経験は偏っているのかもしれません（年齢、教育レベル、社会経済的状況、人種など）。オンラインで診断を求める人の数（全体の35％）は、私が予想していたより少なく感じました。私がクリニックで話す親の多くは、どこかの時点で子どもの発達、予防接種、睡眠、または食事に関してオンラインで読んでいます。多くの新米の親たちは、赤ちゃんが生まれる前からかなりの量を読んでいるのです！　予防法（安全な眠らせ方、ワクチン、赤ちゃんへの食事の与え方、赤ちゃんを化学物質から守る方法、インフルエンザ予防など）に関することを読むとき、私たちは健康について読んでいるということを忘れてしまっているというのが私の意見です。しばしば人はヘルスケアをただの問題解決方法だと考えています――病気、不安、痛みなどを治すとき、オンラインでは医療に関する「検索」を行っているだけです。しかし、小児医療の世界では、予防がカギです。インターネットはこれらのカギの1つなのです。

●グーグルを用いたオンライン検索

オンラインで診断しようとする人の80％が最初に検索エンジン（グーグルやビング）を用いて検索すると聞いても私は驚きませんでした。私たちは忍耐強くないし、忙しく、その点検索エンジンは迅速な回答を提供してくれます――みんながそこから始めるのに何の不思議もありません！　患者さんと一緒に診察室にいるときでさえ、家族や私が情報を得ようとするときに、私はしばしば検索エンジンから始めます。

患者さんたちにオンラインをうまく役立ててもらえるようにする複雑さやこつは次の段階、次に来るものにあると思います――つまり、オンラインで診断をしようとする人が検索エンジンの結果を通読した「後」にです。次にどのサイトをクリックするかが重要で、発見できる情報の質が持続的な効果をもたらします。

そこで私たち医師の出番です――私たちは、患者さんらが良い研究に裏打ちされたアドバイスを得るにはどのサイトに行ったらよいかを知らせる必要があります。

●親は子どもについてたくさんのことをオンラインで学ぶ

多くの親は子どもの健康に関して小児科の診察室以外から対処方法を学びます。親が、乳児の頭にできたこぶや新しくできた発疹など何か新たな心配が生じたときにオンラインで調べるのは、より一般的になっていると思います。私の経験では、患者の三分の一か、もしかすると二分の一近くが、これらの病気で受診する前にオンラインで調べたと言うと思います。それとは対照的に、咳、耳の感染症、風邪などで受診するときにオンラインで調べたという親はまれです。

●オンラインで診断する人のための助言

- できるだけ検索履歴を残しておきましょう。ネットをしていると、どこへ向かっているのかを忘れ、しばしば誰の言っていることを聴いているのかわからなくなってしまいます。家族がどこで情報を集めたのかを忘れると、困惑し、作り話や、個人的な逸話、間違った話などでさらに混乱します。インターネット記事のすべてが私たち親にとっての関心事ではないことは明らかです。ひとつの解決法としてその内容を印刷するか、もしくは特定のリンクを受診時に主治医と一緒に見ましょう。
- 専門家（心理学者、医師、研究者）のアドバイスを探しましょう。親や患者として、私たちは健康に関するすべての決断を科学を用いて行うわけではありません。しかし、確かなデータを用いて決断する機会があるときには、正しい情報源が必要です。主治医はあなたに合ったオンライン情報を提供してくれるでしょう。小児科医や医師がどのサイトを最も信頼しているかを聞いてみましょう。
- 大学病院や医療機関の関連サイトを探しましょう。しばしばこれらのサイトは所属している専門の研究者や臨床医と共に情報を提供していますし、内容も吟味されています。私は家族の方たちには、広告が大量に掲載されたサイトは避けるようにすすめています。というのも、これらのサイトはときに語調や領域、または意見などが広告主の要求に沿うように編集されていることがわかったからです。

• 私たち医師が行ってはならないことは、患者たちのオンライン検索をやめさせることだというのが私の意見です。それは新たな世界です。多くの患者集団の半数近くがグーグル博士を用いて診断しているのですから、私たち医師は患者のオンラインに参加する必要があります。私たちは患者の家族を、信用できる、そして価値ある声に導き、彼らがオンラインで学んだ結果を確認したり、正しい方向へ導いたりしなければならないのです。

第3部　予防接種

重大な疑問

ワクチンによって自閉症になってしまう？

なりません！

MMR（はしか・おたふく風邪・風疹）ワクチン接種により自閉症になるという迷信は、科学的に根拠のない判断からきています。

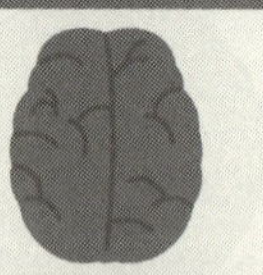

幼少時に MMR ワクチン接種を受けていることと自閉症の発症には何の因果関係もないことが数々の科学的な研究によって証明されています。

ワクチン接種はメリットよりもデメリットが大きい？

違います！

もしこれらの病気になってしまったら……

はしか

38%

はしかに感染した 5 歳以下の子どもの 38% が入院を必要としました。

肺炎、脳炎による不可逆性の脳機能障害、失聴――なかには死亡例すらあります。

1–3

アメリカではしかに罹患した 1000人のうち 1～3 人が死亡しているのです。

おたふく風邪

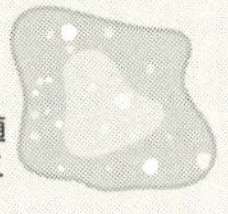

通常は軽症で終わりますが、ときに髄膜炎や失聴など深刻な問題を引き起こし、致命的になる場合もあります。

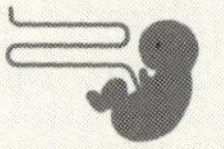

風疹

胎児にとって非常に危険です。流産や難聴などの先天性疾患、知的障害および心臓奇形を引き起こします。

85/100

妊娠初期に風疹に感染した母親から生まれた 100 人中 85 人は、何らかの先天的な障害を持っています。

それに対し、ワクチン接種による副作用はまれなうえ、あったとしてもじんましんや発熱といった軽い症状がほとんどです。

95%

MMR ワクチン接種を受けた 95% 以上の人々が、これら 3 種類（はしか、おたふく風邪、風疹）の疾患に対して免疫力を獲得します。これは驚異的な数字です！

予防接種の代替スケジュール

ワクチン接種のスケジュールに少しでも疑問があれば、小児科医に質問しましょう。

90%

90% の両親が現在推奨されているワクチン接種スケジュールに従っています。

55%

予防接種の代替スケジュールを選択する家族のうち、55% が推奨時期より遅らせてでもすべてのワクチン接種を受けています。

ワクチン接種を遅らせることは、はしかや百日咳といった危険な病気に自然感染するリスクを高めます。

自己判断でワクチンを接種する時期を決めている家庭では、科学的データを利用していません。

ワクチンはとことん研究されています。科学的根拠なしにワクチン接種スケジュールが決められることはありません。

出典
*www.cdc.gov/vaccines,vpd-vac/measles/faqs-dis-vac-risks.htm　www.aap.org/immunization/families/faq/vaccinestudies.pdf
*www.cdc.gov/vaccines/hcp/patient-ed/conversations/prevent-diseases/provider-resources-factsheets-infants.html
*http://seattletimes.com/text/2021368963.html
*http://pediatrics.aappublications.org/content/early/2011/09/28/peds.2011-0400.abstract?papetoc
*www.bmj.com/content/342/bmj.c7452

ワクチンに関する本当の話って何だろう？

親になると、ワクチンとその安全性について多くのことを耳にします。子どもの健康を守るうえで、ワクチンの大事なポイントを知るのは大切なことです。おさえておきたい点は、ワクチンは生命と人生を守るということ――これは科学的に明らかになっています。

ワクチンって本当に必要？

絶対に必要です！　以下のデータがそれを証明しています。

20世紀 1年間の罹患数	減少率（アメリカ）		2010年 1年間の罹患数
29,005	天然痘	100%	0
21,053	ジフテリア	100%	0
16,316	ポリオ（麻痺性）	100%	0
152	先天性風疹症候群	100%	0
530,217	はしか（麻疹）	>99%	63
47.745	風疹	>99%	5
20,000	ヘモフィリス - インフルエンザ菌（髄膜炎）	99%	246
162,344	おたふく風邪（流行性耳下腺炎）	98%	2,612
580	破傷風	96%	26
200,752	百日咳	86%	27,550

ワクチンにより、多くの非常にやっかいな病気が確実に減少しています。

水痘（水ぼうそう）ワクチンが認可され、定期接種が開始になった1995年以降、水ぼうそうによる死者は97%減少しました。

97%

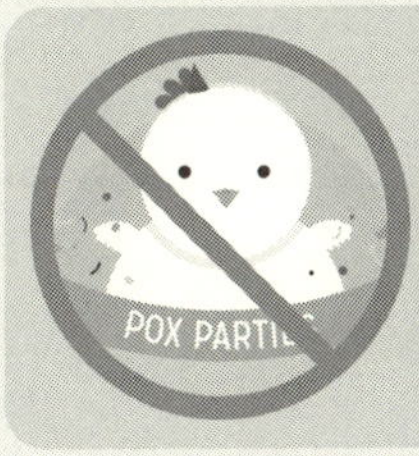

それでも、いまだに「自然に」水ぼうそうに感染させようとする家族がいます。

2013年6月、アメリカ疾病予防管理センターの報告によれば、14～19歳までの少女におけるヒトパピローマウイルス（HPV）の感染率が、2006年の7.2%から2010年の3.6%まで減少しました。

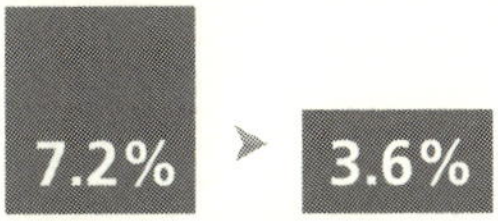

これはHPVワクチンの普及によるものと推測されています。

はじめに

●ワクチンと代替スケジュールについて

第3部では、予防接種のスケジュール、ワクチンの安全性およびワクチン接種による副作用についてみなさんにお話ししたいと思います。包括的な話ではなく、価値があるのに今まで注目を浴びていなかったワクチンに関する問題や調査内容をお伝えします。それにより、みなさんがワクチンについて疑問を感じたときや、巷にあふれている色々な情報を読むときに正しく解釈する手段となれば幸いです。

ほとんどの小児科医が「自分の子どもには、推奨されているすべてのワクチンを打たせます」と言います。ほとんどの小児科医が、伝染性の病気から子どもを守るためには予防接種よりも安全な方法はないと考えているため、こう言ってしまうのは簡単です。しかしその言葉を聞いても、予防接種をためらう両親がいるのもまた事実なのです。

もちろん、自分の子どもが予防接種を受けるとなると、どこか不安を覚えるのは当然のことです。私が自分の息子たちを予防接種に連れて行くとき、鋭い針でときには一度ならず刺されることに対する不安や痛みを思うと、私自身も不安になります。しかし、安全性や効果の点以上に、一見論理的に見える理由を心配する親もいるのです。私たち小児科医は生涯を感染症やワクチン研究にささげた専門家のようには、ワクチンに関する科学的根拠のすべてをきちんと理解できているわけではありません。だから専門家のすすめに従いながら、おおよその知識を親に説明しているのです。困るのは、私たちが予防接種をすべきではないと感じさせるような予防接種に関するルールを疑問視する意見がとても多いことです。

親が迷い、予防接種をためらってしまう主な要因として、以下のものが考えられると思います。

強力な体験談

誰しも一度はワクチンの害について聞いたことがあります。その話は著名人からではなく、隣人の姉妹や姪や自分のいとこ、または学生時代の友人の息子や自分の兄弟からだったりするのです。本当にワクチンのせいであろうとなかろうと、耳にするのはワクチンによる副作用についての話です。予防接種を受けないことが体本来の機能に合った〝自然〟なことである、という話を聞くこともあります。副作用についての患者や親の解釈には因果関係がなさそうです。副作用に見えることも、たぶん偶然の一致にすぎないのです。

体験談を聞くときに注意しなければならないのは、事実よりも感情が優先されているということです。ワクチンに関する体験談を聞くと、親の感情に同調し、自分の家族が病気になったらどうしようかと思います。そしてワクチンに対し、本気で不安を抱くようになります。うわさが回る中で事実をつかむのは難しいことですし、語り継がれる中で歪曲されてしまった神話や逸話のような話を、忘れたり気にとめないようにしたりするのは難しいことです。

さらにこの10年間、ワクチンの安全性に関する不安が高まっていることを受け、医学分野の監視役であるアメリカ医学研究所（ＩＯＭ）が、ワクチンの研究および安全性に関する１０００件以上の論文を検討して２０１３年に発表した最終報告を紹介します。

「この報告は、予防接種のスケジュールについて最も広範に調べたもので、指定された予防接種スケジュールの安全性に関する疑問には根拠がないことを明らかにした」。

残念ながらＩＯＭの報告はあくまで包括的なものであり、特定の子どもに焦点を当てたものではありません。ワクチンの安全性に関する１０００以上の論文を吟味して安全性を導き出しても仕方ないのです。

何よりも子どもには健康でいてほしい、何ごとも乗り越えて長生きしてほしい。この気持ちはみな同じですよね。

だから、ワクチンについてのニュースや人々の話、予防接種をためらう医師のいることを聞くと、私たちは不安になり、副作用のことを思い出してしまいます。実際私自身も、近くで働いている医師がインフルエンザワクチンの効果を信じていないという噂を聞きました。読者のみなさんも、著名人や大金持ちの人々が別のスケジュールで予防接種を受けているといった話を聞いたことがあるかもしれません。そのような話を聞くと、もっといいケアを受けている人がいるのか、もっと特権的なスケジュールがあるのではないかと疑問に思ってしまうのです。

問題は、ワクチンで防げる病気にかかってしまった場合の後遺症や、予防接種のスケジュールを遅らせたことによる弊害について聞く機会が少ないという点です。そのせいで予防接種後の副作用にばかり目がいってしまいがちなのです。

私が人生の中で他の何よりも望んでいることは、自分の子どもたちが生き延びることです。彼らが無事成長し、健康で長生きしてくれることです。読者のみなさんもまさに同じ気持ちだと思います。

私の診療所では、実際に起こった病気の経験を親に話して、予防接種のメリットを理解してもらいます。診察所から数キロメートルのところに住む生後1カ月の赤ちゃんが百日咳にかかって亡くなりました。彼女はあまりに小さくて百日咳ワクチンを受けられず、おまけに家族や近所の住人も当時、百日咳の予防接種をしていなかったのです。その他、私が経験した肺炎球菌やインフルエンザ、ポリオ、ヘモフィルス・インフルエンザb型菌の感染による後遺症で苦しむ赤ちゃんや子どもの具体的な話もします。もちろん、親を怖がらせるためにしているわけではなく、ワクチン接種とその安全性に対する偏った見方とのバランスをとるためにお話しているのです。これらの話を共有して、正しく理解するための公平な機会を持つべきなのです。

人から聞いた話が原因で医者に行くのをやめる家族がいるかもしれません。井戸端会議から生じた話であっても、子どもの主治医や実際に予防接種スケジュールを作っているアメリカ疾病予防管理センターやアメリカ小児科学会（AAP）に所属する専門家の意見を信じることをためらうようになります。スケジュールを作成している専門家はワクチンの安全性について、私たちや読者のみなさんよりずっと多くの知識を持っているし、彼らにももちろん子どもはいるのです。私は専門家を信用していますし、読者のみなさんと同じように、自分の理解できないことは質問し続けるという姿勢を続けていきたいと思っています。

親としての本能

母親、父親として、世界中の誰もが親の本能というものを持っています。私は自分の子どもについて何か決断する際、この本能を信じたり感じたりすることが大好きです。他の誰よりも早く自分の子どもの不調に気づくとき、または子どもが遊具から落ちてしまった瞬間に、子どもが怪我をしないよう自分がウッドチップに飛び込んで子どもを受け止めるといった状況を想像してみてください。自分の子どもに苦痛を与えたくないという親の本能が、子どもの脚［アメリカでの予防接種は、腕よりも脚に注射するのが主流］に針を刺すという行為（＝予防接種を受けさせる）が、針を刺さない（＝予防接種を受けさせない）ことよりも危険な行為だと思ってしまうのは仕方のないことです。

子どもの健診で、医師が看護師に5本の注射を打ちなさいと命じるのを聞くのは親にとっても苦痛です。私は親がそのように感じるのは当然のことだと思います。しかし子どもに苦痛を与えたくないという親の本能に従って子どもに予防接種を受けさせなければ、強烈なしっぺ返しが待っています。私たちの子ども、**そして**愛する人々のために、予防接種を受けさせない、病気から保護しないということは、より大きな危険を運んでくる可能性があることを忘れてはいけません。

病気に対して弱い人はどのコミュニティにも存在します。自分を守る免疫力そのものが弱い子ども、または化学療法を受けている子ども、老人、そして何らかの事情で予防接種を受けられない人々などです。私たちが予防接種によって子どもを病気から守ることは、周囲にいる友人や家族、コミュニティをも病気から守ることになるのです。

ウェンディ先生のツイート

どのワクチンも100％効果を発揮するわけではありません。予防接種をしても感染する可能性がある人が少しはいます。予防できるかどうかは、周囲の人の状況にかかっています。

インターネット

世界中をつなぐインターネット上には膨大な情報があふれています。私たちはオンラインでつながることにより、素晴らしい医学の進歩を実感できる時代に生きています。私自身、健康に関する知識を共有したり、子どもとのより良い接し方を探ったりして、長時間をインターネットに費やしています。現在私たちは、かつては多数の人々の命を奪っていた感染症から子どもたちが守られる時代に生きています。しかし、巧みな話術で語られる話のせいで明確な医学上の進歩がかき消されてしまう時代でもあります。ひとりの、美しく自分の考えをはっきり表明できるパワフルなお母さんが、忘れがたい話をすることができます。そしてときとしてそのような話は、自分自身の力でインターネットから学ばなければならないという気持ちにさせます。

私はよく、親たちがワクチンについての情報を自分で調べるべきだと感じていると思うことがあります。ここ最近20年ほどですが、まるで小児科医や感染症の専門家は親が求める信頼のおけるパートナーではないかのようです。私から見れば、これは信頼関係を築くチャンスなのに、もったいないことです。インターネットで調べなくてももちろんいいとは思いますが、調べることはもちろんできますし、私の考えではどんどん調べていいのです。もしもオンラインで情報を得るならば、それは誰が書いたのかを慎重に考える必要があると思います。専門家が書いているのか。単なる体験談にすぎないのか。あなたは色々なところをクリックしているときに検索履歴を残していますか。自分がどこにアクセスして、どのような情報を手に入れていたのかわかっていますか。

私自身、ある日の夕方にどこのサイトにアクセスしたのかを記憶していないことが多いのです。

フィラデルフィア小児病院感染症部門のチーフで、AAP特別会員のポール・オフィット医師が、「ワクチンについてグーグルで検索しても専門家と同じくらいのことがわかるわけではない」と私に言いました。しかし、多くの人はそうできると思っています。ピュー研究所の調査によると、インターネットを利用するアメリカ人の80％以上が、インターネットで健康についての情報を検索しているということです。そしてこの本の出版時には、35％のアメリカ人が自分の健康について自己診断を下すためにインターネットを利用しているということでした。そうしないのは難しいことですし、そうするべきだと私は思っています。しかし本当に必要なのは、どこで情報を手に入れるかということです。ほとんどの親が、健康など子どもについての有用な情報を得るため、SNSやブログ、ウェブサイトへ日常的にアクセスしています。これらのツールから有用な情報が得られると信じています。

しかし、現実的にはオンライン検索には深い落とし穴が存在します。親として行う調査と、大学の医学調査チームが行う調査では、その質がまったく違います。オンライン上で集めた情報をうのみにして結論を出すことには慎重になるべきです。オンライン上の情報に基づいて子どもに関することで何かを変更する場合、その情報源を印刷するなりふせんをつけるなりして、次回小児科を受診する際、医師に見せましょう。医師をパートナーとして、その情報をどう考えるか相談するのです。

私は医学部を卒業し小児科としての専門教育を受けているものの、自分自身の子どもの予防接種スケジュールを組み立てるうえで十分な知識を持っていません。ただ、誰を信頼して予防接種のスケジュールを立ててもらえばいいのかは学びました。

水痘《すいとう》（水ぼうそう）ワクチンの接種スケジュールを作成している人々は、私よりはるかに多くの知識を持ち、経験を積んでいます。たとえば水痘ワクチンの接種スケジュールを作る際、水ぼうそう感染の原因となる水痘ウイルスについて書かれた300以上の論文を検討しています。私たちがオンライン上で行う調査とは比べ物になりません。

水痘ワクチンが定期予防接種と認定された1995年以降、水ぼうそうで亡くなる子どもの数は3％にまで減少しました。しかし、いまだにウイルスと接触させて自分の子どもを水ぼうそうに〝自然〟感染させる親がいます。2011年、ウイルスに感染した子どものなめたキャンディーを郵送して別の子どもになめさせて免疫力をつけようと話し合うフェイスブックのグループがありました。水痘ウイルスは郵送中に死んでいるとしても、とても危険で無駄な行動です、親がなぜ自分の子どもに対し、安全で効果のあるワクチンではなく誰がなめたかわからないキャンディーを選ぶのか、いまだに信じられませんが、多くの人々がワクチン接種に対して恐れ、不安を抱いているという事実を改めて思い知らされました。フェイスブックやウェブ上で告知される水ぼうそうパーティーは、まったく根拠のない迷信や誤った情報をうのみにしてワクチン接種によって自閉症になると主張し、親たちを怖がらせているのです。インターネットというツールは良いことばかりではなく、時間と共に拡散してしまうという特性があるのです。

病気にかかった記憶がないということ

ワクチン接種を遅らせたり拒否したりするひとつの理由は、実際の病気を知らないからです。感染症のような病気はその原因が目に見えるものではありません。ワクチンで防ぐことができるので、病気そのものを知りません。とはいえ、予防接種をせず、地域全体の免疫力が低下している場合、はしか（麻疹）の大流行、百日咳やインフルエンザによる死者が出てしまいます。

はっきりさせておきたいのは、百日咳の流行には差があるということです。地域全体の予防接種率が低いという理由だけで大流行が起きるわけではありません。実際、ＤＴａＰ（ジフテリア・破傷風・百日咳）ワクチン接種5回目以降になると、子どもの百日咳に対する抗体量は減少してしまうことが多くの調査により判明しています。さらに、予防接種を受けたとしても、百日咳に対する免疫ができる確率は80％なのです。最後に、予防接種による副作用を軽減するために、１９９０年代より百日咳の菌体すべてを使用するＤＴＰから菌体の一部を利用するＤＴａＰへと変更になったことで、ワクチンの効果持続期間が短くなっています。これらの事実を踏まえて、たとえ予防接種を受けていたとしても、コミュニティの中での大流行に備えておくべきです。同じ地域に住むすべての人が予防接種を受け、お互いの身を守るという大原則を守ることがとても重要なのです。

流行が起こってから予防接種を受けても遅いのです。

私は臨床医として、2012年ワシントンで百日咳の大流行を経験しました。そのときは多くの親が、実際の惨状を目の前にして自分の赤ちゃんや子どもを百日咳から守ろうと、家族全員を引き連れて予防接種を受けに病院へ押しかけました。そして多くの家庭で、新生児の百日咳への感染を防ぐために、ジフテリア、破傷風、百日咳の大人用ワクチンであるＴｄａｐワクチンを接種していない訪問者を自分の家の中に入れないようにしました。この病気の恐ろしさを知った家庭は、予防接種を推進する強力な援護者となりました。

流行が起こってから予防接種を受けても遅いのです。

私の母は以前、私の祖母が母と3人の息子を、ポリオワクチンを接種できる年齢になる前にポリオ感染からどのように守ったかを話してくれました。その時代にはまだ周囲にポリオ感染による小児麻痺をわずらっている隣人や友人が存在したのです。そのことを記憶していた私の母は、自分がポリオワクチン接種を受けるのは当然のことでした。現在、私たちはポリオについてよく知りません。ビル＆メリンダ・ゲイツ財団といった人々のおかげで、世界的なポリオ撲滅が進んでいます。私は新生児の親にポリオワクチンの重要性を力説する際、実際の感染と予防接種の副作用とではその危険性は比べ物にならないことをお話しています。

私は、青年期にヒトパピローマウイルス・ワクチンを打つことの安全性についてお話するときに、がんで亡くなった祖母のことを思い出すことがあります。もし祖母が、中学に入りたての少年少女にがんの原因となるウイルスに対して免疫を獲得させることができること、B型肝炎ウイルスに対するワクチンを生まれたときに接種すれば、将来肝臓がんにならずに済むということを知ってさえいれば、祖母はこれらの予防接種を喜んで受けたでしょう。同様に予防接種を断る家族がいると知ったら、祖母はショックを受けたことでしょう。

ワクチン専門家ではない人からのアドバイス

私はワクチンの専門家ではありませんが、多くの疑問を持つ母親であり、親たちの疑問を解消する役割を担う小児科医です。本当のことを言えば、私のワクチンに関する知識、つまり、その危険性や副作用、効果および科学的根拠は、一般小児科医として経験、実践してきた中で学んできたものです。私は医師として親のワクチンへの理解を助けるために、ワクチンについて学び、情報を集めてきました。

もしもあなたが担当医との会話の中でワクチンに関する情報が足りないと感じた場合、自分で調べた情報や、自分の抱いている疑問や関心について、あなた自身が医師に知らせなければなりません。

しかし、専門知識がないにもかかわらず、予防接種について物申す医師も少数ですが存在します。

たとえば、AAP特別会員であるロバート・シアーズ医師は、予防接種の安全性に関心のある家族向けに2007年に出版した本の中で、その安全性を見極めるため予防接種を遅らせた方が良いと提唱しています。しかし、予防接種を遅らせて得られる利点について科学的根拠はありません。代替スケジュールはすべて、単にその子の自然感染のリスクを高めるだけでなく、ワクチンを受けている周囲の子どもたちのリスクも高めてしまうかもしれません。ワクチンの専門家はしばしば、予防接種の代替スケジュールは最悪だとすら言います。予防接種を遅らせるメリットはなく、副作用のリスクを減らすことにもなりません。

率直に言って、予防接種の代替スケジュールに何の安全性も保障されていないにもかかわらず、シアーズ医師の提案を好ましく感じる親もいます（2008年カリフォルニアで起きたはしかの流行は、シアーズ医師の患者のひとりが広めてしまったということを知る読者はいないかもしれませんが）。イギリス市民であるアンドリュー・ウェイクフィールド氏が、MMR（はしか・おたふく風邪・風疹）ワクチン接種は自閉症を引き起こすという誤った提唱をしてから長い時間が経過し、またテレビ番組の『オプラ』に出演したジェニー・マッカーシーが同様のことを主張したとしても、シアーズ医師の本を持って私の診療所を訪れる人の数は減っています。しかし、彼の本が予防接種に疑問を抱き続ける親に与える影響は非常に大きく、代替スケジュールを使っているかどうか尋ねられた家庭で、シアーズ博士のスケジュールのような方法を使ったと答えたのは10％以下でした。

予防接種の代替スケジュールの安全性は調べられていません。

もしもあなたが担当医との会話の中でワクチンに関する情報が足りないと感じた場合、自分で調べた情報や、自分の抱いている疑問や関心について、あなた自身が医師に知らせなければなりません。私も親から噂の類や統計的な情報も含め、ワクチンについての様々な情報をよく教えてもらいます。もしもあなたが得た知識の中で、自分自身が疑問に感じたり解釈の難しい情報があったり、医師が知らない情報があった場合は、ぜひ医師に知らせてください。あなたの担当医はその疑問や質問に答えるためにどこを探せばよいのか知っているはずです。

私たちは幸運な時代に生きています。ワクチンはひっそりと多くの命を救っています。そして私たち医師は、予防接種にまつわる諸説を整理し、専門家としての信頼を取り戻し、本来の仕事に取り組みます。予防接種の代替スケジュールを希望する親はきっと減っていくでしょうし、子どもの健康のために決断をするのに必要な情報を共有したいものです。科学が進むにつれ理解が深まり、子どもを守るより良い予防接種の方式が確立していくでしょう。

私たちは誰もが健康な子どもと健康なコミュニティであることを願っているのです。

55 新生児を繭にくるんで守りましょう。1通の電子メールだけでできます

２０１２年、ワシントンで百日咳の大流行宣言が出されました。２０１０年にもカリフォルニア州で百日咳の大流行が起こっていました。百日咳の流行は新生児にとってとても危険です。子どもは百日咳のような重い感染症にかかりやすく、免疫もほとんどありません。

診療所では、新生児を持つ親に、「繭《まゆ》」を作って新生児を守るよう指導しました。「繭」というのは百日咳やインフルエンザなど予防接種により予防できるあらゆる病気に対し、新生児の周囲にいるすべての人が免疫を獲得して、新生児を防御する環境を作ることです。周囲の人すべてに免疫があれば、重大な感染症から新生児が守られるのです。

百日咳はくしゃみや咳を介して広がる呼吸器感染症で、幼い子どもにはときに命取りになります。破傷風、ジフテリアそして百日咳菌の菌体の一部を利用して作られたＴｄａｐワクチン接種を受けることが、百日咳感染を防ぐ最も良い方法です。百日咳の大流行中、私たちが最も心配するのは無防備で弱く、ワクチン接種をまだ受けられない新生児の感染です。もしも新生児の周囲にいるすべての子どもと大人がＴｄａｐワクチン接種を受けていれば、新生児が百日咳に感染する可能性はゼロになります。

百日咳に感染する新生児はほとんどが周囲にいる家族や大人から感染します。そこで電子メールの出番です。

この方法は過保護すぎると言われるかもしれません。しかし、少々やりすぎに思えたとしても、あなたには自分の家族の安全を確保する義務があるのです。私は多くの家族に対し、「大げさに見えるかもしれないけど、それでももし周囲の人から百日咳が感染して赤ちゃんが死んでしまったらどうするの？」と言いました。率直な言動は命を守るのです。

たとえ祖父母であっても、Ｔｄａｐワクチン接種を受けてない人は新生児のいる家を訪ねることはできない、というルールを作りましょう。

ウェンディ先生のツイート

シアトルで12月13日、新生児が百日咳で亡くなりました。親、きょうだい、祖父母および訪問者は全員、Ｔｄａｐワクチン接種を受けましょう！

●家族や友人に、説明の電子メールを送りましょう

ここに私の友人が書いた、新生児のいる家に「繭」を完成させるための電子メールの見本を提示します。

こんにちは

みなさんには私たちの赤ちゃんに近いうちに会っていただきたいと思っています！

百日咳がこの周辺で流行していて、インフルエンザがピークを迎えています。そこで、Tdapワクチンおよびインフルエンザワクチンの接種を受けた人のみ家に来ていただくというルールを作りました。私たちはかかりつけの医師のもとから戻ってきたところです。医師はこのルールの重要性を強調していました。インフルエンザと百日咳——特に百日咳——の感染は、新生児にとって命取りになるからです。百日咳ワクチンについては、接種後2週間で効果が出ると言われています。

このワクチンは診療所や薬局で接種できます。ご理解いただき、ありがとうございます！

56 百日咳とは？　Tdapワクチンとは何？

百日咳は百日咳菌が感染することにより起こる細菌感染症です。百日咳にかかっている人々の咳から周囲の空気へと拡散し、感染が広がります。細菌は気道から感染し、気管の炎症や狭窄《きょうさく》を引き起こし、ひっきりなしに咳が出るという病気です。赤ちゃんや子どもが感染した場合、咳の合間になるべく深く呼吸をしようと思いっきり息を吸うのですが、そのとき吸う息の音が笛を吹いたような音（フーピング）に聞こえることから、この名前がついたのです［百日咳は英語でフーピング・コフという］。年長児が百日咳にかかった場合、フーピングはより顕著になり、発作のように咳をしたり、ひどい場合は吐いてしまいます。新生児および幼児では逆に、フーピングはさほど顕著ではありません。

1歳以下の幼児が百日咳に感染した場合（特に生後2カ月未満の場合）、息ができなくなってしまい、死にいたる病気となります。もちろんすべての人が百日咳にかからないよう願ってはいますが、こと赤ちゃんには本当にかかってほしくないのです。

百日咳から幼児や子どもを守るために、ジフテリア、破傷風そして百日咳菌の菌体の一部を利用したDTaPワクチン接種を受けましょう。2カ月、4カ月、6カ月そして15カ月、18カ月、4歳のときにワクチンを接種します。15カ月に接種を受けて以降、ほとんどの幼児には百日咳に対する抗体ができています。

11歳以上の子どもと大人は、破傷風、ジフテリアそして百日咳菌の菌体の一部を利用したＴｄａｐワクチン接種を受けましょう〔ＤＴａＰとＴｄａｐでは、菌体の一部を利用して作られているワクチンという意味では差はないが、抗原含有量が異なる（ＤＴａＰの方が多い）。Ｔｄａｐは現在日本では認可されていない〕。

Ｔｄａｐワクチンとは、大人と11歳以上の子どもを対象に、破傷風、ジフテリア、百日咳の感染を予防するために作られたワクチンです。百日咳の流行とそれに伴う幼児の死亡例がここ数年増えてきたことから、私たちは幼児、子ども、青年および大人が百日咳に感染しないよう予防接種を強力に推奨してきました。一番大切なことは、新生児が百日咳菌に接触しないようにすることです。新生児や6カ月未満の幼児にとって最も危ない、ときに命を脅かす病気が百日咳なのです。

もしもあなたの周囲に新生児がいるなら、Ｔｄａｐワクチン接種を少なくとも1回受けることは大人として当然の義務です。

忘れてはならないのは、百日咳に対するワクチン接種を受けている大人でも、百日咳に感染する可能性はあるということです。統計によると、ワクチン接種を受けた80％の人に百日咳に対する抗体ができるものの、その効果は年々減弱することが証明されています。もしもあなたが風邪をひいていたり、咳をしているにもかかわらず幼児の面倒を見なければならない場合、自分が百日咳に感染していないか医師の診察を受けましょう。

どのような兆候があったら小児科に連絡をすべき？

百日咳感染の初発症状は普通の風邪と同じです。以下に述べるような条件がある場合、百日咳を疑った方がよいでしょう。

・子どもが免疫がまだ完全にできていない赤ちゃんであるか、長期間咳が止まらない人や病気の人と接触していた場合
・子どもの咳の回数が増えた上にひどくなり、唇や手足の先端が紫色に見えるとき
・咳発作の後、子どもがぐったりとしてしまい、顔色が悪く、食欲がなく、咳と共に嘔吐してしまうとき

●家族を百日咳から守るには

- 百日咳を予防する最も効果的な方法はワクチン接種を受けることです。
- 7～10歳の子どもで、計4回（2、4、6、15カ月）のDTP／DTaPワクチン接種を1回でも受け損ねていた場合、Tdapワクチン接種を受ける必要があります。
- 7歳までのワクチン接種記録がはっきりしない子どもはTdapワクチン接種が必要です。
- 若者の予防接種スケジュールが最新であるためには、11歳児健診でTdapワクチン接種を受けていることが必要です。
- DTaPもしくはTdapワクチン接種を受けていない11歳以上の人々は、ワクチンを接種する必要があります。
- 破傷風ワクチン接種後にTdapワクチンを接種する場合でも、5～10年の間隔をあける必要はありません。破傷風ワクチンにより数年間破傷風からは保護されますが、百日咳からは保護されないので、破傷風ワクチンとTdapワクチン接種の間に間隔をあけなくてもいいのです。

- 妊娠中の母親は、妊娠のたびにＴｄａｐワクチン接種を妊娠後期に受けるよう推奨されています。
- 百日咳、破傷風、ジフテリアに対するワクチンの予防効果は時間と共に薄れていきます。ですから大人でも抗体を維持するためにワクチン接種が必要です。専門家によれば、破傷風ワクチンは10年に1回接種するよう、そしてそのうち1回は破傷風ワクチンをＴｄａｐワクチンにするよう推奨しています。
- **周囲に幼い子どものいる大人――親になりたての人、祖父母、ベビーシッター、保育士、そして医療関係者――がＴｄａｐワクチン接種を受けることが特に大切です。**

おさえておきたい ポイント

注意：百日咳は、大人が感染すると、その名前の由来にもなった犬の遠吠え様といわれる特有の咳を引き起こしますが、新生児や子どもが感染した場合、最初の2週間は普通の風邪と変わらないように見えます。「１００日続く咳」という表現どおり、やっかいなのは咳が長期に渡りうることです。

アドバイス：百日咳で命に関わるほど重症化してしまう危険があるのは赤ちゃんです。かかりやすいのは出生時から2カ月までの間ですが、6カ月までは、呼吸停止を含め、合併症を引き起こす可能性があります。「繭でくるむ」ようにして赤ちゃんを守りましょう。赤ちゃんの周囲にいる家族や友人全員がワクチン接種を受けて、赤ちゃんを守るのです。

基本情報：１９９０年代に、百日咳を予防するために使用されるワクチンが、菌体すべてを利用して作られるワクチンから、菌体の一部を利用して作られる無細胞ワクチンに変更されました。副作用は軽減したものの、無細胞ワクチンの免疫効果は弱く、効果の持続期間が短くなることがわかってきています。

57 アメリカにおけるはしかの現状

多くの親と同様にあなたも、はしか（麻疹）やおたふく風邪（流行性耳下腺炎）、風疹の危険性よりも、それらのワクチンであるMMR接種の危険性について多くのことを聞いているでしょう。しかし、はしかなどの病気そのものに罹患した場合の危険性と、MMRワクチン接種による副作用を比較した場合、ワクチン接種による副作用の方がずっと軽く、頻度も低いことは科学的にも明らかなのです。

はしかは深刻な病気です。発疹や鼻汁、発熱だけでなく、けいれんや肺炎、脳機能障害を引き起こすこともあり、最悪の場合死にいたります。アメリカでは5歳以下ではしかにかかった子どもの42％が入院治療を必要としたと2011年に報告されました。最善の治療をしても、はしかにかかった1000人のうち1～3人は亡くなる可能性があるのです。

ウェンディ先生のツイート

6～11カ月の幼児が海外旅行に行くならMMRワクチン接種を受けてから行きましょう。そして次回のMMRワクチン接種は、アメリカ疾病予防管理センターの接種スケジュールに従って生後12カ月で受けることになります。

もちろん予防接種には、副作用があります。しかし大部分の副作用は軽いものです。注射部位の軽い痛みや発熱が最もよく見られる副作用です。中等度の副作用としては、熱性けいれんや血小板減少、関節痛が挙げられますが、その発現頻度はさらに低下します。命を脅かすようなアレルギー反応は１００万人に1人と非常にまれで、めったに起こらないので、ワクチンの副作用によるものかどうか判断できません。

私自身はしかの子どもを診察したことがありませんが、はしかの患者さんを診たことがある多くの小児科医を知っています。2年ほど前、アメリカの中西部ではしかの大流行が起こった際、私の友人の息子がワクチンを受けていない子どもからはしかをうつされた話を聞きました。彼女の息子はまだ小さくて（12カ月未満）、予防接種を受けられなかったのです。現在この事実を書いているだけでも、心が痛みます。

友人の小児科医でアメリカ小児科学会特別会員であるナターシャ・ブルガート医師は、２０１１年にカンザスシティで大流行した病気がはしかであったと判明した後、次のような手紙を私にくれました。

私は今まで実際にはしかにかかった患者を診たことがなかったし、36歳年上の私の同僚も同じくはしかを診たことがなかったのです。ワクチン接種で防ぎうるこの病気が私のコミュニティで広がり続けているということは、私以外のカンザスシティの大多数の医師がはしかの典型的な発疹を診たことがなかったのだと思わざるをえません。

子どもがよくかかる病気を医師が診た経験がなかったために、はしかの症状が高頻度で見過ごされたのです。はしかと診断されなかった患者が相当数いたものと思われます。

この推論は、ブルガート医師がカンザスシティでのはしか大流行の際、少なくとも12人以上の患者が罹患者として数えられていなかっただろうと言っていることからも確実だと思われます。

はしか患者の報告数が増えていくにつれ、私の住んでいるこの小さな町にとってはしかは現実のものとなりました。私たちはヨーロッパからの旅行者が、この静かで気取らない、ゆったりとした地域にはしかをもたらしたと信じています。たったひとりの選択が――地球半周分離れているというのに――カンザスシティに住む私たちを脅かしたのです。地球規模の住民の一員として、ワクチンによって防ぎうる病気から自分自身とお互いを守るための責任を、今やこのコミュニティに住む人々はしっかり心に刻んでいます。

この本が出版される直前まで、イギリスのウェールズ地方ではしかが大流行していました。2013年の春、25歳の死亡例を含む800人以上の人々がはしかに罹患したと報告されました。国内のワクチン接種率を見ると、ウェールズ地方のMMRワクチン接種率は低く、10代の子どもで16歳までに2回MMRワクチンを接種していたのは82%であったということがわかりました。はしかが大流行した時点で多くの専門家が、この大流行はMMRワクチン接種を受けていない人がたくさんいたため広がったと推測しています。

おたふく風邪では、発熱、頭痛、筋肉痛そして唾液腺が腫れるといった症状が見られます。おたふく風邪の後遺症により、失聴や脳炎、精巣や卵巣の痛みを伴う腫脹が引き起こされることがあり、まれには子どもが不妊症にもなります。アメリカでのおたふく風邪の罹患者数は、以前は1年に10万から20万人でしたが、1967年にワクチンが導入されて以来、幸いなことに年間300人以下と劇的に減少しています。２００1年以降のデータでは、毎年平均２６５人のおたふく風邪患者が報告されています。

しかし最近、おたふく風邪罹患者の報告数が増えてきています。たとえば２００６年は、大流行が起こったために、おたふく風邪の年間罹患者数が６０００人を超えたと報告されました。

風疹の症状は発疹と関節炎（大人の女性に起こる）、そして発熱です。子どもが風疹に罹患した場合、たいていは喉の痛みや発熱といった軽微な症状で終わりますが、大人が罹患すると、症状は重くなりがちです。発疹が出現するまでの1～5日は全身倦怠感、頭痛や目の充血といった症状が見られます。すべての子どもに予防接種を受けさせる主な理由は、もしも妊娠中の女性が風疹に罹患した場合、流産や先天異常のある赤ちゃんが生まれる可能性が高くなるからです。

子どもに予防接種を受けさせることは、感染から自身の子どもを守るためだけでなく、将来の遊び友達を守ること――妊娠中の女性への感染を防ぐこと――をも意味するのです。

ＭＭＲワクチンには、以前保存剤として添加されていた水銀化合物であるチメロサールは含まれていません［チメロサールは殺菌作用が注目され、１９３０年代からワクチンの保存剤として利用されてきた。しかしアメリカを中心に、水銀による被害と疑われる自閉症患者の事例が報告されるようになり、１９９０年代に入るとワクチン中のチメロサールの含有量を低減し、他の殺菌剤への転換が進められるようになった］。しかしこの神話はいまだ広く流布していて、親を混乱させ、不安にさせるのです。ＭＭＲワクチンには、他のワクチンと同様、副作用があります。ＭＭＲワクチン接種により、10％以上の子どもに発熱（免疫反応として発熱は接種後7～12日後に見られることが多い）、5％に発疹、75人に1人の割合で耳下腺や首のリンパ節が腫れるといった症状が見られます。より重篤な症状としては、3000人に1人の割合で熱性けいれん、大人の場合は関節痛や3万人に1人の割合で血小板減少が見られます。

ウェンディ先生のツイート

MMRワクチン接種による血小板減少症の出現頻度は3万人に1人で、非常にまれなものです。副作用があるとしても、はしかにかからないで済むワクチン接種のメリットは明らかです。

ワクチンの副作用について詳細な話を聞くと、予防接種は怖いと感じてしまうでしょう。しかし、実際にはしか、おたふく風邪、そして風疹に罹患した場合の危険性と比較した場合、予防接種がどれほど安全かは数多くの文献からも明らかなのです。そしてMMRワクチンは非常に有効です。1歳と4歳で一連の予防接種を受けた99%以上の人が、はしかに対しての免疫を獲得します。これらのワクチン接種は、自分の子どもの命を守るだけでなく、体の弱い同じコミュニティの人々やまだ小さくてワクチンを受けられない赤ちゃんの命も守ることになるのです。

58 ワクチンを信頼しますか？

数年前、私は33人の小児科医に、コーヒーを買うために並んでいるとき、新生児を持つ親からワクチンを信頼しているかどうか尋ねられたらなんと答えますか、と電子メールで尋ねました。冗談のつもりで、あるいは予防接種へのためらいを本にまとめて出版するためにそんなメールを書いたわけではありません。コーヒーを買うために並んでいる私の身に実際起こったからです。

ウェンディ先生のツイート

33人の小児科医にメールでひとつ質問をしました。「コーヒーを買うために並んでいるとき、2分間でワクチンをどのように説明しますか？」

問題は、これがよく起こることだということです。人々は私自身がワクチンを信頼しているのかどうか、くり返し尋ねるのです。

この質問は、人々が健康についてインターネットでどんどん調べるようになってから増えてきました。ワクチンの安全性や接種するワクチンの種類、予防接種の安全記録について親が懸念を持っているためでしょう。

赤ちゃんは生まれたその日にB型肝炎の予防接種を受けます。2歳まではほとんど健診のたびにワクチンを接種します。私たち患者が医師や看護師と診察室にいる間に経験することの大半は予防接種なのです。

コーヒーを買うために並んでいたとき、赤ちゃんを抱いた新米の父親が、私に同じ質問をしてきたので、自分の考えを話しました。列を離れてすぐに、うまく伝えられたのか心配になりました。私は同僚たちに尋ねる前に自分の考えを丸1日かけて振り返ってみました。自分が治療に関わっていない親に、診察室の外で、ワクチンで子どもを守ることがいかに重要であるかを理解してもらうためにはどうしたらよいのでしょう。病気を予防するワクチンの役割について私たち小児科医が学んだことを、思いやりと情熱をもって伝えるにはどうしたらよいのでしょう。

私は、すべての患者家族にワクチンの安全性を2分間で説明できるような、台本のセリフのようなものはないと思います。私自身、経験ある小児科医が私の説明を聞いたらどんな風に手直しをしてくれるか聞きたいですし、それをみなさんにも知ってほしいです。私は小児科医として、患者家族に、健康な子どもを育て、ワクチン接種をして病気を予防することの背景にある科学やエビデンス、感情といったものを、本当に上手に教えられるようになりたいのです。

また、小児科医がなぜ予防接種を熱心に行うかも理解してほしかったのです。予防接種の害に不安を感じる親と、予防接種の恩恵を信じる親や医師や専門家との間の溝を広げたいのではありません。むしろ私たちの共通点を再認識したいのです。

私たちはみなよく似ているのですから。

私たちは誰でも子どもにとって正しいことをしたいと思っています。だから誰もがワクチン接種についての見解に熱心になります。みんな子どもたちのことをとても気にかけているのです。

この情熱と責任感は、国内各地の医師に電子メールを送ったときに確かなものとなりました。20以上の返事をもらいました。かなりいい返答率です。

これら小児科医たちの考えを感情、根拠、経験、の3つに整理してみました。

この3つは互いに矛盾するものではありません。感情的なコメントの中にも根拠はありますし、根拠があることを実際に経験したこともあります。経験の中に感情もあります。

●感情

親だけがワクチン接種の是非について感情的になっているのではありません。小児科医（や科学者や公衆衛生の専門家）も親が予防接種について理解する方法を改善するために大きな責任があります。ですから、これは大切なことです。

メールを送ってくれた医師のほとんどは、ワクチンに対する正しい知識を教えることよりも親の話をよく聞くことが大切だと言いました。その中で語ってくれたことをいくつかご紹介します。

デーヴィッド・ヒル医師（ノースカロライナ州の小児科医）
小児科医なら誰でもこの問題を抱えています。私にとってこの質問は非常に辛らつなものです。というのも、私たちは同僚（小児科医）の22歳の娘さんが昨年、新型インフルエンザで亡くなるのを目にしたからです。人工呼吸器につながれ、むくんで蒼白な顔をした娘さんを目の当たりにしながら、その一方で「インフルエンザワクチンは病気を予防すると共にその原因にもなるってことをみんな知っていますよ」と私に言ってくる親もいるのです。先週もそんな親がいました。

やれやれ、そんな親に対する彼の対応は？

心の中ではどなりつけたい気持ちだがマズイでしょうね。

アリ・ブラウン医師（小児科医、育児に関するベストセラー本『ベビー411』（未邦訳）の著者）

親と話をする際に最も効果的なのは、科学的根拠に基づく内容を話すことではなく、自閉症とワクチンについて書かれたジェニー・マッカーシーの著書のように、感情に訴えることがすべてです。「私も私の家族も予防接種を受けています。家族を守るためです。あなたの子どもに対しても何一つ違うことはしたくありません」。

もちろん100％有効ではありませんが、正直に言ってこのメッセージはかなり効果的ですし、少なくとも2分はかかりません。

ナターシャ・ブルガート医師（カンザスシティの総合小児科医）

彼女は説明するときに的をしぼることが大切と伝えています。

予防接種を受けるか否かはとても重要なことなので、ベストセラー本やテレビの特番に基づいて決められることではないですよ。

エド・マーカス医師（小児科医、ワシントン大学小児科学教室教授）

予防接種について短く話すことはできません。私の目的は予防接種を売ることではなく、予防接種をしないと決めたことについてきちんと話し合うことだからです。

エヴリン・スー医師（肝臓病・移植が専門の消化器科医）

ばかげています。私は子どもたちに、ワクチンは見えないヘルメットだと説明しています。予防接種は予期しない危険から身を守る最善の方法です。私は感染力の最も強いウイルスのひとつであるB型肝炎ウイルスに対する予防接種の効力について文献を読みましたし、実際に経験しました。先天性B型肝炎ウイルス感染症にかかる子どもはたくさんいて、その多くはいまだに治療を受けていないのです。彼らの周りにいる人たちが感染からきちんと身を守れるよう祈るしかありません。

小児科医は、診察室で予防接種とワクチンについて話し合おうとして挫折感を味わうことがあります。確かに私たち小児科医の仕事ではありますが、骨が折れます。寓話に対して科学的正当性を説明しなければならないことが難しいのです。感情的なことが障壁となることもあります。このことについて**ヒル博士**は次のように言っています。

医者は自家用操縦士の3倍もの飛行機を墜落させていると言われています。なぜなら私たちのすることは、他のどんなことも簡単に思えるくらい難しいことだからです。同様に、最も教養のある親が30

分ほどインターネットで調べれば「調べました」と言えると思っているのです。そういう親に対しては、「それは違います。私は実際に組織培養や培養したものを電気泳動にかけ、実験から生まれたデータを解析しました。研究とはそういうものです。あなたたちはネットでさらっと調べただけでしょう？」と叫びたくなります。免疫システムは医者にとっても大変複雑です。どれくらい難しいかというと、素人が（その人がどんなに賢くても）大型旅客機を飛ばす訓練をするようなものです。原理は単純かもしれませんが、たとえば15ノットの向かい風の中、南東方向からデンバーの空港に着陸させるには翼をどの角度にするかというようなことなのです。違いは、パイロットの関心が私たちと一緒、つまり、安全に着陸することだということです。でも、教養の高い人は医師の動機に対して懐疑的なので、このような状況であっても自分自身で操縦桿を握って着陸させた方がましだと考えています。

懐疑論は世間に深く根付いています。小児科医はお金儲けのために予防接種をするという文句をしばしば聞きますが、私の経験や教えからいうとそれは真実ではありません。わが国の多くの地域で、小児科は予防接種のためにお金を費やしています。ワクチンを注文し、在庫を準備して冷蔵保存し、接種後には接種証明書を発行するといったことにはとてもお金がかかるのです。しかし予防接種反対派の人々は、小児科医の意図について様々な情報を流し、世間一般の人々を混乱させます。インフルエンザワクチンに含まれるチメロサールの危険性に関する広告が映画館で流れたりして、映画鑑賞の前にポップコーンをつまんでいるときでさえも、ワクチンの議論について安心していられないのです。こういった状況はいたるところで起きています。

小児科医たちはこのことについて診察室の外にいても心配が絶えません。**スー医師**は、子どもたちが予防接種によって十分に守られていない状況について、自身の心配と懸念を次のように表現しています。

ヘルメットをかぶらない子どもが自転車に乗って転んで怪我をするようなものだと思います。

小児科医は、予防接種の機会がないために、本来予防できる病気にかかってしまった子どもたちを診察します。それはとても辛いものです。病気の子どもについての記憶はなかなか消えません。小児科医がワクチンに対して感情的になる理由の一部は、仕事の中で日々思い出されるものがあるからではないかとも思います。

ダグ・オペル医師（生命倫理学者、小児科医、子どもを持つ父親）

百日咳にかかって自分で呼吸もできないくらい重症の子どもたちが入院している病院からちょうど戻ってきたところです。人工呼吸器を装着し、身動きがとれない状態にされている幼い子どもたちがいる光景はとても痛ましいものです。自分の子どもが呼吸するのも辛く痛がるような状況は想像したくありません。

ポール・オフィット医師（感染症とワクチンの専門家、作家、フィラデルフィア小児病院のワクチン

教育センター所長）

ワクチンを接種しないという選択は安全な選択ではありません。むしろ違った意味でより深刻な危険を選んでいると言わざるをえません。

ブライアン・ヴァータベディアン医師（小児消化器科医でブロガー）

2分。小児の致命的な病気を撲滅しようとしてからまだ2世代しか経っていません。人々の意識を変えるには短すぎる時間です。私は予防接種反対派からも学び取るつもりです、自分では話せない赤ちゃんのための啓発として、以下のようにね。

幼児期の致死的な感染症を聞いたこともない世に生まれた時点で、あなたのお子さんはとても恵まれています。今では教科書でしか読んだことのないような病気が、かつては大切な赤ちゃんから視覚・聴覚・知的発達を奪っていました。母親として、あなたには忌むべき状況から子どもを守るための責任があります。赤ちゃんは何も決断できません。あなたがかわりに決断しなければならないのです。

マシュー・クロンマン医師（小児科医で感染症の専門家）

このテーマについてよくよく考えてみました。一昨日の晩にも（娘の夜泣き以外は起こされることが何もなかったので）そのことを考えて少し起きていました。

彼は「根拠」のところでも登場しますが、次のようにも言っています。

確かにワクチンにはまれに副作用があります。ただし個人レベルで本当に重大な副作用に遭う確率は、ワクチンの副作用について議論するために車で勤め先に向かう途中で交通事故に遭う確率より〝ずっと低い〟ですし、人生の中で雷に打たれる確率よりも〝はるかに低い〟のです。世の中で起こりうる不幸な出来事のひとつがあなたの身に降りかかる方が、ワクチンで不幸な出来事が起こる確率よりも〝高い〟のです。その上、ワクチンを打たないことで、生きる過程そのもののリスクが高くなります。

アランナ・レヴァイン医師（ニューヨークの小児科医）

この週末、幼稚園に通う息子を、とあるお誕生会に連れていったとき、同じクラスの子の母親に話しかけられました。彼女は私のウェブサイトを見たことがあり、私が強力なワクチン賛成派であることを知ったうえでワクチンについて尋ねてきました。なぜなら彼女は「病院で予防接種をした後、15カ月後まで再接種に行かず、必要最低限の予防接種しか受けさせていない」からです。私は彼女に何が気になるのかを尋ねたところ、「頻回に接種しすぎのような気がします。私は母乳で育てましたし、子どもが床をはいはいして地面に落ちているものを口に入れても放っておきました」と答えました。彼女は自身の決定にとても誇らしげでしたので、私は彼女がうんざりするほど多くのことを20分かけて話さずにはいられませんでした（2分というあなたが設定した時間よりもずっと長い時間です）。私もまた誇らしげに「私も子どもたちに母乳を与え、地面に落ちているものを口に入れさせまいとはしなかったけれども、予防接種は推奨スケジュールどおりに受けさせましたし、自分の患者さんにもそれをすすめていますよ」と答えました。今日、彼女から息子のクラスのサンクスギビング・パーティーについての電子メールが届いており、最後にこう付け加えられていました。「予防接種についての率直な意見をありがとう。私たちの考えは平行線をたどるかもしれませんが、子どもたちに何も起こっていないのは幸せなことだと思います」。

ブルガート医師
私はもちろんワクチンを信頼しています。しかしよりいっそう信じていることは、ワクチン接種をもっとたやすく決断できるようにサポートするという小児科医としての責任感です。多くの家族にとって、予防接種をするかどうかの選択は感情に左右され、熱心に議論されています。でもこれは戦争ではありません。

●根拠
前にも言いましたが、私は台本どおりに事をすすめているわけではありません。私はワクチンについてたった2分でどの家族も納得できるようなメッセージを作ろうとしているわけではありません。母親として、小児科医として、自分自身の経験を書き始めた理由の一部に、私が実際に経験したことや勉強したことを話すと、彼らは耳を傾けてくれたということがあります。自分の子どもたちにしたことや私自身が感じたことを話すことで、決断してくれたのです。このことから、私自身の経験を話すことは必要だと感じました。
医師と家族との間で予防接種について話し合うときには、予防接種の回数や副作用の頻度、子どもに行う予防接種（3歳以上の子どもに行うインフルエンザワクチンの複数回投与を除いて）にはチメロサールが含まれていないことをただ話すよりも、これらの事実に基づいたことを話す方が助けとなりました。

予防接種の代替スケジュールの方が安全だという証拠は何もありません。予防接種を受けていない子どもの方が安全だという証拠もありません。ワクチンが多くの命を守ったという歴史は豊富にあります。次に私の友人や同僚の意見を聞いてみましょう。

ゲイル・スミス医師（リッチモンドの総合小児科医）

以下のことが最善だと言っています。

小児科医たちがロックスターのようであればいいのにと何度思ったことか。そうすれば、注目を浴びながら予防接種についてのメッセージを効果的に届けられるのに。予防接種に対する私たちの情熱や意欲を患者やその家族にうまく伝えることができたら、彼らの心配や不安を減らせるのにと思います。

もし自閉症とワクチン、チメロサールの安全性、予防接種後の神経学的影響について興味をお持ちでしたら、「ワクチンの安全性：根拠を調べました」（310頁の「おさえておきたいポイント」参照）を見て下さい。私はこのリストに載っている最新の研究について、よく患者の家族と話します。ワクチンの安全性について、たくさんの根拠が並んでいます。しかし私の職場での経験上、根拠を並べるだけではワクチンに恐怖感がある家族を説得する助けにはなりません。

エレン・リプスタイン医師（シンシナティ小児病院の総合小児科医）
私にとって、そしてできれば私の患者さんたちにとっても、予防接種は信条に基づくものではなく、根拠に基づくものです。愛する人々のためにする決断はすべて、利益と不利益双方の根拠をバランスよく考える必要があります。私にとってワクチンが、それを受ける人、その家族、コミュニティにとって有益なものであることはまちがいありません。ワクチンにまったく危険がないわけではありませんが、予防接種を受けない危険に比べたらとても小さなものです。

フローラ・ウィンストン医師（小児科医、フィラデルフィア小児病院傷害研究予防センターの創設者・所長）
親との面談は「動機づけ面接」となるようにしています。これはひとつの型にはめて納得させるのではなく、むしろ患者や家族との協力関係を通じ、問題に対して家族が積極的に振る舞うように働きかけるものです。最近出た多くの論評のひとつが2005年12月に発行された小児思春期医学会誌（159号）で見られます。

再び**リプスタイン医師**の意見です。
ワクチンを躊躇する家族に対しては、意志決定に関する文献を手本にするのも有効な手法だと思います。特に、予防接種のリスクについて視覚的に説明したものが必要です。ほとんどは成人の医学のためのものですが、昔から個人が利益と不利益を見きわめるのに使える手段は、医学的に良いか悪いかという2つの選択肢だけでした。前立腺がんや乳がんのスクリーニングと治療を考えてみてください。しかし、医療関係者なら簡単で比較のしようもないことでも人々は悩むことを私たち医師は知っています。視覚的説明の方法を使えば、親の理解を助け、議論を行い、誰もが納得できるようなものを形作るのに役立つのかもしれません。

オペル医師はこうも言っています。

かかりつけの小児科医が予防接種についての親の決定に大きな影響を持つのだから、親にわかりやすく伝える工夫をすればいいのです。１９６０年代以降の医師と親のコミュニケーションの研究によると、親の心配事が理解されれば、医師の意見に対する親の反応はとても良くなり、受診に満足して帰ることが明らかになりました。医療関係者の細やかな心配りや共感する姿勢もまた、良い影響を与えるようです。

オペル医師は疾病予防管理センターの資料について、予防接種に関するコミュニケーション・スキルの向上に取り組んでいる小児科医に役立つ資料であると言及し、次のことを付け加えました。

私たちは、乳幼児健診を録画するという試みを進めています。これを使用して、医療関係者が実際に話すこと、それに対する親の反応を直に観察し、こうした医療関係者のコミュニケーション能力と後の子どもの予防接種の状況を結びつけて、どのコミュニケーション・スキルが予防接種の現状を改善するのかを知りたいと思っているのです。これが小さなきっかけとなるでしょう。

デニス・シューシャン医師（シアトルの小児科医）

私は、MMR〔はしか・おたふく風邪・風疹〕ワクチンと自閉症との関係について心配する親と話すことがよくあります。特にウェイクフィールド氏の研究はまったく信用のおけないものであることが繰り返し証明されていることを詳しく語ります。そして、彼は自分が開発したワクチンを売りたいがために、既存のものの信用を傷つけることをそもそもの目的としていたことを説明します。ほとんどの保護者は驚きはするものの納得してくれます。「大きな製薬企業は人々をだまし、危険なワクチンを売って巨額の富を得ている」と固く信じている人たちは、MMRワクチンと自閉症を結びつけた聖人のような人の動機が大変利己的だったことに気づくと思います。

ブラウン医師は次のように指摘しています。

対応に気を使う親の割合は、報道によって増えたり減ったりします。

そんな親に対して何と言いますか？　ほとんどの場合は話すというよりただ聞くだけです。研究によると、人々はあまり関心が低いことについては専門家の意見を聞き、関心が高いことについては専門家でなく共感して話を聴いてくれる人の意見を聞くといわれています。

ダグ・ディケマ医師（生命倫理学者、小児救急医）

第一に、私が人々に気づいてほしいことは、自身の子どもに予防接種を受けさせないことによって、他の子どもたちを危険にさらしている可能性があることです。たいていどの学校にもがんや免疫不全の子どもはいて、彼らは予防接種を受けずに百日咳やはしか、水ぼうそうにかかった子どもと接触することで危険にさらされるのです。

第二に、私たちはワクチンに関する親の心配を認め、予防接種をしていない子どもたちに対する私たちの心配を親に理解してもらうことは可能であると思っています。ここ6カ月間、ワシントン州では百日咳で2人の子どもが亡くなりました。カリフォルニア州では10人です。予防接種で予防できる病気で亡くなった子どもが現実にいるのです。2つの州だけでもここ6カ月間に12人亡くなっているという惨状には、いくらワクチン反対を唱える人たちも太刀打ちできないでしょう。

クロンマン医師はこう言っています。

子どもたちに予防接種をすることは、予防接種ができない人たちを守ることでもあります。予防接種をするには幼すぎる赤ちゃんや、がんや免疫不全で予防接種を受けられない患者さんがいるのです。子どもに予防接種を受けさせることはその子自身を守ることであり、抗がん剤の治療をしているあなたの年老いた父親を守ることにもつながります。予防接種は、あなたの子どもにとっても社会にとっても良いことです。

平均寿命は20世紀に20年、またはそれ以上延びました。大きな理由はワクチンによって予防できる病気にかかったり、それで亡くなったりしていないからです。

ブラウン医師の指摘。

2006年の小児科学会誌に載った報告によると、予防接種に対する考え方によって、親は「信奉者」「寛大な人」「用心深い人」「受け入れない人」の4グループに分けられるそうです。私たちが最も気にかけなければいけないのは、「用心深い人」のグループです。「信奉者」と「寛大な人」のグループは予防接種の有効性を信じ、専門家は自分たちを正しい方向に導いてくれると信じてくれます。「受け入れない人」のグループは、予防接種への正しい理解をどんなに時間をかけて訴えても、自分たちの考えを変えることは決してないでしょう。

メリッサ・アルカ医師（総合小児科医）

ワクチンを信頼しているか？　もちろんです。危険はまったくないか？　危険がまったくないものなんてありません。必要なのは、利益と不利益のバランスを考えることです。ワクチンの恩恵は、ワクチン接種で想定されるめったにない不利益をはるかに上回ります。結局のところ、親は子どもたちにとって大切なこと・害にならないことをしたいだけなのです。

マーカス医師

科学がすべての答えを出してくれるわけではありませんが、信頼できる情報を得る最良の方法であると私は理解しています。しかし正しいものとそうでないものを分けることが難しいことも理解しています。

オフィット医師
百日咳やおたふく風邪、はしかが流行するたびに、子どもたちが苦しみ、亡くなります。ワクチンにはすべての医薬品と同様に副作用がありますが、なかには自閉症やアレルギー、学習障害や多発性硬化症、糖尿病など、ワクチンの副作用とは言いがたいものもあります。ワクチンに対して多くの人が懸念するリスクは本当のリスクではないのです。

マーカス医師は次のように結論づけています。
しっかりとした科学的根拠に基づいた情報を公平に伝えてくれるところを参考にします。私が一番良いと思っているのは、www.NNii.org です。ワクチン製造業者や政府からの寄付金・補助金を受けていず、親がより良い選択をできるように確かな情報だけを提供しているからです。

●経験
子どもの健康に関する保護者の決断を助けるためには、医学全般の修練と専門知識、経験が必要です。医学全般の修練は医学部を卒業し臨床研修を行うことで身につき、専門知識は専門医試験や毎年行われる専門研修で身につきます。しかし経験は個人によって異なるものであり、日々の診療や患者とのやりとりを通して健康と病気をどう理解するかが形づくられてきます。患者に対する個人的な経験を通して、医師は医師らしくなっていくのです。医学においてはどれだけ多い（少ない）時間を患者と過ごすかについて「標準化」されたやり方を中央から求められることが多いのですが、幸い、個々の医師は画一化されることなく、様々なやり方で診療をしています。患者にとっては、医師というものは、今でも自分たちを病気や怪我から守ってくれる存在なのです。

私のかかりつけの医師は、健康管理について患者の立場になることでいかに多くのことを学べるかということをいつも気づかせてくれます。彼女はかかりつけ医としても同業者としても最高の人です。彼女の患者へのマナーには感嘆します。彼女の仕事がこれほど素晴らしいのは、彼女が珍しい経験をしてきたからだと思います。医師になる前に長年看護師として働いた経験が、彼女の診療を特別なものにしているのだと思います。

私はこれまで予防接種について考えたり、ワクチンについて書いた私のブログへのコメントを読んだり、患者さんの反応を見たりしてきました。たくさんの電子メールを受け取りました。予防接種とそのスケジュールについて患者家族と話すことは、日々の診療の多くの部分を占めています。

もちろん、日常診療における経験が、小児科医として予防接種についての議論をどのように患者家族と対話するかを形作ります。ここで予防接種のスケジュールやワクチンの安全性についての友人や同僚の意見をもっと紹介しましょう。

クロンマン医師（小児科医、感染症専門医）

ワクチンで予防できる病気を見ることはもうありません。私は高度小児専門医療機関で働いています。季節性インフルエンザや新型インフルエンザ、肺炎球菌や髄膜炎菌による感染症、はしかや百日咳の遅発型合併症で亡くなる子どもたちを見てきました。肺炎球菌による髄膜炎や強直性けいれん、水ぼうそうによる衰弱状態、ヒトパピローマウイルスによる子宮頸がん、重症のロタウイルス感染症で苦しむ子どもたちも見てきました。その他にもいろいろな病気があります。しかしほとんどの人は、ワクチンで予防できる病気を見ることはもはやありません。ですので、夏場に子どもがポリオにかかってパニックに陥る必要は永久にありません。それはなぜか？　ワクチンがあるからです。

ブルガート医師

以前私が短期間医療研修をした地域では、ワクチンで予防できる病気で子どもを亡くし悲嘆にくれる家族がいました。この家族には、誰もが持っている予防接種を平等に受ける機会がなかったのです。

ナタリー・ヴォーゲル医師（ノースカリフォルニアの総合小児科医）

クリニックで患者さんを診察し予防接種について考えるとき、ためらいのもととなるのは、予防接種は危険だという個人的な感情ではないかと思います。危険に対する考え方はとても複雑で個人的なものです。感情が事実や疫学（科学的根拠）を上まわることもあります。私自身の危険に関する考え方も、隣の人とはまったく違います。予防接種をためらう家族とワクチンについて話すときは、この感覚的な部分を十分汲み取る必要があると思います。

アリソン・ブッテンハイム氏（研究者）からは、次のようなコメントをいただきました。彼女はウィンストン医師と共に研究者として働き、ヴォーゲル医師の述べたことをさらに発展させました。ブッテンハイム氏は、予防接種について議論する際に小児科医が身につけておくべきスキルについての彼女自身の経験や研究を話してくれました。

これらの臨床介入研究は、あまり重要ではないのかもしれません。最近、社会経済的地位の高い23組の親を対象に、詳細な聞き取り調査を行いました。彼らの多くは予防接種に対しためらいがあったものの、最終的には受け入れました（接種間隔について多くの要求がありました）。この質的調査からひとつはっきりしたのは、最初に健診を受けるずっと前から、両親は予防接種について自分たちがどうしたいのかを知っているということでした。対象となった親の中で予防接種に対して抵抗が強い親では、小児科医の選択基準は代替スケジュールで予防接種をしてくれるかどうかに基づいていました。私たちは、診察室の外で起きている、親が決定するための過程について、そしてメディアや同僚にどのような影響を受けたかについての研究に焦点を当てる必要があります。経験に基づく発見や先入観（私たちがどのようにリスクを解釈するか、確認事項を求め、根拠を拒絶しているかというような）に注意すれば、見込みのあるコミュニケーションや政策への介入方法を探る機会が見えてくるはずです。

シューシャン医師は付け加えました。

ワクチンの至適投与量について親と話すとき、ワクチン製造会社や薬剤師と親の間に深い溝があるのを感じます。予防接種後間もなく副作用が現れても、その大半は偶然です。ごく一部の子どもでは、ワクチン投与により引き起こされた免疫反応が生まれつき持っていた医学的に良くない何かを刺激するのかもしれません（絶対そうだとは言いませんが、徹夜で仕事をした後なので、私の頭はあまり働いていません）。私たちの仕事はそのような子どもたちがいるのか、もしいるのならどうやって特定するのかを調査することだと思います。私たちは多くの場合、親の直感を信頼しています。しかし、専門家として、私たちは予防接種後の子どもに体調の悪化があるという親を否定的に（親からすると横柄にも見えます）考えがちです。しかしそれは何の解決にもなりません。

クロンマン医師は次のように強調しています。

自分の子どもたちには、今あるすべてのワクチンを接種させ続けるつもりです。２０１０年、私は子どもたちに新型インフルエンザのワクチンを接種させるために、保健所に行って4時間待たなければなりませんでした。勤務先にはまだワクチンがなかったからです。南フィラデルフィアでは新型インフルエンザが大流行していて、外出するという行為そのものが危険ではありましたが、受けさせたのは正解でした。単純に、予防接種をすることで子どもたちは守られます。

オペル医師

あなたが経験したように、まったく知らない人から話しかけられるということはありませんが、確かに、予防接種をする前の子どもがいる新米の親が私に意見を求めたり、犬の散歩をしている私を見かけた近所の人が私自身の子どもたちや患者さんに新型インフルエンザワクチンを接種したかどうか尋ねたりすることはあります。私はたいてい尋ねる—話す—尋ねることを続けます。「XかYをすべきです」といった一方通行の話はしません。そのかわり、「まず初めにあなたはどのように考えていますか？　懸念していることは何ですか？　何を読みましたか？　他の人はあなたに何と話しましたか？」といったことを最初に話してもらいます。予防接種に対する賛否両論を手短かに述べるよりも、2分間で誤った情報を正す方がはるかにたやすいと思うからです。

ヒル医師

私自身と私の3人の子どもは予防接種を受けていると話したら、少しは役立つのではないかと思います。このことを述べて実際に役立つときがあります。でも、ときに「洗脳されているの？」とでもいうような表情をされることがあります。ワクチンに関して私たちが直面していることは、まったく役に立たない医療賠償システムがもたらす問題のひとつなのかもしれません。予防医療の手続きには莫大なお金がかかるにもかかわらず、収入はわずかなので、人々は私たちが重要視していることに価値があるとは思わないのではないでしょうか。誰もが毎日のように、精神科医がアメリカ研究製薬工業協会について話をして莫大な報酬をもらったり、整形外科医が椎弓切除術や半月板形成術において人工物として最高と証明されているものではなく自身が開発したものを使用したり、何もしないより有効と証明されているわけではない動脈ステントを挿入したりする記事に接しています。私たち医師はホルモン補充療法薬やCOX-2阻害薬、バイコール〔発売中止になった高脂血症治療薬〕を処方してきました。自分では言っていることが信頼できると思っていますが、国民はしばしばそうではないと感じているのです。

ヒル医師は、このようにも言っています。それ以来この内容を私は半ダースもの人たちに繰り返し述べてきました。

私は、アメリカ研究製薬工業協会が医師に関して述べる『All Things Considered〔米国ラジオ番組のタイトル〕』からの一説を引用するのが好きです。私たちは医学部で、医師が物事を吟味して考えるように教育するだけでなく、社会人としても批判的に考えるよう教えています。このため、医師は、製薬企業の販売員が使うような批判的な思考に基づかない売り込みは受けつけないようになると言っているのです。

おそらく私たちは一度、小児科学という視点に立ち戻り、ワクチンについての議論を再評価する必要があります。その道の権威や専門家の見解は、必ずしも正しい状況を表していません。私自身は、ワクチンで予防できる病気について経験したことを話すだけでなく、母親として予防接種をどう感じたかを話すようにもしています。

アルカ医師

親は私たちが小児科医として「わかっている」ということを知りたいだけだと思います。なぜそう思うかは私たちにもわかります。なぜなら私たちもまた親であり、自分たちも同じ決断をしたことがあるからです。

スミス医師

私は、小児麻痺にかかった人たちを覚えている人間のひとりです。私が幼い頃、それはポリオと呼ばれていました。私はもちろんワクチンを信頼しています。幼い頃、曽祖母が「シロー通りで遊んではだめよ。そこで小さな子がポリオで亡くなったのだから」と話していたことを覚えています。私が子ども時代を過ごしたピッツバーグは、最初のポリオワクチンの臨床試験に参加した地域です。近所の母親たちには、歴史の一部になる機会、子どもの命を守るかもしれないワクチンを接種する機会があったのです。当初、重い副作用なしにワクチンが効くという確信はありませんでした。わかっていたのは、あまりにも多くの子どもたちがこの恐ろしいウイルスのせいで亡くなったり、麻痺が残ったりしているということでした。私の曽祖母は何ごとにも動じない人でしたが、ポリオを孫の人生に対する脅威ととらえ、とても恐れていました。この記憶は決して消えません。

私は、神様から与えられた生まれつき体に備わっている能力を使って病気から身を守れると信じています。ワクチンは、死も含む多大な犠牲を払うことなく、免疫力を使って私たちを病気から守ってくれます。私はワクチンを信頼しています。私の曽祖母と同様、私はワクチンに感謝しています。

予防接種について議論を続けていくことは、とても大切です。

おさえておきたい　**ポイント**

予防接種について調べるにはどのウェブサイトを見ればいいでしょう？

・科学的な情報をわかりやすく得るには、フィラデルフィア・ワクチン教育センター付属小児病院のウェブサイト（www.vaccine.chop.edu）を見て下さい。世界の第一線で活躍する小児専門医たちが、ワクチンに対する知識と安全性について最新の情報を提供してくれます。

・予防接種情報の国際ネットワーク：www.NNii.org

・アメリカ小児科学会（ＡＡＰ）の患者向けウェブサイト（www.HealthyChildren.org）は、読みやすく、多くの情報が載っており、ＡＡＰに所属する６万人の小児科医たちに支えられています。

・２歳未満の子どもを対象に、最新の予防接種の必要性を理解する家族を助ける財団は、予防接種に関するビデオや予防接種費用を支払えない人のための資金を提供しています。http://bit.ly/mdm-ECBT

・ワクチンに関する疾病予防管理センター（ＣＤＣ）のウェブサイトもぜひ見てみて下さい。患者向けの幅広い情報が載っています。http://bit.ly/mdm-CDCvaccines

・「ワクチンの安全性：根拠を調べました」：https://www.healthychildren.org/English/safety-prevention/immunizations/Pages/Vaccine-Studies-Examine-the-Evidence.aspx

・私のブログもおすすめです！　www.seattlemamadoc.com で「ワクチン」について検索してみてください。

59 予防接種の代替スケジュールについて小児科医が思うこと

友人が予防接種の代替スケジュールをどう思っているかは知っているかもしれませんが、小児科医の考えは知っていますか？　代替スケジュールの安全性についてわかっていることはほとんどありませんし、ワクチン接種を遅らせてほしいという要求に対する小児科医の思いは様々です。

友人のダグ・オペルと、予防接種の代替スケジュールに関して彼が２０１１年に行った研究について話しました。彼は小児科医で2児の父親であり、予防接種をためらったりスケジュールどおりに受けない家族の思いについての理解を深めようと努力している生命倫理学者でもあります。私は彼との会話から多くのことを学びました。彼が話すことは彼自身の研究成果をはるかに超える、大変示唆に富んでいるものでした。

オペル医師は本当に信頼のおける、思いやりのある人です。決して声を荒げたり早口でまくしたてたりすることはありません。壁にとまったハエになって、彼が子どもや奥さんや患者さんのために物事をどう決定しているのか知りたいと思わせる人物です。彼は、ソフトボールチームの一員に迎え入れたいと思う人物であり、わが子に何か心配事があったとき、近くにいてほしいと思うような人物です。大変思慮深い人なので、彼の研究が大変有益な報告であることは間違いありません。

オペル医師と彼の同僚が行った研究は、ワシントン州の小児科医を対象として、予防接種の代替スケジュールについて親から聞かれる頻度、それについて医師たちがどのように感じているかを調査したものでした。当然のことながら、77％の小児科医は予防接種の代替スケジュールについて親から定期的に聞かれると答えていました。多くの小児科医（61％）は、ある種のワクチンについては代替スケジュールも許容できると明言しました。すなわち、B型肝炎やポリオのワクチン接種を遅らせてほしいという親の要望には応じますが、ジフテリアや破傷風、百日咳、ヒブや肺炎球菌ワクチンの接種を遅らせたいという要望に対してはいい顔をしないということでした。その理由は、オペル医師の考えによると、小児科医たちは、いまだ流行している深刻な病気から守られていない子どもたちをそのまま放置しておくことは気が進まないと考えているからではないかとのことでした。

オペル医師は、自閉症とワクチンに関する懸念は単にワクチンの安全性全般に関する懸念の象徴にすぎないと述べています。

予防接種をしていない患者さんは診ないという小児科医もいます。その理由は、待合室や診察室にいる無防備な患者さんたちを守るためです。予防接種をするには幼すぎる赤ちゃんや予防接種できない慢性疾患の子どもたちは、ワクチンで予防できる病気に感染した子ども（予防接種を受けることができたはずの子）が院内に入ってきたら、それらの病気に感染するリスクを負います。

小児科医の中には、無防備な患者さんを守るために線引きをする人もいますが、私たちの多くは予防接種の代替スケジュールを要求する親に対してワクチンの利益・不利益を説明することに多くの時間を費やしています。ワシントン州の小児科医の多くは、部分的にではありますが、代替スケジュールに対して寛容だと思います。患者さんの選択に委ねっぱなしということではありません。この寛容さは限定的で、オペル医師も言うように、ワクチンの種類によるという条件つきです。

この研究から期待されることは（オペル医師の言葉を借りると）、「(…) 小児科医は親のために働いており、決断を助けるためにいる」という事実を親に知ってもらうことです。彼はまた、予防接種の代替スケジュールの安全性についてさらなる研究が生み出されることも期待しています。彼が言うように、「親が予防接種の代替スケジュールについて聞いてくるのであれば、私たちはその安全性について知っておく義務がある」のです。

以下は私がオペル医師と交わした会話の大部分です。

なぜこの研究を行ったのですか？

オペル医師：私たちが臨床経験を集めてわかったことは、予防接種の代替スケジュールを要求する親にたくさん会っているということでした。代替スケジュールで予防接種を行いたいという親の要求に対して、私たちはワシントン州の小児科医がどのあたりで妥協点を見出しているのかを知りたかったのです。また、州の他のデータから、就学の際に必要とされる予防接種の推奨スケジュールから逸脱する親が以前より増加していることもわかっています。予防接種の代替スケジュールについてしょっちゅう尋ねる親が本当にいるのかを記録することもまた、重要なことだろうと思いました。私は予想外の結果があると思いました。もし予防接種を代替スケジュールで受けたいと親が頻繁に尋ねるなら、私たちはその安全性と効果について検証しなければなりません。

私たちは、小児科医たちが経験していることをまとめてみたかったのです。アメリカ疾病予防管理センター（CDC）が推奨するスケジュールから逸脱している親からの要求を目にすればするほど、小児科医がどのように対応しているのか疑問に思いました。

何がわかりましたか？

オペル医師：予防接種の推奨スケジュールからはずれることはめずらしいことではなく、小児科医はそのことをいとわないと答えています。77％の小児科医は、予防接種を代替スケジュールでしてほしいと親から希望されることがときどき、あるいはたびたびあると答えました。最近の報告から、他の地域でも代替スケジュールを希望する親はたくさんいることもわかっています。つまり、小児科医は日常的に代替スケジュールについて聞かれているという私たちの仮説が確認されたのです。そのうえ、61％の小児科医は、親の希望があれば代替スケジュールで予防接種をすると答えています。

報告では、「小児期に予防接種を受けさせる親が減ってきている」とありますが、本当ですか？

オペル医師：予防接種をためらう原因には複雑かつ多くの要因があると考えます。ここに主な3つの要因をあげてみます。

1 感染症を取りまく環境の変化。現在私たちは、かつて蔓延した感染症（水ぼうそう、ジフテリア、小児麻痺）を体験することがほとんどありません。どんな病気なのかを実感する機会がなければ、その病気について考えなくなるのはごく自然なことで、少なくとも感染したら大変なことになる病気だと理解することは難しいでしょう。

2 健康管理に関する環境の変化。私の父もまた小児科医でした。父の時代では、患者家族に医師が考えた方針を伝えると、ほとんどそのまま受け入れられていました。それから20～30年後の現在では、消費者保護運動が盛んになり、健康管理に関しても様々な影響を及ぼしました。一般的には望ましいことですが、予防接種を含め医療関係者が推奨することをまったく受け入れないという結果になってしまいました。現代の医学や科学でできることには限りがあると容易にわかることもあります。科学は病気の治療や予防に素晴らしい成果をもたらしました。ワクチンがその例です。一方で薬物乱用や肥満といった問題に取り組むことはできず、また、慢性疾患の症状緩和に対しての成果は限定的であるという考え方が広まりつつあります。近代医学では無理なこと、役立たないことがあるとみなされているのです。そうした限界を感じているので、これらの問題には補助医療や代替医療といった取り組みでの解決が試みられています。このことが、従来の医療に全幅の信頼を置くことに疑問を感じるようになったきっかけかもしれません。

3 予防接種に関するメディアとインターネットの取り上げ方。医療における消費者保護運動が盛んになると共に、マスメディアが消費者に向けてメッセージを発するようになりました。残念ながら、それらのメッセージは明確でも率直でもありません。むしろ、相矛盾し混乱のもとになっています。親はこの中を進まなければなりません。たくさんの誤った情報や論争が蔓延しています。予防接種に対するためらいを救うどころか、助長しているのです。

? 研究結果をふまえてどうされますか？

オペル医師：親が予防接種の異なるスケジュールについて尋ねたなら、それは医療政策上、意味があることです。また、CDCが推奨するのとは別のスケジュールで受けたいという親の要求が増えれば増えるほど、予防接種について小児科医がどのように説明しているかを知ることが必要で、さらにワクチン政策を作っている人々にこのことを考えてほしいと思います。

予防接種に関するシアーズ医師の本が出版される前、親は予防接種の代替スケジュールについて尋ねていましたか？

オペル医師：予防接種に関するシアーズ医師の著書が出版されたことにより代替スケジュールというものが認知され、親は小児科医に代替スケジュールを要求できることが広まったように思います。私の感覚では、この本が出版されてから、代替スケジュールでの予防接種を求める親が増えたように思いますが、私たちの研究でも、実際にシアーズ医師の本の影響で積極的に代替スケジュールを受けたがる親が増えたかどうか小児科医たちに尋ねました。大部分の小児科医は、あまり影響はなかったと答えました。この本が出版される前は、CDCの推奨スケジュール以外の方法は何かないのかと尋ねる親は何人かいました。現在はこの本を携えて私の診察室にやってくる親がいます。彼の本は広く読まれています。

1998年に報告された、自閉症と関連するというMMR（はしか〔麻疹〕・おたふく風邪・風疹）ワクチンの安全性に関する誤った主張は、親に影響を与えていると思いますか？　発熱や発疹といったワクチンの副作用として知られていることに関する懸念はどうでしょう？

オペル医師：自閉症とワクチンに関する懸念は、一般的なワクチンの安全性に関する親の関心事のうちでも有名です。自閉症の診断を受けることは辛いものです。わが子の発達に問題があり、夢見ていたような親子関係が難しくなると思うと、どんな親も怖くなります。それだけ恐れられている病気であるため、ワクチンの安全性について話すとき、親は自閉症のことを何よりも心配します。しかし、自閉症だけが懸念材料というわけではありません。まずこの神経発達学的な異常についての心配と重篤な副作用に対する心配事を拭い去ってから、発疹や軽い副作用をはじめとする他の心配点を親に説明しなければなりません。

ある種のワクチンについて代替スケジュールを許容できるとした小児科医たちの見解について、思うことを教えてください。

オペル医師：小児科医たちは、ある種のワクチンについては代替スケジュールも許容できると答えました。小児科医たちは、条件つきで予防接種を遅らせることを許容しました。3種混合ワクチン（ジフテリア・破傷風・百日咳）、ヒブや肺炎球菌ワクチンの接種に関しては、予防接種を遅らせたり代替スケジュールを用いたりすることを望んでいません。なぜ望んでいないのかを尋ねることはしませんでしたが、ほとんどの小児科医は望んでいないでしょう。その理由は、ワクチンが、いまだ周期的に流行する病気（現代の風土病で、ワシントン州では現在も大流行の影響に苦しめられている百日咳のような病気）や予防接種をしていない赤ちゃんが髄膜炎のような深刻な病気を引き起こさないようにするのに必要なものだからです。ヒブや肺炎球菌ワクチンによって守られる感染症にかかって、重篤な結果が起きることもあります。これらのことが起きたら子どもたちが悲惨な状況に取り残されてしまうので、これは多くの小児科医にとって理にかなった判断だと思います。親が代替スケジュールを希望するときも、小児科医は可能な限り最善の仕事をしているのです。医療関係者は親の考えを尊重しつつも、子どもの健康を守る責任があるという緊張感で事《こと》にあたっています。

小児科医は、子どもがかかりやすかったり子どもの命をおびやかすことになる病気を予防するこれらのワクチンについては譲れませんが、他のワクチンや接種スケジュール全体についてはより柔軟に考えているのかもしれません。

？この研究がどのようなことに役立ったらいいと考えますか？

オペル医師：親の立場に立って考えると、小児科医は親と一緒に考えて彼らの決断を助ける存在であることを示すものになってくれればと思っています。そして、小児科医たちが子どもに対し最善を尽くしているということを親に知ってほしいのです。

政策レベルで考えた場合は、この研究が幅広い議論の対象となり、代替スケジュールの安全性やその影響、推奨スケジュールとの違い等についてより深く理解するきっかけとなることを望みます。親から予防接種スケジュールについて頻繁に尋ねられたときにも、私たちはその安全性について確信をもって話さなければなりません。

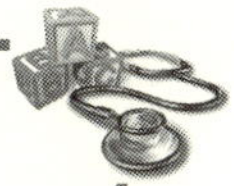

おさえておきたい **ポイント**

アドバイス：予防接種を遅らせることの恩恵を示した研究結果はありません。水痘（水ぼうそう）ワクチンの接種を1歳でするより3歳でした方がリスクが低減するということはないのです。ワクチン接種を遅らせたとしても、スケジュール通りに受けた場合と同じリスクがあります。

60 予防接種をしない家族を受け入れない小児科医もいます

次の質問は、『ニューヨーク・タイムズ』誌のウェブサイトにあるコーナー「倫理学者」のチャットにありました。

「アメリカ小児科学会の予防接種スケジュールに従わない患者を受け入れない小児科医についてどう思いますか？　あなたは反対の立場ですか？　子どもを守るために予防接種をしない選択をした家族を受け入れない小児科の診察を受けるのは心地よいものですか？　あなたや知人がこれまでに小児科医のやり方に従わなかったことはありますか？」

私は小児科医で、生命倫理学の学位を持ち、2人の息子の母親です。ワクチンを拒絶する家族に対しても、診察はします。しかし、ある種の患者さん、たとえば予防接種を受けていない子どもや予防接種をするには幼すぎる乳児や免疫不全の子どもなどの感染リスクの高い子どもが待合室で感染するリスクを伝えるのは、予防接種を拒絶する患者さんを断るためのもっともな理由であると思います。

しかし私にとっては、ワクチン推奨スケジュールに疑問を持ち、予防接種をためらう家族を受け入れなくてよい十分な理由にはなりません。すべての子どもにとって、予防接種の利益・不利益に精通している小児科医や親との間で洞察や理解を深める会話のできる専門家が必要です。実際に、もし待合室で感染症にかかるリスクが高いことを懸念するのであれば、リスクの高い子どもは別の部屋で待ってもらうようにすればいいのです。

重要なのは、予防接種の代替スケジュールを利用するのは約10％にすぎないということです。最近の小児科学会誌に載っていた報告では、代替スケジュールを利用した家族の2％だけが、すべての予防接種を拒絶したとのことでした。これは、小児科と育児の分野では大きな問題ですが、大部分の家族はほぼスケジュール通りに予防接種を受けているということです。これは大切なことです。

私はワシントン州で診療しています。ワシントン州では予防接種を受けていない子どもの割合が全国平均を上回っています（全国平均ではわずか2％ですが、ワシントン州では10％以上にのぼります）。最近、子どものワクチン接種放棄に関して専門家の意見を聞くことを要求できる法律が制定されました。この法律は不便さからワクチン接種放棄をなくそうという意図で作られました。これはうまくいけば、親と小児科医が話し合う絶好の機会となるでしょう。

「健康的な子どもたち」「健康的なコミュニティ」――私たちが望んでいることは同じです。対話を促し予防接種に対する反感を減らすことはとても重要なステップです。私の経験から言うと、当初ワクチンを拒絶していた親であっても、最終的にそのほとんどは子どもたちに予防接種を受けさせています。ずっとワクチンを拒絶し続ける親はごく少数です。ですから、すべての子どもの診察を受け入れることは大切な機会のように感じられるのです。

おさえておきたい ポイント

実情：２００８年にカリフォルニア州ではしかの大流行が起こったとき、あるクリニックの待合室では予防接種をしていない子どもを中心に感染が広がりました。予防接種をしている子どもとその家族しか診察しない小児科医がいるのはそのためです。彼らは、自分たちが診ている患者さんさえよければそれでいいという考えなのです。

61 多くの親は予防接種の代替スケジュールを使わない

私はこのことを楽観的にも悲観的にも捉えています。保護者の意向を反映した代替スケジュールで予防接種を受けた集団と、アメリカ疾病予防管理センター（ＣＤＣ）の推奨スケジュールで予防接種を受けた集団とを比較した研究が２０１０年5月に行われ、翌年小児科学会誌に報告されました。メディアの多くは、10％以上の親がＣＤＣの推奨スケジュール以外のスケジュールで予防接種をしていたことに焦点を当てて報道しました。これは公衆衛生学的基準からすると理想的ではありませんが、約90％の親は小児科医がすすめる予防接種スケジュールに従って予防接種を受けているわけです。医者にしてみればかなりいい数字です。

私はこの研究結果を楽観的に受けとめました。方法、結果、考察と読み進めながら、表紙にメモを書きとめました。実際は、半分いたずら書きのようにして書いていました。子どもやコミュニティを守るために、推奨スケジュール通りに予防接種を受けている約90％の家族（87％）のことを考えずにはいられませんでした。87％はもちろん１００％ではなく、まだコミュニティや子どもが危険にさらされていることになりますが、これからも予防接種に対する啓蒙活動を続けることで改善できると信じています。

推奨スケジュールどおりに子どもたちが予防接種を受けている集団に注目することは、予防接種のメリットについて私たちのコミュニケーション方法を改善する良い方法です。予防接種を受けない人たちに焦点を当てがちですが、スケジュールどおりにしている人々のことを忘れないことです。

詳細

この研究は、2000人以上の対象者に向けて行われ、そのうちの771世帯が生後6カ月から6歳までの子どもがいると報告しました。CDCの推奨スケジュールに従って予防接種を受けているかどうか、そうでない人にはどんなスケジュールで受けているのかを択一式質問で尋ねました。両親の年齢、性別、人種／民族、教育レベル、保険に入っているかどうかの項目も含まれます。

楽観論

- すべての予防接種を拒絶しているグループは、全世帯の約2％だけでした。これは大きな数字ではありません。
- 代替スケジュールで予防接種をしたのは全体の13％ですが、そのうちの53％はある特定のワクチンだけを拒否していました。つまり、約90％の保護者はCDCの推奨スケジュールに従って予防接種を受けているのです。これは優秀な成績といっていいでしょう。
- 代替スケジュールで予防接種を受けた人の多くは、最初は推奨スケジュールで予防接種をしようと考えていました。
- 代替スケジュールで予防接種を受けたグループのうちの55％は、推奨されているワクチンはすべて接種したものの、スケジュールが遅れてしまったそうです。

- 代替スケジュールで予防接種を受けたグループの中で、シアーズ医師やドナルド・ミラー医師が提唱した代替スケジュールで予防接種をしていたのはわずか8％でした。
- いくつかの家族は、小児科医と共に予防接種スケジュールを新しく考えたと言っていました。素敵なことです。このような患者と医者の真の協力関係が予防接種の効果的な普及には必要不可欠だと思います。

これらの結果には問題がある、必ずしも良い面ばかりではない、と声を張り上げる医師もいるかもしれません。そのことを知らないわけではありませんが、私たちがいるコミュニティにとっては喜ばしい結果だと思います。私たちの仕事は、CDCの推奨スケジュールに従って予防接種を行っている親を促して、ワクチンを使って危険から子どもを守りたいという彼らの思いやその理由を共有することなのかもしれません。

私が一番心配しているのは、医師の指示に従ったにもかかわらず、自分の選択に対し疑念を抱いている人たちのことです。CDCの推奨スケジュールに従って予防接種をした親のうちの28％は、代替スケジュールの方が実際のところは安全ではないかと考えていました。なぜなのでしょう。これは予防接種スケジュールの恩恵について私たちがうまく説明ができていないことに対する警告なのかもしれません。そして私たちは、予防接種後の家族に再度連絡をとったりもしていません。わかっていることは、親は子どもに正しいことを行いたいということです。28％という数値は、予防接種後に親が安心しているか検証する必要性を示しています。このことはどの小児科医も心に留めておくべきことです。

●悲観論

- 推奨スケジュールに従った親の5人に1人は、CDCの推奨スケジュールより予防接種の時期を遅らせた方が安全ではないかと考えていました。動揺してしまいます。この著者が指摘するように、5家族に1家族は代替スケジュールに変更してしまう危険があります。これは、どんなことでも疑問に思ったら、親は予防接種をやめてしまうということです。私の経験では、育児方針とは関係ありません。私たちはときどき、利益・不利益について自分より理解しているという理由で小児科医やワクチンの専門家など信頼する人が推奨することを行います。しかし、懸念があるままになっていることもあります。このグループはこの感情を表しているのかもしれません。クリニックでの長い1日の後、夜になると、親なら当たり前のことと思えます。
- 代替スケジュールを選択したグループのうちの41％は自分たちで考えついたスケジュールで行おうとし、15％は友人や家族からアドバイスを受けていました。
- 22％の親は、予防接種の専門家が考えた推奨スケジュールが最善であるということに同意しませんでした。世界的な予防接種の専門家がすすめることを信用しなかったら、いったい誰のいうことを信用するというのでしょう？　私にはとても理解できません。覚えておいてほしいことは、最近の報告によると、多くの親はワクチンの安全性についての情報を話してくれたときに最も小児科医を信頼するとのことでした。それでも22％の人たちは、どのようなワクチンの研究が行われているか、子どもを最大限守るには早期に予防接種を受けるのがなぜベストなのかについて、小児科医からのより多くの説明が必要とのことでした。
• 代替スケジュールを選択したグループのうちの86％は、驚いたことに子どもたちへの新型インフルエンザの予防接種を拒否しました。
• 代替スケジュールを選択したグループのうちの76％は、子どもたちに季節性インフルエンザの予防接種を拒否しました。
• 推奨スケジュールどおりに接種されなかったのは、ＭＭＲ（はしか〔麻疹〕・おたふく風邪・風疹）ワクチン（45％）とＤＴａＰ（ジフテリア・破傷風・百日咳）ワクチン（43％）でした。ご存知のように、アメリカでは百日咳が大流行しました。私が診療している地域では、百日咳でひとりが死亡し、２人が入院しました。多くの研究では、地域における予防接種率が下がるとワクチンで予防できる病気が蔓延するリスクが著しく高くなるとしています。そのうえ、２０１１年、私が診療している地域であるワシントン州スノホミッシュ郡の健康管轄区では、80人が百日咳に感染しました。前年２０１０年の感染者数は25人、２００９年は33人です。

１００％有効なワクチンは存在しないのですから、すべての子どもたち（そして私たちすべて）の健康は、ワクチンで予防できる病気にかからないために、コミュニティ全体で免疫力をつけることにかかっているのです。

62 予防接種報道の不当な仕打ち：ニュースにおけるワクチンの取り上げ方

アンドリュー・ウェイクフィールド氏の研究報告が医学雑誌『ランセット』から撤回され、彼の医師免許が剥奪され、「MMR（はしか〔麻疹〕、おたふく風邪、風疹）ワクチンが自閉症の原因となる」とした彼の一連の報告が虚偽であることを詳しく述べた調査結果が発表された後に、彼は『グッド・モーニング・アメリカ（GMA）』〔アメリカのABCで放送されている朝の情報番組〕のインタビューを受けました。意図的ではないとはいえ、子どもにとっては不当な仕打ちだったと思います。

子どもの健康と健やかな成長に対するこのような不当な仕打ちは常に起こっています。メディアが伝えることは、子どもを守り育てることについての私たちの考え方を変えてしまうのです。情報を伝え教育しようとするメディアのやり方は、医師と看護師、ソーシャルワーカーと助手、研究者と学生の関係のように、迷走し誤解を生んでしまうことがあります。ABCで放送されたこのインタビューでは、番組冒頭の2分間で小児科医・医療特派員のリチャード・ベッサーがウェイクフィールド氏の罪について言及しました。しかし番組が終わった後、私の記憶に残ったのは根拠のない話だけでした。

このことは、テレビで作り話を見ると、たとえ答えを一緒に呈示したとしても、何が作り話で何が事実かを認識することが難しいことを示しています。

ウェイクフィールド氏はGMAで「好戦的」なインタビューをすると評されているジョージ・ステファノポロス氏のインタビューを受けました。ステファノポロス氏の役割はとても難しいものでした。

彼は、ここ数十年間で最も複雑で感情的な問題、つまりワクチンに対するためらいと、ワクチンと自閉症を関連づけるウェイクフィールド氏の意図についてインタビューを行いました。ウェイクフィールド氏があらゆる申し立てを否定できず、自身の研究の誤りを正した研究に関して議論できなかったとき、ステファノポロス氏はたったひとりで科学を擁護しなければなりませんでした。ステファノポロス氏は、反ワクチン派の人々やウェイクフィールド氏が主張することに懐疑的な人々にさえも受け入れられませんでした。そして結局は、ステファノポロス氏とウェイクフィールド氏の7分間の対談はめちゃくちゃでした。たくさんの視聴者がいたと思います。私は、なぜこんなことになってしまったのかと気をもみました。

私たちは、予防接種についてどんな決定がなされているかを知ったうえで議論する必要があります。この点において、ウェイクフィールド氏ただひとりとの対談では、子どもにも私たち一般大衆にも役立つものにはなりません。彼の作り話と遺物は番組に出ることでパワーを取り戻しました。私たちは、ウェイクフィールド氏の研究のせいで親が抱いた恐れを念頭に、予防接種について議論する必要があります。インタビューには、一般小児科医、子どもに予防接種を受けさせる親、ワクチンの専門家も必要でした。番組冒頭にベッサー医師をもってくることは、始まりとしては素晴らしいです。私たちは理由をはっきりと述べて、予防接種を取り巻く問題を整理する必要があります。ウェイクフィールド氏は、百日咳のような病気に対する予防接種を止めてほしくないと主張してはいますが、彼の研究は国内のすべてのワクチンに対するためらいを助長させているのです。ステファノポロス氏はこの点を明確にする必要がありました。

今では、ウェイクフィールド氏はMMRワクチンを支持し、それについて語っていますが、ワクチンすべてを信頼しないように親たちを扇動したのは彼なのです。

診察室で予防接種に対するためらいや不安を口にする親は、しばしばウェイクフィールド氏の主張を大きな理由にあげます。しかしここ数年でやっと、『ブリティッシュ・メディカル・ジャーナル（BMJ）』誌が彼の嘘を告発したことで、MMRワクチンが自閉症と関係すると誤解する親はずいぶん減ったそうです。しかし今回のGMAのインタビューは、彼の影響力が今なおあることを表しています。何百万もの視聴者を前にすれば、7分のインタビューでもそのパワーは絶大です。

ベッサー医師は番組冒頭で、ポール・オフィット医師（ワクチンの専門家で小児科医）やセス・ムヌーキン氏（『パニック　ウイルス』〔未邦訳〕の著者）の短い談話を紹介していましたが、ウェイクフィールド氏の作り話を訂正するのに充分な時間を与えられたとはいえず、オフィット医師とムヌーキン氏による予防接種についての正しい知識は、ウェイクフィールド氏の強烈なインタビューの後では簡単に忘れさられてしまいました。

予防接種を広めたい人と予防接種を疑問視する人の争いを続けても何の役にも立ちません。このようなインタビューをテレビで見ても、親は十分な情報を得ることができず混乱が増すばかりでしょう。あるブロガーは、BMJにウェイクフィールド氏の不正が載ったことでワクチンに対するためらいはなくなったと公言していますが、現状は、ワクチンに対するためらいをなくすにはほど遠いと思います。今回のようなやり方で物事が語られたり対談が行われると、小児科医や看護師に対する不信感は増すばかりです。私は小児科医としての残りの人生を通して、予防接種に不安を感じる保護者の話を聞き、手助けしていくつもりです。

予防接種を広めたい人と予防接種を疑問視する人の争いを続けても何の役にも立ちません。

ワクチンに対するためらいについての報告や議論の仕方、ワクチン研究における論争を変えていきましょう。子どもたちを気にかける小児科医や看護師と親の関係を再調整する必要があります。子どもたちには、ウェイクフィールド氏が示唆したように、予防接種について親にネットでの調査を強いるくらいの価値があるのです。

ベッサー医師は小児医療に対する膨大な経験・知識を持ち、アメリカ疾病予防管理センターや学界を牽引してきました。彼は、国内でワクチンへのためらいがある状況を概説するという素晴らしい仕事をしました。しかし、彼のイントロダクションでさえも不十分でした。私たちはウェイクフィールド氏に対談を任せ、ワクチンを通した「戦争」について思い起こすことになりました。この朝の番組は科学が持つ可能性に光をあてるというより、むしろワクチンに対する不安・ためらいに拍車をかけてしまいました。このインタビューは素手で戦うようなものであり、親としての私たちの考え方の類似性というより違いを明らかにしました。

私たちは、子どもにとって最良のものを求めているという共通性を取り戻さなければなりません。小児科医も研究者も親なのです。

作り話を作るのにかかる時間はほんの少しですが、その作り話を撤回し、事実を再構築するには膨大な時間がかかります。

ステファノポロス氏はインタビューを始めるとき、ある意見を持っていました。彼はウェイクフィールド氏の著書を読み、ウェイクフィールド氏が自身の研究について述べた内容を信じていませんでした。インタビューが始まる前に自身の意見をすでに固めていたようだというABCのブログに私は同意します。これは賢明です。ウェイクフィールド氏が主張することは実際の科学に反しています。数十の大規模試験が、ウェイクフィールド氏がずっと前に主張したことを論破しました。彼の研究は『ランセット』誌から掲載を取り下げられました。彼の共著者は提携を解消しました。**私たちはこのすべてをすでに知っていました。**

作り話を作るのにかかる時間はほんの少しですが、その作り話を撤回し、事実を再構築するには膨大な時間がかかります。今日、私たちが実感していることです。

BMJの論説は、ウェイクフィールド氏が再び脚光を浴びることに対する不快感を示しました。彼の言い分は非難されはしましたが、今日の放映でさらに大きな力を得ました。ワクチンが自閉症の原因とはならないことは科学的に証明された「真実」であるにもかかわらず、ウェイクフィールド氏はこの対談で〝勝利〟したのです。ジョージ・ステファノポロス氏をたたきのめしたのです。彼の言い分は印象的でした。彼は親と小児科医に再び重い責任を負わせました。

私たちはウェイクフィールド氏の名前、彼の本の題名、彼の言い分を覚えているままの状態です。

彼は言いました、「私が親にすすめたいことは、知識を得ることです。世の中には多くの情報があります」。彼は、子どもたちを気にかけている小児科医やかかりつけ医、看護師から親を遠ざけました。私たちは、彼が医師や科学者を信用してほしくないだけなのだということをほのめかすべきでしょうか？　彼はその判断を親に委ねようとしています。でもこの間違った話の方が広まるのです。

テレビは視聴者により成り立っています。もし視聴率を稼ごうと思ったら、ウェイクフィールド氏をやり玉に上げて始めたらいいと思います。しかし、これは不当な仕打ちかもしれません。論点をはっきりさせるどころか、ますます混乱してしまうかもしれません。政治のように、懸念と論争が猛威をふるうように思います。

おさえておきたい **ポイント**

基本情報：ＭＭＲワクチンに防腐用のチメロサール〔有機水銀化合物の一種〕は含まれていません。

63 書類仕事の山：ワクチン接種放棄

新しい書類仕事の山ができて、私は幸せです。国の法律が新しくなって、ワクチン接種放棄には医師のサインが必要になりました。私は世の中の動きを知らずに暮らしているわけではないので、ワクチン接種放棄に対してサインを求める法律はやりすぎだと考える人がいることは理解できます。でも、その考えに私はまったくもって同意できません。

ワクチン接種放棄に関する法律は、予防接種をしなかった場合のリスクについて親と医療関係者が話し合うよう定めています。ワシントン州は全国平均と比較すると予防接種率が低く、ここ10年でワクチンを接種していない生徒が倍になりました。その最大の理由は不便さにあるようです。予防接種をしない人の95%は、医学的な理由ではなく、単に面倒くさいからだそうです。でも面倒くさいからといってワクチンをやめて子どもを危険にさらすことはしないですよね。育児、仕事、支払いなど日々の生活はなんてこまごましているのでしょう。

想像してみましょう

あなたは入学か卒業を迎える子どもの親で、とても忙しいです。子どもの予防接種記録は不完全です。予防接種記録をきちんととっておらず、誰でもそうですが、記録の内容は完璧ではありません。子どもがこれまでに受けるべき予防接種を受けていることは確信しています。学校に登録するための列に並んでいて、左のかかとが痛いです。考えただけで頭痛もします。子どもは空腹でズボンの端をつかんでいます。そのとき、予防接種記録が不完全なことに気づきました。並びながら、かかりつけの小児科医に連絡しますが、電話には誰も出ず、医療記録の担当者とつながるまで順番待ちの状態になっています。どうするか。予防接種はスキップさせてしまおうか？　それとも予防接種記録を探しに戻るか？　もちろん親としての答えは決まっています。

あなたがサインすると……

おわかりですね？　ワクチン未接種は重大な意味も持たず簡単に起こってしまうのです。私たちは忙しくて、疲れていて、混乱し、どうしようもないくらいたくさんの要求に応えなければなりません。子どもに必要な予防接種がなされないならば、コミュニティ全体を危険な状態にします。そのうえ、水ぼうそうや百日咳が大流行している間、保健福祉省はあなたの家族に面会しなければならないでしょう。なぜならば、予防接種を受けていない子どものせいで、あなたや他の人が危険にさらされていないか調査しなければならないからです。予防接種を受けていない子どもは、ワクチンで予防できる病気に感染し蔓延させる可能性が高いことがわかっています。感染症が大流行している間、ばらばらな記録（ワクチンを接種していないが免疫がある、ワクチン接種がなく免疫もない）を追跡するには費用がかかり、これが一般的になりつつあります。

●予防接種未受診についての真実

多くの子どもは、健康を維持するために感染症に対する免疫が十分備わっているコミュニティを頼りにしています。予防接種で予防できる感染症の蔓延を防ぐには、あるコミュニティに暮らす人の約90％が予防接種を受ける必要があると考えられています。ある研究によると、ワクチンを接種していない人の割合が高い、つまり予防接種率の低い学校に通う子どもたちは、感染症にかかるリスクが高いという結果でした。予防接種を受けていない子どもによって、本来予防できる感染症にかかり、広めてしまいやすくなるのは事実なのですから、ワクチンを受けられない人たち（赤ちゃん、免疫不全だったり抗がん剤治療を受けていたりする子どもたち）を守るためにも予防接種を受ける必要があります。そのつもりはなかったけれど、都合がつかなかったり忙しかったりその他いろいろな理由で自分の子どものワクチン接種を拒否してしまっているかもしれません。この場合、予防接種スケジュールは毎年変わるので、子どもが予定どおりに接種していなくても、必要な予防接種を受けたかどうかわざわざ調べようとはしないでしょう。

利便性と「コミュニティの感染防御」の必要性から、この法案は提出されました。この法案は宗教上の理由やワクチンの安全性に対する懸念から予防接種をためらう、あるいはしない選択をした親に予防接種を強制したり、彼らと争ったりするためのものではありません。ワクチンを売るためのものでもありません。偶然または利便性からワクチン接種を受けないことを選ぶ親を減らそうという試みです。ワクチンに対する知識を増やしてもらい、予防接種を必要とする子どもたちがなるべくきちんと受けられるようにするためのものです。これはコミュニティや予防接種を受けられない子どもたちを守ることでもあります。ワクチン接種放棄を選びたい場合は選べますが、その前に健康支援員と話さなければなりません。これを便利さよりも十分な意図をもって選択することを要求する、すべての子どもに対する備えと考えてください。

そんなこんなで書類仕事の山ができました。ワクチン接種放棄には私たち医師のサインが必要です。私は予防接種を拒絶する親には喜んでサインしますが、その前に診察室でワクチン接種放棄に伴う危険についてたっぷりお話しするつもりです。

この法案によって、親がワクチンに関して最も信頼がおけると言う医師や看護師から情報を得るきっかけとなります。

●アメリカにおけるワクチン接種放棄についての統計

ワクチン接種放棄をする国民の割合は2％未満と推定されており、最近の文献では平均1・5％未満とされています。これはアメリカにおいてすべてのワクチンを拒む家族が2％未満ということです。

- 個人の信条に基づくワクチン接種放棄を許可する州は、しばしば条件つきでそれを認めています。
- 19の州で、個人の信条に基づくワクチン接種放棄には親の同意以外に様々な条件があります。
- 7つの州では、ワクチン接種放棄のための書類の提出が義務づけられています。（ルイジアナ州、メイン州、ミシガン州、オハイオ州、オクラホマ州、ペンシルベニア州、ウィスコンシン州）
- 3つの州では、公正証書の作成や宣誓供述書へのサインが求められます。（アーカンソー州、ミネソタ州、テキサス州）
- 4つの州では、予防接種の利益と不利益についての講習を受けていることが求められます。（アリゾナ州、アーカンソー州、バーモント州、ワシントン州）
- 7つの州では、居住地域もしくは州の保健所から直接指導を受けます。（アーカンソー州、アイダホ州、ミズーリ州〔小児だけ〕、ノースダコタ州、テキサス州、バーモント州、ワシントン州）

・3つの州では、ワクチン接種放棄に必要な書類の定期的な更新が必要です。
（メイン州とバーモント州は毎年、テキサス州は2年に1回）

個人の信条によるワクチン接種放棄を許可するところまで法律を広げた州は、最も条件の多い州でもあります。たとえば2003年にテキサス州は法律の範囲を広げました。ワクチン接種放棄をする場合、州の保健所が出している予防接種に関する書類を取り寄せ、読んで理解し、サインをして州の保健所に提出することを義務づけています。書類が認められれば、その書類は2年間有効です。ワクチン接種放棄を続けたい場合は、2年ごとにこの手続きを繰り返します。

アメリカの多くの州では、子どもに予防接種をする場合は、健康支援員に相談し、家族が決定することになっています。家族は、ワクチンや予防接種に関する情報や入学前にワクチン接種放棄をした場合に被るリスクについての情報を最初に得ることになるのです。

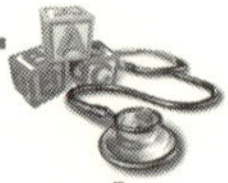

おさえておきたい　ポイント

アドバイス：ワクチン接種放棄の許可手続きは州によって異なります。また、州によっては自分の子どもたちが通う学校にどれくらいワクチン接種放棄の子どもがいるかを集計したデータがありますが、見つけることが難しい場合もあるかもしれません。もし気になるようであれば、学校や地域の保健所にたずねてみましょう。

64 予防接種記録をきちんと保管すること

国のデータによると、予防接種記録をきちんととることによってどの予防接種をしているかがわかり、子どもの健康に寄与することがわかっています。私の息子たちが新型インフルエンザワクチンを接種したとき、私は予防接種記録を持っていきませんでした。子どもたちに予防接種を受けさせなければと興奮していましたし、新型インフルエンザワクチンの接種はコミュニティ全体で速やかに行う必要があることからいつも行っている小児医療機関ではない所で行われていたため、息子たちの予防接種記録を忘れてしまったのです。当時、私は子どもに予防接種をするたびに小さなカードをもらっていましたが、それを記録手帳には転記していませんでした。私は仕事場に戻って子どもたちの予防接種記録を完成させるまで、スタッフと一緒に記憶をたどり、記録を整理しなければなりませんでした。些細なことといってしまえばそれまでですが、クリニックのスタッフの貴重な時間を浪費させてしまったのです。

2010年に出た研究には、子どもの予防接種記録をきちんととっておくことの大切さが書かれていました。アメリカ小児科学会で推奨されている予防接種スケジュールで予防接種を受けていない人や、複数の医療機関で予防接種を受けている人には特に大切なことです。この研究では、予防接種記録をきちんととると、子どもが正確に予防接種を受ける可能性が62％増加したとありました。親は、子どもの予防接種が実際は済んでいないのに済んでいると思い違いをしてしまうことがあります。予防接種の推奨スケジュールはときどき変更されること、予防接種記録があやふやになってしまっていること、新たな追加接種の必要が出てきたりすることが原因です。予防接種記録をきちんととることで混乱や疑問がなくなり、不必要な予防接種のやり直しを避けることにもつながります。ほとんどの子どもは生まれてから18歳になるまでずっと同じ小児科医にかかることはないので、予防接種記録のコピーを持ち歩くだけで間違いや混乱が減る可能性があります。子どもの健康を保つのに、一番簡単で完璧な方法だと思います。

●予防接種について後手に回らないようにするには

私がしていることは以下のとおりです。

- 正確を期すること。子どもたちはたくさんの予防接種を受けます。これは予防可能な病気にかからないための素晴らしい機会です。適正な時期に適正な量の予防接種を受けられるようにすること。数えてみると、毎年行うインフルエンザの予防接種を含め、子どもは大学に入るまでに50回は予防接種を受けます。推奨されるすべての予防接種を子どもに受けさせたくなくても、予防接種記録はきちんとしておくこと。
- クリニックに頼るのではなく、いつも自宅に子どもの予防接種記録を置いておくこと。予防接種記録は子どもを出産したところでもらいます。もし予防接種記録をなくしてしまったら、次に受診するとき、小児科医に新しいものをもらえるか尋ねてください。医院のスタッフに記録を記入してもらい、あなた自身が持つ過去の予防接種記録のコピーとのダブルチェックをすること。

- かかりつけ医が電子カルテシステムを導入していたら、個人記録サイトの登録をしておくこと。そうすれば、学校やスポーツチーム、旅行等で子どもの医療記録が必要になったときにいつでもアクセスしてプリントアウトすることができます。電子カルテの時代でも、特に複数の小児科にかかっているようなら、紙媒体での記録は予防接種の記録をたどるうえで頼りになります。記録をたどるのにコンピューターだけに頼ってはいけません。間違いが起こることもあります。予防接種記録をとっておきましょう。
- 予防接種記録は車のローン・住宅ローンの書類や大好きな選手の野球カードと同じように、大切にとっておくこと。将来あなたの子どもが医学部に入ろうとするとき、B型肝炎ウイルスに対する免疫が十分かどうかが簡単にわかります。
- 仮に小児科を受診するときに予防接種記録を忘れてしまったら、次回受診するときに必ず持っていくこと。私たち小児科医が子どもの予防接種記録の確認と予防接種記録の追加・更新をするのは、乳幼児健診のときだけではありません。

予防接種記録をまったくとっていなかったとしたら、小児科医はリスクを最小限にするためにもう一度予防接種を行うでしょう。この処置は安全であり、子どもも病気から守られますが、経験から言うと、必要以上に予防接種をすることはいいことではありません。予防接種記録をとっておくことで接種済みのワクチンがわかり、不必要に多くワクチンを打ってしまうことがなくなります。

予防接種記録をきちんととっておきましょう。ぜひそうして下さい。私は医学部奨学金の書類と住宅ローンの書類の間にはさんであります。これは本当に大切なものです。

65 針が怖い

ワクチン接種をためらう理由は様々です。子どもやティーンエイジャーや親がワクチン接種をためらったり、拒否したりするときの理由は安全性への不安ばかりではありません。痛いから、ただ不快だから、あるいは怖いからかもしれません。針が怖いというのは当たり前のことです。痛い注射が好きな子どもはめったにいません（若者の中には例外もありますが）。

針への恐れや不安は、ときに深刻な恐怖症として現れます。この場合、子どもが極度に怖がるからとワクチン接種をやめてしまうと、子どもは無防備なままになります。椅子の下から子どもを引っ張り出さなければならないのは、親にとって辛いことです。さらに子どもが反抗的な態度を取ると、親は戸惑います。単に争いを避けるために病院に来なくなる親もいます。ただでさえ多忙でストレスの多い生活なのですから、これは無理からぬことです。

あるとき、重症のインフルエンザにかかった直後の10代の女の子を診て、それから患者さんへの診療方法が変わりました。その子は高校生で、喘息《ぜんそく》持ちでした。彼女の主治医は喘息を理由にインフルエンザの予防接種をすすめました。医師は6カ月から18歳までのすべての子どもにインフルエンザの予防接種を推奨するものですが、高リスクの患者を守るためにはとりわけ必死になります。喘息を持つ子どもやティーンエイジャーは、インフルエンザにかかると重症の肺炎を起こしやすいのです。（たとえ軽度でも）喘息のある子どもは、入院したり、命に関わる状態に陥ったりしやすいため、私たちは心配しているのです。

小児喘息の子どもを持つ親のほとんどは、季節の初めに毎年インフルエンザの予防接種を受けます。しかし、全員というわけではありません。

私が診療所で診察したとき、その女の子はすっかり消耗し、緊張と混乱と不安が見て取れました。インフルエンザで2週間学校を休み、体重は7キロ以上落ちたそうです。2週間が過ぎているのにまだ咳をしています。カルテによると、インフルエンザにかかる前に、小児科医が予防接種をすすめていました。「患者は拒否した」と書かれています。

「どうして受けなかったの？」と私は尋ねました。

針が怖いから、と彼女は言いました。持続性の喘息のため、彼女は点鼻インフルエンザワクチンを接種できません（喘鳴のある人には禁忌なのです）。だから、注射が唯一の選択肢です。「小児科の先生に、受けたくない理由を言った？」

「言った」と彼女は答えました。しかし、彼女をサポートする対策は取られませんでした。

ひとつわかっていることがあります。それは、注射への恐れや不安は、親も怖がっている場合にさらに悪化するということです。彼女の母親に怖いかと聞くと、うなずいていました。親が注射を怖がっている場合、ワクチン接種拒否は長引くことが多いのです。これもまた、無理もないことです。でも、インフルエンザでひどい目にあって、彼女と母親は次の年にどうやって注射を受けるか考えるようになりました。

注射のときに親がとる態度は、子どもの痛みに明らかに影響を及ぼします。親が過剰な励ましや批判、謝罪をすると苦痛が増すようです。一方、ユーモアを交えたり、うまく気を反らしたりすると苦痛が和らぐことがあります。

●針を怖がる子どもをサポートするためのヒントとコツ

- 病院に行くときに「注射はしない」と約束しないこと。どんな治療をすすめられるか予想できないし、受けそびれている注射があるかもしれません。約束をしてそれを破ると、信頼が壊れてしまいます。医師や看護師が罰として注射するという冗談は言わないでください。注射は子どもに不快感を与えるために打つものではありません。その手の作り話はしないでください。医師が自分に危害を加えるかもしれないと信じ込むようになります。
- 針への恐怖は実際にあることです。子どもが怖いと言ったら、それを認めてあげてください。医師に率直に伝えて、注射のときに子どもをサポートする方法を相談しましょう。
- 深刻な針の恐怖症がある場合には、抗不安薬（アチバン、バリウム、ザナックスなど）を使うことを検討します。私のクリニックでは、児童精神科医と協力して薬やその他の不安を和らげる手段を取り入れ、多くの子どもたちが推奨の予防接種を受けられるようサポートする方法を開発してきました。
- ワクチン接種の前に皮膚の感覚を麻痺させる麻酔クリーム（エムラクリームや冷却スプレーなど）を使うことを検討します。医師の処方が必要ですが、麻酔クリームを使うと少し楽になり、安心感が得られ、恐れや不安のある子どもに自信がつきます。

- 深呼吸や、注射のときに気をそらすなどちょっとした変化を持たせて子どもをサポートすることを検討します。行動療法の専門家にかかることも検討します。
- 「咳トリック法」を検討しましょう。私のクリニックでは、注射で悩んでいる患者さん全員に咳トリック法をすすめています。複数の研究（と私の患者さんからの感想）によると、この方法は素晴らしく効果がありますよ！

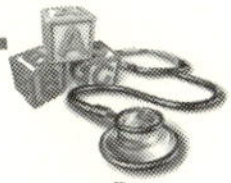

おさえておきたい **ポイント**

アドバイス：注射するときに親が過剰な励ましや謝罪、批判をすると、子どもの苦痛が増すことが研究でわかっています。痛いのだから、〝痛くないよ〟と言わないこと。注射の間、できるだけ落ち着いて、子どもの気をそらし、早く済ませて遊ぼうという動機づけを与えましょう。

アドバイス：注射を受けに行く前に「咳トリック法」を練習して、子どもを慣らしておくとよいでしょう。子どもに強い咳払いの練習をさせます。次に、どちらの腕に注射をするか自分で選ばせます。さらに、たとえば3つ数えたら看護師が注射を打つなどと、決めることもできます。「3」で注射を打ったら、子どもはすかさず咳払いをします。この方法を使うと、子どもたちはあまり痛みを訴えませんし、親や看護師もそう言っています。

基本情報：皮膚の感覚を麻痺させるクリームが薬局で買えます〔日本では医師の処方が必要〕。主治医に頼んで前もって処方してもらうこともできます。まったく痛くなくなるというような大げさな約束はしないでください。注射の針はたいてい筋肉か皮膚の深い層に刺すので完全に痛みがなくなることはないと覚えておいてください。

66 インフルエンザで亡くなる人がいます

「インフルエンザ」はインフルエンザウイルスが原因です。感染力の強い重症の風邪で、高熱、体の痛み、鼻水、激しい咳の症状が出て、嘔吐や下痢が起こることもあります。インフルエンザと「胃インフルエンザ」は別物です。インフルエンザはもっと致死性の高いものです。乳幼児や高齢者にとっては、特に危険です。また、喘息《ぜんそく》や糖尿病、神経性の疾患や免疫の問題を抱える患者にとっても危険です。**これはお願いです。**毎年毎年インフルエンザで亡くなる人がおり、他の誰かの命を救うために、私たちにできることがいくつかあります。

●知っておかなければならない重大な事実

インフルエンザは例年、2月か3月にピークを迎えます。アメリカ国内で流行するインフルエンザ株は変異していきます。たとえば、２０１３年に最も流行した株はＨ３Ｎ２型です。この型は症状が重いことで知られています。ピーク時には、アメリカの州の8割以上がインフルエンザの高い流行レベルを報告していました。私が住んでいるワシントン州でも、6人が亡くなり、うちひとりは12歳未満の子どもでした。その前の週に、ミネソタ州で健康な17歳の患者が亡くなっています。インフルエンザは、ただの「よくある風邪」ではありません。もっとずっと重症化します。今シーズンだけでも、すでに18人の子どもが亡くなっています。２０１２年11月時点で、インフルエンザの予防接種を受けているのは人口の半分以下です。私たちみんなを守るための目標値は90％です。

私のクリニックで、インフルエンザにかかった翌年にインフルエンザの予防接種を拒否する家庭はいまだかつてありません。早めに来院して、予防接種を受けています。それほど大変な病状になるということです。

●朗報

インフルエンザを引き起こすウイルスに対するワクチンがあります。インフルエンザの予防注射とフルミスト点鼻ワクチンは、毎年どの株が流行するかを予測して作られます。予防接種から約10～14日でインフルエンザに対する免疫ができます。今すぐ行動して、自分の家族を守りましょう。予防接種を受けることは、自分や子どもだけでなく、コミュニティ内にいる接種を受けられない弱者（6カ月未満の乳児、化学療法中の人、予防接種が禁忌の人）を守ることにつながります。

●インフルエンザにまつわる5つの俗説の正体

・インフルエンザの予防接種を受けたことでインフルエンザにかかることはない。予防接種は完全に不活化したウイルスを使っています。体内で増殖して感染することはありません。点鼻ワクチンは、とても弱くした株を使っていて（足のない競走馬や羽のないクマバチを想像してください）、肺の中で増殖して病気を起こすことはできません。予防注射や点鼻ワクチンを接種した後によく見られる副作用は、倦怠感、軽い発熱、鼻水（点鼻薬の場合）です。

- **自分は「インフルエンザにかからない」気がする。** かかる可能性はあります。調査によると、**毎年、**全成人の5～20％がインフルエンザにかかります。子どもでは毎年10～40％くらいです。ほんの軽い感染で済むこともあるし、重症化することもあります。検査を受けるまで、感染に気づかないかもしれません。
- **インフルエンザの予防接種は効かない。** 効果は確実にあります。でも、どんな注射でもそうですが、完全ではありません。インフルエンザの予防接種を受けた人が、インフルエンザにかかることはあります。でも、受けた方が症状はずっと軽く済みます。注射に含まれるインフルエンザ株とコミュニティで流行する株の違いによって、予防接種の効き目は毎年変わります。インフルエンザウイルスは世界中を伝播する間に変異するため、予防接種は毎年受ける必要があります。
- **私は健康なので、インフルエンザの予防接種を受ける必要はない。** 健康なのは幸運なことですが、それにだまされてはいけません。健康な子どもや大人が毎年インフルエンザで亡くなっています。インフルエンザで亡くなる子ども（毎年２００～３００人）の約半数は、健康な乳幼児です。アメリカでは、毎年約3万人がインフルエンザで亡くなります。今インフルエンザの予防接種を受ければ、自分を守る助けになります。
- **今までインフルエンザ予防接種を受けていなくても、子どもを持ったら習慣を変えましょう。** 特に4歳未満の子どもや、予防接種を受けられない6カ月未満の乳児は、予防接種を受けてインフルエンザを家に持ち込まないようにしているあなたが頼りなのです。

●なぜ毎年予防接種を受けなければならないの？

この質問は毎年のように聞かれます。その理由を述べます。

インフルエンザウイルスは毎年変化することがわかっています。ウイルスは、生き残るために変異してその形を変えるのです。変わらないでいてくれるといいのですが、変異に対する取り組みが世界中で行われています。100カ国100カ所以上の拠点で、年間を通して患者から検出されるインフルエンザウイルスの型を追跡しています。各拠点は、オーストラリア、イギリス（ロンドン）、アメリカ（アトランタ）、日本、中国にある5つの主要なセンターに報告を上げ、これらのセンターが、どんな種類の感染症が人々の間で広がって病気を引き起こしているかを調べます。

そして、その年のインフルエンザ流行期が近づいてきたら、主要なセンターがその年のワクチン株を決定します。1980年以降毎年、A型インフルエンザウイルス2種類とB型インフルエンザウイルス1種類の計3つの株から注射または点鼻ワクチンが作られています。今年は、昔流行したH1N1の亜型と、A型インフルエンザ1種類、新しいB型インフルエンザ1種類です。これは世界中で流行しているインフルエンザのデータに基づいて決めたものです。

予防接種を毎年受ける必要がある理由は、インフルエンザ様ウイルスとの接触やインフルエンザ予防接種によって獲得した免疫力に上乗せするためです。現在、9歳以上の子どもには、注射または点鼻ワクチンが1回のみ必要です。9歳未満の場合は、これまでに打った回数によって変わります。子どもがどの種類のインフルエンザ予防接種を受けられるかについては、小児科医または家庭医に相談してください。しかし、その方法や毎年どの3株が選ばれるかは、少し専門的な話になります。

67 水痘ワクチンは効きます

水ぼうそう（水痘《すいとう》）を診断する機会は、そう頻繁にはありません。１９９８年に医学部に入ってからというもの、水ぼうそうの患者はほんの数えるほどしか診たことがないのです。私の先生になってくれる子どもが多くないのはありがたいことです。水ぼうそうを引き起こすのは水痘ウイルスですが、**これにはワクチンがあります。**天然痘やポリオと同じように、私は水ぼうそうについての多くは教科書で学ばざるをえませんでした。私にとって、水ぼうそうの分野の偉大な先生は私自身の記憶です。私は5歳か6歳の頃に水ぼうそうにかかっています。その1週間はまるで赤ちゃんのように大事にされたのを覚えています。学校を休んでいる間、母は毎日ちょっとしたプレゼントや手作りの小物をくれました。ソファでテレビを見ることもできました。母が決めたルールのために、私はテレビに飢えた子どもだったので、かじりつくようにしていました。幸いにも水ぼうそうはあまり重くありませんでした。私は健康な5歳児で、「ごく普通の」水ぼうそう患者でした。つまり、たくさん発疹が出て、あちこち痒くて、1週間熱が出て、ひどい気分でした。それがぱっと消え、後にかさぶたができて、回復しました。唯一残った痕跡は（私の神経の中に潜伏しているかもしれないウイルスを除くと）、額の傷だけです。その傷は写真で見るとわかります。

水ぼうそうで大きな問題となるのは、脳炎、炎症部位でのA群溶連菌の増殖、生命を脅かす肺炎といった重い合併症が誰に起こるか予測できないということです。

私が大学を卒業するまでの間に、アメリカで水痘ワクチンが導入されました。その頃、水ぼうそうで毎年150人以上が亡くなり、毎年1万1000人以上が入院していました。これは、莫大な経済的損失（仕事の停滞から医療費まで）です。

ですから、私が水ぼうそうを診る機会がないのは現実を反映しているのです。小児科学会誌で発表された最近の研究では、過去12年間で、**水ぼうそうによる20歳未満の死亡は97％減少しました**。全体（子どもと大人）では、水ぼうそうによる死亡は88％減少しています。これは驚くべき数字です。

●アメリカでの水ぼうそうと水痘ワクチン

- 1990年代前半まで、水ぼうそうによって年間数百人が死亡し、数千人が入院していました。
- 1995年以降、12〜18カ月の乳児に水痘ワクチンを接種してきました。一部の子ども（たとえば、免疫抑制状態、最近骨髄移植を受けた病歴を持つ、またはがん）はワクチンを受けられないため、ワクチンを接種した人々の集団免疫によって守られます。
- 1997年から2007年の間に水ぼうそうで亡くなった人は77人でした。
- 1997年から2007年の間に、水ぼうそうのワクチン接種率は27％から90％になりました！
- 2002年に、4〜6歳の子どもを対象として、水ぼうそうの予防効果を高めるための追加免疫の接種が始まりました。他の年齢層の子どもにも全員に2回目の接種が行き渡るようにしました。現在では、幼稚園に入る時点ですべての子どもが計2回の接種を受けているはずです。その理由は、1回のワクチン接種では水ぼうそうを予防する効果は85％ですが、2回接種すると有効性が97〜

100％に達することが研究で明らかになったからです。

- 死亡した77人のほとんどは、「明らかなワクチン接種の禁忌」がないのに予防接種を受けていなかった患者でした。つまり、その死は避けることができたかもしれないのです。大きな機会が失われてしまったのです……。
- **ワクチンは効果があります。** 1997年以降に死亡した77人のうち、水ぼうそうの予防接種を1回受けていた子どもは2人だけでした。2人ともステロイド治療（免疫抑制作用がある）を受けていて、ひとりはがんを患っていました。

ここからわかることは、私たちは水ぼうそうとその合併症で亡くなる人が激減した素晴らしい時代に生きているということです。私たちは、以前より安全な環境を実現しました。今生まれてくる子どもは、水痘ワクチンを受け、他に免疫に関連する医学的な問題がなければ、水ぼうそうで死亡する可能性はほぼゼロでしょう。さらに、自分自身の免疫と、自分の周囲でワクチン接種を受けた子どもたちの「集団」免疫を併せると、予防効果はもっと高まります。

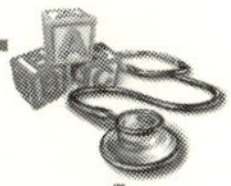

おさえておきたい **ポイント**

アドバイス：子どもが乳児のときには、妊娠中にお母さんからもらった抗体のおかげで水ぼうそうから確実に守られています。でも、1歳になる頃には免疫の効果が薄れてきます。子どもが1歳になったら水ぼうそうの予防接種を受けさせましょう。子どもがよちよち歩きの頃に水痘ウイルスと接触した場合、すぐに病院に行って、2回目の水痘ワクチンを受けて守りましょう。2回目の予防接種を4歳の誕生日より前に早めに受けた場合は、幼稚園に入る前にもう一度受ける必要はありません。

基本情報：水ぼうそう〔英語でチキンポックス〕はニワトリとは無関係です。ニワトリが水ぼうそうの感染の原因となったり、感染を広げたりすることはありません。

68 A型肝炎：ワクチンがあります

アメリカ疾病予防管理センターは、全米10の州で150人以上の感染者を出した2013年6月に、A型肝炎の大流行を宣言しました。この大流行の感染源は、量販店のコストコで販売された有機栽培の冷凍イチゴでした。アメリカ人がA型肝炎にかかる場合の典型的な感染源は、汚染された食物なのです。

この大流行で驚くべきことは、感染者に子どもがほとんどいなかったことです（わずか11人）。病気になった子どもは、誰もA型肝炎ワクチンの接種を受けていませんでした。

子どもはしっかり守られているんですね。

アメリカでA型肝炎は、感染した人が取り扱った汚染食物を介して広がります。アメリカでA型肝炎の感染率は多くて年間5000～1万人ですが、開発途上国では都市の水源が汚染されているためもっとずっと高くなります。そのため、海外旅行の前にはA型肝炎ワクチン接種がすすめられています。

この大流行の中で感染した子どもに、ワクチン接種を受けていた子どもがまったくいなかったことは、重要な事実を物語っています。

肝心なのは、A型肝炎に対して長期の免疫を獲得できるワクチンがあることです。すべての子どもは1歳になったらA型肝炎の予防接種を受けます。2006年からすべての子どもを対象にA型肝炎の予防接種が始まりました［日本は任意接種であり、2013年3月から子どもでも受けられるようになった。］。それ以前は、A型肝炎の感染率が高い地域に住んでいる子どもに接種していました。

A型肝炎は汚染された食物を介して広がります。症状は、大人と比べて子どもの方が軽い傾向にあります。しかし、A型肝炎は**肝炎**、つまり肝臓の炎症を引き起こすウイルス感染症です。A型肝炎に感染した子どもには、黄疸《おうだん》（皮膚や白眼が黄色くなること）、嘔吐、下痢、悪心《おしん》などが現れます。まれにこの感染症で入院することもあります。私が研修医のとき、A型肝炎の子どもが入院してきたことを鮮明に覚えています。その子は具合が悪そうで、嘔吐し、全身が黄色くなっていました……。

A型肝炎を予防するための最善の方法はワクチン接種です。幸いにも、アメリカではすべての子どもを対象に予防接種をしているため、集団発生が起こっても子どもたちは確実に守られています。次の健診のときに、お子さんの予防接種がすべて済んでいるか確認してください。特に、2006年より前に生まれた子どもの場合は、1歳児へのA型肝炎の定期接種がなかったので注意が必要です。

●子どもたちは幸運です：A型肝炎予防接種

- A型肝炎ワクチンは、1歳から全員受けることになっています。1回目は12カ月目の健診のとき、2回目は18カ月目です。1回目と2回目は6カ月間あける必要があります。予防接種を受けた子どもの95％以上が、A型肝炎の感染から保護されます。
- A型肝炎ワクチンのキャッチアップ接種［標準的な接種時期を逃した場合の接種］は、まだ受けていない子ども全員に推奨されます。2006年以前は、感染率の高い地域に住んでいる子どものみA型肝炎ワクチンの接種を受けていました。お子さんが2006年以前に生まれた場合、2～3年以内にこの2回のキャッチアップ接種を受けているか確認してください。

- A型肝炎ワクチンは、重い副作用がほとんどなく、とてもすぐれたワクチンです。最も多く見られる副作用は注射部位の痛みで、次いで頭痛が5～10％の人に起こります。A型肝炎ワクチン接種のメリットは、注射によるわずかなリスクをはるかに上回ります。ワクチンは、すでに何百万もの人に接種されていますが、重い副作用は起こっていません。
- アジア、中南米、地中海沿岸、南欧、中東、メキシコ、カリブ海に旅行する場合、A型肝炎ワクチンの接種を検討しましょう。海外旅行をする人はみな、出発の1カ月前に接種することがすすめられます。旅行まで2週間しかなくても、まだ打っていないなら打ちましょう。免疫（血液中の抗体で測定）はA型肝炎ワクチンの初回接種から数日後に上がり、2週間後の旅行で予防効果があることがわかっています。2～3週間後に旅行の予定がある場合、トラベルクリニックを受診しましょう。トラベルクリニックなら、免疫グロブリン製剤によって旅行中のA型肝炎感染を予防する方法があります。
- フィラデルフィア小児病院のワクチン教育センターは、旅行のリスクを次のように説明しています。
「A型肝炎ウイルスは、感染した人の便中に排出されます。下水処理の水準が低い国や都市では、A型肝炎ウイルス感染に関連する多くの問題を引き起こします。ウイルスはすばやく上水道に入り込み、水に触れるあらゆるものを汚染します。多くの開発途上国では、口に入れるものすべてがA型肝炎ウイルスの薄い層で覆われていると考えるのが現実的です。」

気をつけましょう！

69 水ぼうそうパーティーとは

2013年4月、シアトルのあるママがオンラインの子育てコミュニティに広告を出しました。彼女の2人の子どもが水ぼうそうにかかっているので、ワクチン接種を受けていない子どもたちに水ぼうそうをもらいに来ないかと誘うものです。水ぼうそうパーティーというものが今でも開催されていることがわかりました。これはエイプリルフールのジョークなどではありません。

> 日時：2013年4月1日（月）午後1時19分
> もう水ぼうそうの予防接種はしないわ。今、うちの子が2人かかってるの。子どもに水ぼうそうをうつして一生の免疫をつけさせたい人、コーヒーでも飲みに来ませんか（笑）
> ホントに(^_-)

頭がクラクラしました。水ぼうそうの予防接種を拒否したり、ためらったり、遅らせたりする家庭を今までに多く見てきましたが、これは理解できません。親たちはどんなウイルスを相手にしているかよくわかっていないのです。私はこの招待状をツイッターに投稿した後、この話を全国の小児科医にシェアしてもらいました（一部を抜粋します）。

水ぼうそうは感染により、深刻な合併症を引き起こし、まれに生命を脅かすことがあります。1995年にワクチンが承認されて使用される前は、アメリカで毎年、数百人の子どもと大人が水ぼうそうで死亡し、数千人が入院していました。ほとんどの子どもは水ぼうそうにかかっても（痕や傷が残るだけで）回復しますが、なかには生命を脅かす二次感染を起こす子どももいます。一部の子どもは重症の肺炎（1000人に1人）や脳炎を発症したり、かさぶたから人食いバクテリアの感染症を起こしたりして、死にいたることもあります。

水ぼうそうには、安全で効果が高い水痘《すいとう》ワクチンがあるのです。

今日の午後、水ぼうそうパーティーの招待状を見たとき、ちょっと頭に血が上りました。コミュニティの中には化学療法で免疫抑制状態にある子どもと大人が**たくさん**います。彼らは水ぼうそうにさらされると致命的な合併症を引き起こす可能性があります。それなのに、子どもを意図的に有害な感染にさらす親がいるなんて。水痘ワクチンを2回接種すれば、99％の人に水ぼうそうの免疫ができるのです。なかには水痘ワクチンを1回接種した後で水ぼうそうにかかる子どももいますが、その場合はわずかに発疹が出るだけで、重い副作用を起こしたり死亡したりすることはありません。

水ぼうそうパーティーの一件により、ワクチンへの信頼とワクチンの安全性を浸透させるために、私たち医師にどれだけの努力が必要なのかを思い知らされました。私の息子たちはそれぞれ2回水痘ワクチンを打っています。この子たちは水ぼうそうから守られていて、水ぼうそうにかかったり、同じ地域に住む高リスクの人にうつしたりしないのだと思うと喜びでいっぱいになります。たぶん帯《たい》状《じょう》疱疹《ほうしん》にもならずに済むのです。

●水ぼうそうの豆知識と統計

- 水痘ワクチンの注射は痛いです（子どもたちは本当に痛いと言います）。注射は、1歳のときと4歳のときの2回です〔日本では2014年10月から定期接種になり、1～2歳児は公費で受けられるようになった。1回目は1歳から受けられ、1回目の接種後3カ月以上の間隔をあけて2回目を受ける〕。注射の後、腕に痛みがあったり、少し熱が出たりします。5％未満の子どもに小さい発疹が出ます。だいたい注射した部位の周りです。これは、将来の感染を跳ね返すために免疫系が動き始めたという良い徴候です。予防接種の後に出る発疹は、人にうつるものではありません。
- 生きた水痘ウイルスはきわめて感染力が強いものです。私はフィラデルフィア小児病院のワクチン教育センターの次の説明が気に入っています。水ぼうそう感染者1人を含む100人をひとつの部屋に入れ、2時間会話をしてもらいます。やがて、99人のうち85人が水ぼうそうにかかります。
- 水ぼうそうの子どもは、発疹が出る前の1～2日が人にうつしやすい状態です。つまり、微熱と鼻水の症状がある子どもが学校に行った2日間に数百人と接触し、2日目の帰宅後に発疹が出て水ぼうそうだとわかる頃には水痘ウイルスが広がっているのです。
- 水痘ワクチンは、はしか（麻疹）・おたふく風邪・風疹のワクチンと同じような方法で免疫を誘導する生ワクチンです。ワクチンがウイルスを（約20個）コピーして免疫を刺激するので、体は感染したときと同じように反応します。予防効果は一生続く可能性があります。小児科学会誌で発表された研究によると、1回接種しただけでも免疫は長期間続きます。「この研究によって、水痘ワクチンの予防効果が14年以上経っても弱まることなく、水ぼうそうを予防できることを確認しました」。ワクチン接種を受けた子どもと大人の生涯にわたる免疫について調べる研究が継続中です。

- 帯状疱疹は水痘ウイルスの再活性化です（神経の走る方向に沿って痛みのある水疱が現れます）。45歳以上の人や免疫系が低下している人に多く見られます。水ぼうそうの予防接種を受けた人は、感染した人と比べると、帯状疱疹になる可能性はずっと低くなります。
- 水ぼうそうに一度もかかったことがない10代の子どもや大人は、ワクチンを受けるべきです。
- あなたのお子さんが水痘ウイルスにさらされたときは、小児科医にかかってください。1回目または2回目のワクチン接種を受けていない場合は、予防接種を受けることができます。
- 妊娠中の女性が水ぼうそうに感染すると、胎児に感染するリスクがあります。妊娠中に水ぼうそうに感染した女性の50人に1人で、子どもに先天異常が起こります。

ウェンディ先生のツイート

シアトルのママが水ぼうそうパーティーの情報を投稿したのと同じ日に、予防接種による長期免疫についての研究が発表されています。

70 「注射はないよ」と言わないで：最新の予防接種スケジュール

毎年2月に推奨される予防接種の最新版が発表されます。これは、すべての子どもが必要な予防接種を受けて、生命を脅かす感染症を予防できるように、親と医師をサポートするためのものです。この最新版には、ワクチンスケジュールの改訂中に感染症の大流行によって新たにわかった科学的知見や発見、再燃したときに子どもを守るより良い方法が反映されています。

このスケジュールはすべての親に関わりがあるものです。子どもが受ける予防接種のルールは毎年変わる可能性があります。子どもたちに最新の免疫をつけさせたと思ったとたんに、ワクチン接種の状況を一変させるような新たな科学の進歩が起こるのです。

医者に行くときに、子どもに「注射はしない」という空約束をするのはできる限り避けるべきです。約束したときに限って、追加免疫のために必要な注射や、受けそびれているワクチンが見つかるものです。よくあるのは、一連の接種の最後の回を受けていないことです（たとえば、ヒトパピローマウイルス〔HPV〕の免疫をつけるには計3回の接種が必要です。また、水ぼうそうの2回目の予防接種を受けていないこともあります）。私の考えでは、この約束を破ると、お子さんとの信頼関係を壊すことになるし、医者に行くことへの恐怖が増すと思います。

守れない約束はしない。そう母親から言われたことがあるでしょう。責めているわけではないのですが、私は子どもを小児科医に連れていく親にもよくこの話をします。病院に行くときに、なるべく

「注射はしない」という約束はしないでください。お子さんの予防接種がすべて済んだと思っていても、そうでないかもしれません。あるいは、小児科医が血液検査（子どもには注射に見える）やこちらが予想していなかった注射をオーダーするかもしれません。そのとき、みんなが困ることになるのです。信頼は崩れてしまいます。

職業が何であっても、良い報せを伝えるのは仕事の中で至福の部分です。私は、生後18カ月の子どもの親に「今日注射を打ったら、4歳の幼稚園入園前まで定期予防接種はないですよ。年1回のインフルエンザ予防接種だけ受けてください」と告げるのが好きです。でもそれは、守れない約束なのかもしれません。そこで、私はやり方を変えようとしています。

あなたも変えてみませんか？

予防接種の痛みのほとんどは、それを予期するからです。それでは、最新版を見てみましょう…

●2013年度版推奨される予防接種と覚書き

• 2013年度版の予防接種スケジュール（472頁表1）は、出生時から18歳までが1つの表にまとまってシンプルになりました（以前は2つの表に分かれていました）。この表には、すべての子どもについて、接種のタイミングと、接種と接種の間隔が詳しく載っています。詳細な脚注（465－470頁）では、すべてのルールに合理的な説明をつけています。2013年度版のスケジュールは読みやすく、わかりやすくなったと思います。

• **破傷風・ジフテリア・百日咳（Tdap）ワクチンを妊娠中の女性全員に妊娠のたびに接種**：ス

ケジュールの最大の変更点は、妊娠中の女性全員に、**妊娠するたびに1回**、妊娠後期にTdapワクチン接種（破傷風・ジフテリア・百日咳の予防接種）を受けることを推奨したことです。この推奨は、百日咳の感染が急増して蔓延し、過去50年間で最高となったことから加えられました。百日咳は新生児にとって最も危険なため、妊婦さんに免疫を獲得しておいてほしいのです。百日咳で亡くなる患者の9割は乳幼児です。妊娠のたびにワクチンを接種するのは、ワクチンを接種した後に短期間で効果が薄れてしまうのを考慮しているためです。そして、現実にはワクチンに100%の効果はありません。接種した人のうち予防できるのは約80%です。みんなを守るための最善の方法は、すべての子どもと大人にTdapワクチンを打って最新の免疫をつけることです。

- 免疫不全の子どもやリスクの高い子ども（無脾症《むひしょう》など）のために、新たな推奨が加えられました。詳しくは、脚注を参照してください。
- 覚書き：男女**とも**11歳から3回のHPV予防接種を受けることが推奨されます。来院時にこれを告げると多くの親御さんは驚きます（巻末の脚注12参照）。
- インフルエンザ予防接種は、生後6カ月～18歳までのすべての子どもに推奨されます。お子さんは毎年、理想的には秋の終わりに、インフルエンザの予防注射または点鼻ワクチンを接種する必要があります。

キャッチアップ接種のルールの一部が改訂され、わかりやすくなりました。キャッチアップ接種のスケジュールは、接種が遅れている子どもや特定の接種を受けそこねた子ども向けです。もちろん、予防接種スケジュールは毎年改定されるため、最新版は **http://bit.ly/mdm-VaccineSchedule** で確認してください「日本の予防接種に関する情報や最新スケジュールは、国立感染症研究所の予防接種情報（http://www.nih.go.jp/niid/ja/vaccine-j.html）や、『KNOW★VPD!』（http://www.know-vpd.jp/ask/）などを参照。ワクチン接種後に発現したと疑われる副反応の報告先：「予防接種後副反応疑い報告制度」http://www.mhlw.go.jp/bunya/kenkou/kekkaku-kansenshou20/hukuhannou_houkoku/」。

71 ヒトパピローマウイルスの危険性

私は小児科の診療を２００６年に開始しました。同じ年、予防接種実施諮問委員会が、11歳の女児を対象にヒトパピローマウイルス（ＨＰＶ）ワクチンの接種を開始することを推奨しました。そのため、私は研修医時代を除くと、ＨＰＶの予防接種を提供できない状態で小児科の診療をした経験がありません。私は、もう7年もこの話をしています。現在は男児と女児にＨＰＶの予防接種を行います［日本では女子のみ定期接種。推奨年齢は小学6年生～高校1年生。ただし、２０１３年6月以来、厚生労働省は「接種の積極的な勧奨」を一時差し控える決定を下している］。その理由はＨＰＶの蔓延です。性交渉のある成人の約50％は生涯に1種類のＨＰＶに感染します。

ヒトパピローマウイルスが体内に入っても害を及ぼさないこともありますが、腟や陰茎、肛門、口腔／咽頭にいぼを形成することもあります。ＨＰＶの株の中には、子宮頸部の変化を引き起こして子宮頸がんを生じさせるようなものがあります。まれに陰茎や舌、咽頭のがんを引き起こすこともあります。10代の若者や成人は、性交渉により口や腟、肛門からＨＰＶに感染する可能性があります。**コンドームでは、ＨＰＶの感染を１００％防ぐことはできません。**

大切なこと：ＨＰＶの予防接種で守られているからといって、10代の若者がリスクの高い性行為に走るきっかけになることはありません。

こんな醜くて厄介で不愉快な病変の発生を免疫で防げるのです。そして、ワクチンでがんを予防できるのは、なんと幸せなことでしょうか。私は患者さんによく「がんを予防できる日が来るなんて、うちの祖母が知っていたらね」という話をします。祖母がその日まで生きていたらと思います（祖母は1980年代末に他界しました）。

実際は、10代の女の子の親は、私の診察室でHPVワクチンを接種することに一様にためらいがあるようです。この6年間に、HPVワクチンを接種することへのためらいは少なくなってきましたが、多くの親は予防接種をすることでお子さんたちに性行動を許可したと思ってほしくないと言います。そして、多くの親が娘に免疫をつけさせることで、早くから性行動に走るようになるのではと心配しています。

親たちはよく、「でもうちの子はまだ11歳なのですよ！」「うちの娘は婚前交渉なんてしませんから」「息子はこんなに小さいのに」と言います。現実問題として、子どもたちをHPVから守る最善の方法は、性的接触を一度でも経験する**前に**免疫を獲得する（3回のHPV予防接種で6カ月かかります）ことです。たとえ子どもたちが乳房や陰茎が発達し始めたばかりだとしても、11歳はHPVワクチン接種を開始するのに良い年頃です。性的に活発になる時期までに、3回の接種をすべて済ませ、免疫を獲得することができます。HPVの予防接種を遅らせる理由はありません。11歳と比べたときに、15歳のリスクは決して低いものではありません。

性体験があるのは、15歳では13％のみです。でも、19歳では70％になります。私たちは、すべてのティーンエイジャーが性的接触を持つ前にHPVの免疫をつけさせたいと考えています。

2012年11月の小児科学会誌で発表された研究によると、HPVの予防接種をすると性体験が早まるのではないかという懸念は、実態とは違うことが証明されました。とても良いニュースであるだけでなく、多くの親の心配を軽くすることになりました。

●HPVワクチン接種は性行動に影響しない

現在は、11歳の健診のときに、HPVワクチン、Tdap(破傷風・ジフテリア・百日咳)ワクチン、髄膜炎菌結合型ワクチン(MCV4)の3つの予防接種を提案します。HPVワクチンには2回の追加接種があります。1回目は初回接種の2カ月後、もう1回は初回接種の6カ月後です。

HPVワクチンを接種(1回以上)した11～12歳の女児約500人を対象に調査が行われました。この500人と、11歳児健診でTdapとMCV4のみ接種した900人の女児を比較したのです。この1400人全員を3年間追跡調査しました。研究では、性行動、性感染症、妊娠にいたった(妊娠または性感染症の検査または診断、あるいは避妊のカウンセリングのために来院した)場合の検査、診断、カウンセリングの結果を比較しました。

HPV予防接種を受けた女の子たちと、受けなかった女の子たちとでは、まったく違いが見られませんでした。

研究では、HPVワクチンは「性行動によって生じる結果」の発生率と関連していないと結論づけました。つまり、HPV予防接種は性行為を認めることにはならず、その結果として性感染症や意図しない妊娠、避妊のための来院が増えることはなかったのです。

●11歳時の予防接種を受けるティーンエイジャーのためのヒント

- 病院に行くときは、携帯電話やスマートフォン、タブレット、夢中になれる雑誌を持っていきましょう。
- HPVワクチンは刺すとき本当に痛いです。受けた子どもたちのほぼ全員がそう言っています！この原因のひとつは、注射液の塩分濃度が高いためです。子どもに「この注射はほんとうに痛いのよ」と言ってもどうにもならないし、不安が増すだけですが、注射中と注射後にその不快感をサポートし、受け止めるようにすると、気持ちが楽になります。また、注射の間に子どもの気をそらすのも効果的です（スマートフォンを使う、お話やジョークを聞かせる、卒業ダンスパーティーのことを聞く、など）。子どもが不安を感じ、神経質になっている場合は、ふらふらしたり、気を失ったりしないように、注射の後10～15分様子を見ます。ティーンエイジャーは注射の後、気分が悪くなったり失神したりすることがよくあります。
- 多くの親は、注射が性感染症につながらないか心配します。不安なことや心配なことは、子どもの担当医か看護師に質問するようにしてください。子どもがいつか性交渉をすると考えて不安になるのはあなただけではありません。
- **針が怖いですか？**　子どもが針を怖がる場合、ためらわずに小児科医に相談し、いっしょにサポートしてください。ティーンエイジャーは、極度に不安が強くても、緊張のあまりそれを認められないことが多いのです。
- **注射は最後まで：**せっかくの1回目の注射を無駄にしないで！　子ども（あるいはあなた自身）を

HPVの感染から守る最善の方法は、一連の3回の接種をすべて済ませることです。2カ月後、6カ月後に、追加接種のための受診を忘れないでください。初回接種を受けたのに、最後までたどり着かない子どもがたくさんいます。それでは、性交渉を持つようになったときに、HPVに接触して感染しやすい状態のままです。10代は全体的に予防接種率が良くありませんが、HPVの完遂率はそのなかでも最も低いのです。

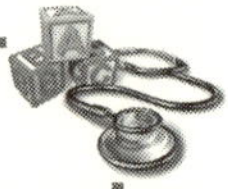

おさえておきたい　ポイント

事実：疾病予防管理センターの報告によると、ヒトパピローマウイルス（ＨＰＶ）の予防接種率は、低年齢（11～12歳）ほど低くなっています。多くの女児は推奨される時期に接種を受けていません。早い時期に接種を受ければ、ウイルスに一度も感染せずに済みます。

ＨＰＶは、子宮頸がんや陰茎がん、肛門がん、口腔がんや咽頭がんを引き起こします。性器や肛門周辺にいぼを形成することもあります。

これまでの経過：２００６年から、ＨＰＶが引き起こす子宮頸がんの70％を予防する4価（4種類の株）ワクチンの女児への接種が開始されました。その後２０１０年に、男児を肛門がんから守るため、アメリカ食品医薬品局がアメリカ国内で男児・女児両方への認可を与えました。男児に接種が必要かどうか疑問視する声もあります。ＨＰＶはいぼと子宮頸がんを引き起こします。しかし、アメリカでは毎年８０００人の男性がＨＰＶによるがんを発症します。この男性のうち６０００人が口腔がんと咽頭がんです。

女児は、ＨＰＶワクチンを接種した後も、成人期を通じてパパニコロウ検査（「Ｐａｐスメア」）を受ける必要があります。一部の子宮頸がん（20～30％）は、ＨＰＶ以外の原因で生じるからです。

第4部　ワークライフバランスと母親業

もっと良くできるはずです

働く母親が増えている中、時代に合わせて直すべきたくさんの理不尽なことが残されています。

働く母親に見られる不平等

79%

雇用率の低さ

50%

昇進率の低さ

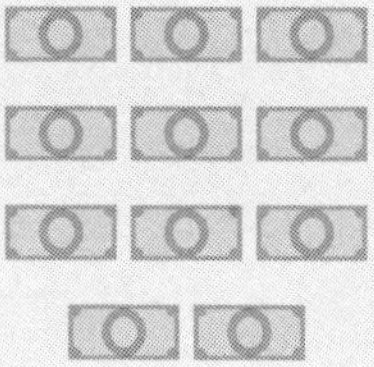

約110万円

新入職時の年収の低さ

世　論

多くの親やパートナー同士が仕事と子育ての責任を共有するようになってきているとはいえ、世論は外で仕事をすることを選んだ女性をよく思っていないようです。

12%

母親は**フルタイム**で働くべきと答えた人の割合

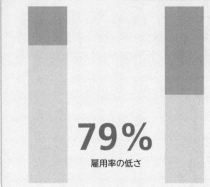

40%

母親は**パートタイム**で働くべきと答えた人の割合

42%

母親は**働くべきではない**と答えた人の割合

女性同士が助け合えば助け合うほど、それは自分たちへの助けとなる。同志として動くことが、結果を生み出す道である。

シェリル・サンドバーク
『リーン・イン：女性、仕事、リーダーへの意欲』

出典
- www.gallup.com/poll/154685/Stay-Home-Moms-Report-Depression-Sadness-Anger.aspx
- www.statisticbrain.com/working-mother-statistics
- www.pewsocialtrends.org/2013/05/29/breadwinner-moms

仕事と家庭の両立を求めて

現在、世帯を主に支える大黒柱、もしくは唯一の稼ぎ手となっている女性が増えてきています。しかし、その一方で、メディアや職場や家庭で相反する情報を聞いて母親たちは「すべてやらなければ」とプレッシャーを感じています。第４部では、外で働きながら仕事と子育てとを両立させる課題と喜びについて見ていきましょう。

働く母親の実情

40%
の女性が一家の主な、または唯一の稼ぎ手（アメリカ）

61%
の女性が在宅勤務

2011 年　家計所得の中央値（1 ドル 100 円で換算）

約 800 万円
妻が主な稼ぎ手

約 780 万円
夫が主な稼ぎ手

約 700 万円
双方の収入が同等

仕事をしている母と専業主婦の母の幸せ度は？

85%
働く母のうち、「とても幸せ」「まあまあ幸せ」と回答した割合

80%
専業主婦のうち「とても幸せ」「まあまあ幸せ」と回答した割合

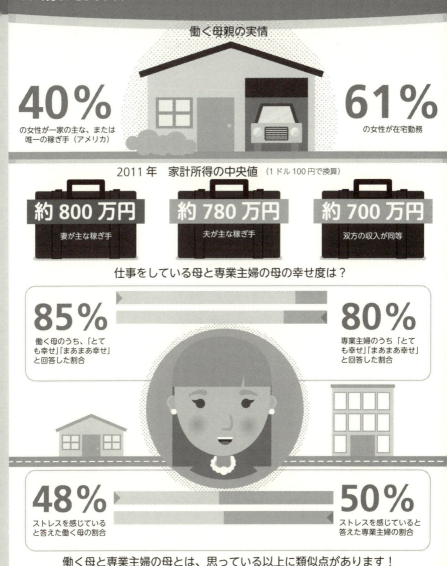

48%
ストレスを感じていると答えた働く母の割合

50%
ストレスを感じていると答えた専業主婦の割合

働く母と専業主婦の母とは、思っている以上に類似点があります！

はじめに

親になると誰しも、自分がとてつもなく大きな誤りをおかしているのではないかと感じるときがあるでしょう。たとえば、失敗をしてしまって後悔する気持ちを認める瞬間。たとえば、選択ミスをして、自分が無知で未熟であると自覚した瞬間。毎日毎日、少しずつ成長してゆくわが子を育てていかなくてはならず、これまで一度も経験していないことに対応しなくてはならないのですから当然ですよね。私たちは親としては、ある意味、いつまでたっても初心者なのです。

私はときどき、プールサイドで落ち込むときがありました。話してみれば取るに足らないことばかりです。あなたもきっと首を傾げて、なぜそれがそんなに大変なのかと不思議に思われるかもしれません。最終的には、うまくやろうと思っているのに正しい方法でできないことに対し、自分で自分を落ち込ませているからだと気づきました。5歳の息子の要求や反抗と必死に格闘しながらも失敗しもがき続けているのです。そして、自分自身の理想とするゴールにはいまだにたどり着けません。

5歳の息子は、7歳の息子とはまったく性格が違います。それが問題なのです。5歳の息子がプールに入るのを嫌がるとき、彼が生まれる前の2年間に私が学んだことは何も役に立たないのです。

何らかの理由で（おそらく不安な気持ちからだと思うのですが）、5歳の息子は一度やると決めた習い事――バレエや水泳、サッカー――をすべて嫌がり始めました。これらの習い事をしている間、とても楽しそうにしていて、彼自身が申し込んでほしいと私に頼んだのに、拒否するのです。彼自身の考えの裏にある反抗的で力強い主張に対して、どうしようもない怒りが込み上げてきました。

そう、怒りです。

私が自分の仕事を急いで切り上げて家に帰り、息子の習い事の準備をして向かったにもかかわらずプールに入りたがらない息子と結局プールサイドにいることになったときに、私は本気で怒りを覚えることがあります。たとえを話しているわけではありませんが、プールサイドにいる私たちの足元にあった深い溝と対立には猛烈に腹が立ちました。

それは習い事だけではありません。

息子がスイミングが好きだと言ったことだけが問題なのでもありません。

それに、レッスンのために支払ったお金の問題だけでもありません。

私自身が、時間どおりに彼をプールに連れて行くために、仕事の時間を削っていることだけが問題なのでもありません。

そしてスイミングを楽しみ、水の中で自信を持って泳いでいる息子の姿を見るのが好きだという、そのことだけが問題なのでもありません。

これらすべての要因が少しずつ重なり合って、私のこの怒りの原因となっているのです。息子は私の中のイライラのスイッチを見事に押してしまうのです。期待を裏切るのです。

詳細は「マインドフルな子育て」（37章、１８６頁）に述べてありますが、以前参加したジョン・カバット・ジン博士のマインドフルネスに関する講演で聞いたことを思い出します。それは、私たちが最も大事にしている人が最も自分を怒らせる人でもある、という言葉です。ええ、もちろん私はオーデンをとても深く愛しています。でもそれと同時に、たった5歳の子どもとプールサイドでけんかすることに嫌気がさすのです。

小児科医の友人が昔、子どもの幼少時のひどいかんしゃくをやり過ごすことについての忠告をしてくれたことがあります。いわく「2歳はやっかいで、3歳は骨が折れ、4、5歳はくそったれ！」だそうです。

プール、そしてスイミングの習い事に関しては、長い歴史があります。3年ほど前にあるお母さんから言われた言葉がずっと心に残っていて、それが私がいつも奮闘している怒りと複雑なバランスをとる土台となっているのです。私はいつだって、子育ての現場にいて、子育てに畏敬の念を起こさせるような幸運を目の当たりにしたいと願っているのですが、実際は、同時に医師として働いてコミュニティに貢献しているわけです。私は、家にいて子どもの面倒を見る母であると同時に、小児科医でもありたいのです。私のクローンがいるのが最も理想的な状況だと思います。こういったすべてを手に入れるという話をするといつも、私は言葉につまってしまいます。

実のところ、プールはあまり好きな場所ではありません。数年前、息子をつれて何とかプールの更衣室にたどり着いたときのことです。同僚の奥さんであり友人であるお母さんと、2人の息子さんがすでに更衣室にいました。彼女は、私と息子を見て「ウェンディ、今日はこんなに早く着いてしまって、手持ちぶさたで困ってしまうわね」と言ったのです。

どういうことかわかりますか？　私は、クリニックから大急ぎで家に戻り、息子を急いで連れて水着に着替えさせ、必死に車を停めて、時間内に「すべてやりとげよう」としたのです。このときが唯

一、時間に間に合った日でした。それなのに、特に時間に追われることのない他の親から非難され、からかわれたのですよ。しかも彼女はいつも時間に間に合うようにやってきます。彼女の言葉に私は傷つきました。

さて、これがこの章のテーマです。24時間家にいて育児をする母親、そして仕事をする母親の奮闘の物語と、私の小児科医としての素朴な見解についての話です。私たちが親として成熟する中で、また子どもたちのニーズや発達が変化していく中で、どれほど私を含めたくさんの働く親のバランスが絶え間なく変わっていくのかについてお話しします。

私のお気に入りは最終章（「『タイム』誌の記事とほどほどの子育て」、460頁）です。

72 子育て競争

たくさんの意見にアクセスしやすい社会の中で子育てをするのは大変です。誰もが正しい子育てについての意見を持っているように見えます。家にいて育児をすること、フルタイムで働くこと、パートタイムで働くこと、復職すること、夜泣きはするかしないか、夜泣きをどうやってなくすか、おしゃぶりはいいのか悪いのか……もちろん、意見が個々人によって異なるのは当然です。離乳食に始まり、保育園に入れることに関してまで、みんなおおかた正しいのです。でも、親戚や友人、ときにスーパーで会う人々からコメントやアドバイスの集中砲火を受けると、そう思えなくなることもあります。周りの人から自分の子育てに関して何か言われると、傷口に塩を塗られるよりもずっとヒリヒリと感じます。自分の子育てに対する他の人からの意見は深刻に受けとめがちなのです。

リズ・サボーさんと『USAトゥデイ』で、このことについて話をして以来、私はこれを「**子育て競争**」と呼ぶようになりました。彼女の書いた「なぜ母親たちはお互いの子育てを評価しあうのか」という有名な記事には、私を含め数多くの母親や医師の体験談が引用されています。

今でもこの記事を読んだ方の多くが、この記事のおかげで気分が楽になったと言います。

今現在、私はエイダ・カルホーンさん作の『本能的子育て：自分を信じていい子を育てよう』（未邦訳）という本を読んでいます。序文、そして最初の数章ですぐにこの本にひきつけられました。気づけば、本を読みながらうんうんとうなずいたり、笑ったり、はっと息をのんだり……この著者と私は考え方がとてもよく似ているようです。この本を読むと何でも完璧にできるのではないかと思えます。本能を武器にすれば、本当に子どもの成長の助けになることができるのです。しかし、この本を読み進めて10章を過ぎたあたりから、数々のニュースや育児書に書いてあることや近所の人や公園で出会うママたちの意見などではなく、自分自身を信じるということについて書かれた本であっても、著者である彼女の言葉にはやはり教訓的なものが含まれていると感じるようになりました。周りの人の評価に染まるのではなく、教育的であれというのです。あたかも子育て中は、心を鬼にして本能を信頼するために、自分自身と相反する立場や意見を切り捨てるべきだと信じなければいけないように感じます。自分のやり方が正当だと思うことが、本能的なことだということなのでしょう。それが、みんなが求めている子育てへの自信をもたらしてくれるのでしょうか?

以下、これが、私の考えです。

- この世は子育て競争であふれています。自分たちのすることが他者から非難されたり評価されたりするとどんな気持ちになるのかは誰しもわかっています。なのに、自分たちが一度うまい方法を見つけると、他の人たちもそうすべきだと思ってしまい、それを他者に対しても正当化してしまうのです。これは理にかなった感情ですし、「うまくやっていく」方法でもあります。しかし、何事にも「正しい」やり方というものはないのです。
- 私はクリニックで小児科医として毎日健診に来るお母さんたちを見ています。**親というものは例外なくどうやって子どもたちの面倒を見て、守り、育てていくかということに関心を持っています。**他人からとやかく言われる筋合いはないのです。誰だって、よりうまく子育てするにはどうすればいいのかを模索しているのですから。

・いくつかの安全面での基準（たとえば、うつぶせ寝はさせないこと、チャイルドシートを正しく使用すること、重要な予防接種を受けること、家具を壁に安全に取り付けることなど）を除けば、ほとんどの育児には複数の正解があります。つまり、すべてのことにいくつもの「正しい」やり方があるのです。私は筆者のエイダさんと同意見です。他人ではなく、自分の本能を信頼しそれに従う、それが最も良い方法でしょう。しかし、みなさんに知っておいてほしいのは、私の意見では、ときには自分の本能に従ったところでうまくいかない場合もある、ということです。

・子育てをしている友人や家族の話をよく聞くことの方が、自分自身が語るよりもはるかに大事なことだと思います。口輪をはめてしまうように自分の意見を飲み込むのが、私たちみんなにとってとても役立ちます。私の義理の母が「もしも誰かが助言を求めている場合でなければ、あなたの助言はすべて非難ととられる可能性があるのよ」と言っているのはこのことだと思います。

・しばしば他の親たちに批判的なのは、自分自身の選択に悩んでいるからです。

・子育て中に、家にいて専業主婦となるか、仕事に復帰するかをめぐっての選択というのは、本当に大きな議論であり、また切ない気持ちをもたらします。この選択とストレスは、男性よりは女性にとっての課題であることが多いようです。産休から仕事へ復帰するとき、または復帰しないと決めたとき、「こうすればうまくいく」と言ってくる人たちがいるでしょう。そして、「すべてを手に入れること」に関して国中で行われている押し問答がまた繰り返されるのです。

・あなたにとっての公私の時間の完璧なバランスというのは、あなた自身にしかわからないものです。

たとえ尊敬する人や真似したい人がいたとしても、その人たちとまったく同じやり方であなた自身のバランスが得られるわけではないのです。「完璧」なバランスというものはすぐに見つけられるものではありません。自分の選択を辛抱強く信じるべきです。いつだって考えを変えることはできるのですから。あなたの子どもが成長し、変化し続けている限り、あなたとっての「完璧な」ワークライフバランスというものはとらえにくく、動き続ける標的のように感じられるでしょう。でもそれは、いたって普通のことなのです。

73 働く母親の苦悩、「いったい私は何をしているのかしら」

私自身、何かを決めるのに優柔不断になってしまったり、決断したとしてもこれでよかったのかという疑いの気持ちが繰り返しわき起こってくることがあります。息子たちを育てていると彼らが求めるものが変化し続けるので、「いったい私は何をしているのかしら」とつぶやきながら、あるときは手に牛乳の入ったカップを持ちながら、あるときはハンドルを握りながら、くるくる立ち回っています。

2人の息子が20カ月と3歳だった頃、私は明らかに疑問のまっただ中にいました。もちろん細かい点は年ごとに違うのですが、私はいったい仕事で何をしているのかしら、そして、家庭では何をしているのかしら、という迷いが繰り返しわき起こるのです。

私は常に他の親が何を選んでいるのかを見て学んでいます。

でもどうすれば正しい選択ができるのかについては、いつもたじろいでしまいます。私が言っているのは人生そのもののことです。どのように働くか、どのように子育てするか、そしてあるときは、この2つの要求の板挟みになっている自分自身をどのようにケアするかなどです。

世の中の役に立ちたいと思い自分の能力を使おうとしているときの、仕事と子育てとのバランスの問題は、ほとんどの友人にも関係することのように感じられます。私はいったい何に足をとられて、何を考え直さなくてはいけないのか、まったくわからないのです。でも、いつだってそういうことが起こるのです。3カ月に1回の頻度で、まるで税金の請求のように……。

私は日々、自分自身の恵まれた機会と、私が診療している子どもたちに驚かされています。自分自身の子どもから素晴らしい喜びをもらっているなと感じ、仕事に行くのが辛いときもあります。そしてときには、この状況に耐えうるだけのスタミナが自分にあるのか自問自答してしまう日々もあります。また、クリニックでの仕事が終わる頃には疲れ切って、目が充血している日もあります。職場の人たちが「体調が悪いのではないか」と思って私の体温を測ったことも一度ならずあります。たいてい熱などありませんが。重要なのは、私自身が、他のすべての働く母親たちと同じく、ただただ疲弊しきっている、ということです。

実際問題としてやっかいなのは、私自身がクリニックで仕事をするのも、何かを見つけるのも、とても好きだということです。最近では、生後2週間の赤ちゃんの見逃されていた骨折を診断したり、新規にうつ病を発症したティーンエイジャーをサポートしたり、20名以上の健康な子たちの健診を行ったりしました。そういうことが本当に好きなのです。でも、疲れますし、自分自身の息子たちが恋しくもあります。ただひとつの役割だけを担っていられるのであれば、はるかに簡単だったでしょう。でも、仕事が私にどういった影響を与えるか、というだけの問題ではないのです。私は左右それぞれの腕で綱引きをしているのです。

家にいて子育てに専念している人と、仕事をしながら子育てしている人との間の、決着のつかない綱引きのような議論が私の頭の中で続いているのです。仕事と家庭とのバランスの問題に立ち戻ってしまったこと――そして私が仕事を（たくさん）しようと最近決断したこと――には、具体的には以下の4つが背景にあると思います。

• 2カ月前にあるブログを読みましたが、その内容が今でも私の中に残っています。その記事は、まさに私たち一人ひとりがどのようにして自分の決断にたどり着くかについてのものでした。そのブログへはツイッターのメッセージを介してたどりつきました。それは「(医師の) 初期研修を終えた人にとっては、家族の優先順位が最も高い」という内容だったのです［アメリカでは4年制大学を終えた後（通常22～23歳）に4年制の医学部に入り、卒業後（通常26～27歳）に初期研修が義務づけられているため、初期研修を終えるとすでに30代前半～半ばとなっていることが多い］。そのブログの記事には、何人かの医師が、たとえ厳しい医療研修を終えた後でも、家にいて子育てすることをどのように選択したのかが詳しく述べられていました。産科医であり家にいて子育てすることを決めた本人がそのブログ記事を書いたわけではありません。その同僚が書いたのです。なんておかしなことかと思いました。このブログを初めて読んだのは、クリニックで夜の8時過ぎまで働き、長い1日を終えて帰ろうとしていたときでした。これを読んで私の1日は台無しになったように感じました。おそらく、そのタイトルに私は打ちのめされたのです。だって私が働いているからといって、私の中での家族の優先順位が一番でないわけではないのです！　数年後に、私が反論するとしたら、「(医師の) 初期研修を終えた人にとっては、家族が最も優先順位の高いものである」「ただし、(私の) こんなやり方もありますよ」となると思います。だってほら、見てください。たとえ職場にいたとしても、私にとってはもちろん家族が一番なのです。ですから他の人を助けるために出かけるときは、自分自身の子どもへの愛や献身と対立するようで心が引き裂かれそうになります。

- 臨床医である友人（彼女は当時、自称「家にいて子育てをするママ」でした）と話をしたときにもはっとさせられました。お互いの子どもの話をしていたので私の仕事のことは会話に出て**こなかった**のですが、最後に彼女は「それで、あなたとジョナサンは大丈夫なの？」と聞いてきました。私が息子たちを育てながら仕事をしている状況が哀れだという気持ちから、その質問が出てきたように私には聞こえました。私は面食らいました。もちろん、私たちはこれまで大丈夫だったし、今も、そして今後も大丈夫だろうと思っています。「大丈夫」どころでなく、まったく問題ありません。私たちは、今のこの生活と仕事ができる機会を、心からありがたく思い楽しんでいます。でも、批判というガウンをまとった彼女のその質問を受けて、私は傷ついたし、同時にまた「私のやっていることは正しいことなのかしら」と自分に問いかけてしまったのです。もちろん、私のこの状況を「哀れだ」と彼女が思っていたわけでなかったとしても、私自身がそのように感じたわけですし、今でもそのことが忘れられずにいるのです。そして、自分自身への疑問だけがまだ心に残っているのです。
- 息子たちが小さい間、私はとても幸せなことに、週に数日、自宅で書き物の仕事をすることができました。しかし、オーデンが20カ月頃になると少し言葉が出るようになり、状況は一変しました。困ったときには（おわかりだと思いますが、おもちゃをとってほしいときなどです）、すぐに「ママ！」と私を呼びつけるのです。そんなときには、駆けつけないわけにはいきません。そして、そんな声が2階から聞こえてきたら最後、気になってしかたありませんでした。
- ずっと子育ての道を歩んできた祖母世代や母親世代から批判されれば、私たちはもう何も言えません。家族ぐるみで仲よくしていただいている年上の友人に会ったときのことですが、私の仕事について――つまり臨床のこと、それから執筆活動やブログのことについて尋ねられました。私はどれだけ働いているのかを時間で換算して、1週間におよそ60～70時間は働いていると話しました。彼女はそれを聞いてこう言ったのです。「それで育児をする時間は残っているの？」と。もちろんありますよ、と私は断言しました。ただ、眠る時間はありませんけれどね。彼女の意見は、批判的な色あいが強く、私の心に突き刺さりました。これも、いまだに心に残っている言葉です。ただ、幸いなことに親たちからの知恵や新しい視点を知ることで、私たち働く母親は救われています。

ウェンディ先生のツイート

ワークライフバランスがやっかいなのは、そのバランスを崩してしまうことばかりが取り上げられてしまうからです。

オーデンの健診の日に午前中休み（朝7時の診療だけはしましたが）をとって、子どもたちと過ごしたことがありました。普通に母親業としてやる類のこと――フィンの学校まで足を運んだり、公園に立ち寄ったり、洗車をしたり、食料品店に行ったり――をしました。やるべきことの中には、何もロマンチックな項目はありませんが、いつもと違ったペースで1日を過ごせることが私にとってはこの上ない喜びの時間でした。それから、オーデンを連れて、健診のために小児科の診療所へと足を運んだのでした。

オーデン担当の小児科の先生は診察の後、私の調子を尋ねました。私はちょうど上述したような自分自身のワークライフバランスと格闘しているところでした。私はこの半年間、どれだけ多くの人が私に**警告してきた**かについて話をしました。「あなたの息子たちが若い時期は一度しかないのよ」だとか、「子どもたちがあなたにそばにいてほしいと望んでくれるのは今だけよ、大きくなったらそんなふうに思わなくなっちゃうんだから」といったことを言われていたのです。そういった言葉にどれほど私がとらわれて、まるで蜘蛛の巣にかかったかのように身動きが取れなくなっているのかを説明しました。そういう意見を耳にして板挟みになると、不安を掻き立てられ、罪悪感がわき起こってしまうのです。そのうえ、こういうことを私の夫には誰も言わないということを、どれだけ私が毎回かみしめていることでしょうか。

でもそのとき、悩みに悩んで再び意気消沈していた私に、まぶしい太陽の光が差し込んできました。オーデンの小児科医であり、3児の母である彼女が、「あら、それはウソよ。あなたの息子さんたちはティーンエイジャーになっても、もっと成長してからも、いつだってあなたにそばにいてほしいと思っているわ」と言ったのです。それからもっと詳しくその理由を話してくれました。彼女の体験、彼女の成功例、そして彼女自身の後悔、についてです。

突然、私の頭の中にあるもやもやが晴れました。私はまた肯定され、理解してもらうことができましたし、彼女も私と同じように仕事を続けていることに心から感謝したのです。

74 たったひとつの選択

親になるとみな、大きな選択をします。かなり控えめに表現したとしても、あるひとつの大きな決断をすることになります。フィンが生まれる直前に、義父がこう言っていたのを覚えています。「さあ、貨物列車がやってくるぞ」と。まさに、雷のように大きな音を立てて蒸気を吹き出す貨物列車です。最初の貨物列車がやってきた２００６年の12月に、私は突然新しい世界へと導かれました。そして、今現在も蒸気と石炭の渦中にいますが、それでもこれまでのところ、母親業というのは私の人生の中で最も驚きに満ちたひと時です。

産婦人科医であるエイミー・テューターさんのブログ記事を読みました。彼女は『疑い深い産婦人科医』というタイトルのブログを書いています。それを読んで、彼女とは波長が合うかもしれないと思いました。彼女は、その記事の中で「良い母親になるというのは、母になることを選ぶことであり、どんな方法を選ぶかというのは大事ではない」と述べていました。

彼女の記事を読んで息をのみました。それから、何度かその記事を読み返しました。彼女の述べていることの大部分は的を得たものだったし、育児に関して私の中で幾度となく繰り返しわき起こってきたテーマにぴったりの内容だったのです。現実的には、育児にマニュアルはないし、正しい方法も間違っている方法もないのです。自分自身の選択に対して誰かから批判されたり、罪悪感を感じたりする必要はないのです。育児を成功させるための唯一の必要条件は、わが子を愛し深く関わっていくことなのでしょう。私は先週末、有名な医療系ブログの中に、親になる選択について書かれたテューター医師の投稿を見つけました。

そして彼女が私の考えを切り開いてくれるかのように感じました。

特に、この点です。「自然分娩や子どもへの愛着形成という信念に対して私が異論を唱えているのは、そういう方々が子育てに重きを置いていることではなく、実際は、ある特定の育児法を特別扱いしているということに対してです」。

とても感激しました。彼女の記事の全文をどうぞご覧ください。

母になる選択と特定の育児法の選択

自然分娩や愛着形成が推奨されている背景には、「良い母親」像というものがあるのでしょうが、では「良い母親」とはいったい何なのでしょうか。私はいつも、最今流行っている方法は含めずに、出産や育児法の選択に関する記事を書いています。簡単に言えば、「良い母親になるということは母になることを選ぶことであって、ある特定の育児法を特別扱いするべきではない」、というのが私の心情です。

では、「母親になること」を選ぶとはどういうことでしょうか。母親として必要なのは、子どもの世話をして、信頼関係を築き、教育をし、正しいルールを教えることです。それはつまり、子どものことを心配し、子どものために計画を立てて、相談したり、助言をしたり、突き詰めれば子どもを応援することすべてです。学年の中で一番年下でも幼稚園に入れるべきでしょうか、それとも1年待って一番年上で入れるべきでしょうか。公園でからかわれたときには、どうしたらいいのでしょうか。私が多くを期待しすぎているのかしら、それともあの子に学習障害があるのではないかしら。年上の男の子とダンスパーティーに行ってもいいわよと言ってあげるべきかしら、それともまだまだ傷つきやすい年頃かしら。そういうたぐいのことです。

また、彼らの失敗を慰め、恐怖に向き合えるよう助け、十分に成長していれば自分は席をはずして本人が個人的に医師に相談できるようにさせるようなことです。また、ピアノのレッスンや歯科矯正、礼拝や祝日のお祝いごとをしてあげることです。あなたの子どもが「お母さん、嫌い！」と言ってくるときには動じず、その子が他の子どもをからかうようなことがあれば必ず注意すべきです。それは本当に、本当に大変なことです。何週間も何カ月もひどく消耗したり、精神的に疲れ切ったりするようなことです。でも、それは非常に深いレベルでやりがいのあることでもあります。この先もずっと続く強いきずなを作ることであり、幸せな若者を世の中に送り出すということでもあります。

これは、ある特定の育児法を選択することでは**ありません**。母乳にするか、ミルクにするか。それは、母親自身の選択であって、他人には関係ないことです。自然分娩がいい？　そんなことは重要なことではありません。赤ちゃんが何を着るか？　それは赤ちゃんごとに異なるし、母親が決めればいいことです。いつまで授乳するか？　それを議論しても、長い目で見れば何の意味もないことです（短期的に見ても、です）。

その人がどれだけ良い母親であるかはどのように知ることができるのでしょうか？　どれだけ子どものことを気にかけているか、それが大事だと思います。子どもを気にかけ、そして母親が子どもに与えている影響を気にかけることです。子どもを愛するということは、子どもを育てることそのものです。それに対して、ある特定の育児法は、愛情とは何の関係もないものです。なぜなら愛情を表現するのにたったひとつしかやり方がないわけではないからです。

自然分娩や愛着形成という信念に対して私が異論を唱えているのは、そういう人々が子育てに重きを置いていることではなく、実際は、ある特定の育児法を特別扱いしているということに対してです。つまり、ある方法論を選択することが正しいと強く信じている人は声を大にしてその「良さ」を褒めたたえ、他の方法を選択した母親をまるでダメな母親であるかのように思ってしまうことに問題があると思います。

そういう人々は、わが子に喜んで尽くすことを母親の役目だと解釈するのではなく、育児法を自分自身のための社会的アイデンティティと感じてしまっているのです。そして、その過程で自身のエゴを満足させてしまっているのです。だから自然分娩や母乳育児、そして愛着形成に関する議論が女性同士の不和を引き起こす原因となってしまうのです。こういう議論の中には一度も、「赤ちゃんの面倒を見る最良の方法」などは出てきません。いつだって、「誰が最高の母親か」についての議論ばかりです。この子育ての解釈の仕方は、とても些細な違いのように思われるかもしれませんが、実はとても大きな違いで、ほとんどの女性がそれに気づいています。

良い子育てに最も重要な要素は愛です。愛された子どもは、他のどの子よりも有利です。それは、母親がどのような育児法を選択したかには関係ありません。今こそ母になることだけで素晴らしいと、その価値や強みを認め、育児法によって他の女性を評価するのはやめるときです。

エイミー・テューター（医師）
（許可を得て転載）

75 医師、娘、母、そして妻であること――4足のわらじ

私の母が抗がん剤治療を始めるちょうど前日にこの文章を書いていたのですが、あることに気づきました。

まるで私は2本の足で4つの別々の角に立とうとしているかのように感じています。医師、娘、母親、そして妻、この4つの役割です。

私はちょうど2つの世代に挟まれています。私より年上の人々の面倒を見ること、そして年下の人々の面倒を見ること（と同時に自分自身に気を配ることも）が大人になるということなんだと理解し始めました。今週、私は本当の意味で大人になったんだなとしみじみと感じました。とうとう大人という肩書きを手に入れたように思いました。

自分に肩書きをつける作業というのは、人生のいろいろな段階で布石を敷いていくようなものです。12歳を終えればもうティーンエイジャーです。18歳になれば有権者となります。大学を卒業すればもう大人の仲間入りです。医大を終えると医師と呼ばれるようになります。でも、こうした肩書は、真剣に何かを成し遂げて得られた達成感と同等の価値があるわけではないのです。

たとえば、「先生」と呼ばれることを例に挙げてみます。私が研修医としてＮＩＣＵ（新生児集中治療部）で働いていたときのことですが、ある上司の医師から、次のようなお話をしていただきました。あれは、生涯ずっと記憶に残るほどひどく大変な夜を終えて迎えた朝でした。朝の8時頃、上司

である医師と座って診療記録を振り返っているときでした。一睡もせずに後期研修医として早産児のケアをし、早産児出産で蘇生にあたり、ＮＩＣＵの看護師さんを援助して共に働き、２児をみとるという業務をこなしました。何とも悲惨な夜でした。ちょうど死亡診断書を記載し終え、これからの午前中のやるべきことのリストを整理し終えたところで、患者さんの病態をレビューする時間となってしまいました。その思慮深い指導医はこう言ったのです、「スワンソン先生、毎日毎日、誰かに『先生』と呼ばれることでしょう。その都度、君はその肩書を背負っていくことになるんですよ」と。

今回、母が抗がん剤治療を受けることになったことで、私はまた新たに「娘」という立場となる可能性があることに気づきました。

それまでは、自分の母親のがんの診断を、かなり学術的に、理知的に、「医師目線」でとらえていました。数字や科学といったもので母の病気をとらえることで客観視し、距離を置いていたのです。それがときに楽な立ち位置であるからです。

しかし、母が化学療法を始めた日、私は娘として母と同じ目線になるべく、小数点の世界から抜け出さねばなりませんでした。がんセンターでは母と同じように、いつも奇跡を信じ、最善を祈っていますが、でも、私も怖いのです。だからそのセンターにいるとき、私は医師でもありますが、母の娘、そして大人の私の方が前面に出ているのです。

お母さん、私もできたんですよ。何のためらいもなく。だからあなたも医師の娘を持つ母ではなく、ひとりの個人として病と向き合えます。

私が医大を卒業してからずっと、母は私の名前に学位をつけてメールしていました。「ウェンディ・スー、医学博士、生命倫理学修士号、MDDtD」と。最後に付け加えられているMDDtDとは、My Darling Daughter the Doctor（私の最愛の娘であり医師）のことだそうです。お母さん、この2つの役割の両方に自信を持たせてくれてどうもありがとう。絶対にあなたをがっかりさせないようにしますから。

76 母として大車輪の水曜日

息子たちがまだとても幼かった頃のある日、ベビーシッターが病欠すると連絡をしてきました。この大変な事態を何とか切り抜けようと、緊張感が高まったのを思い出します。やっとのことで1日を乗り切ったときには、完全無欠のいい女（1988年頃のヒーマン〔He-Man〕の女性版）〔ヒーマンはフィギュアシリーズ「魔界伝説ヒーマンの闘い」の主人公〕になったような気分でした。いや、むしろアニメキャラクターのシーラ（She-Ra）という感じでした。私が電話を受けた午前7時50分から、息子たちと一緒に夕食のテーブルについた午後5時50分までの間にしたことは：

- 夫に行ってらっしゃいのキスをする
- おばあちゃんに、1日オーデンを見てくれるように頼み込む
- オーデンの荷物を作り、犬と一緒に車に放り込む（実際投げたわけではありませんよ）
- フィンに支度をさせる
- 犬のルナと息子のオーデンをおばあちゃんの家に送り届ける
- 入園2日目のフィンを登園させる。フィンは私にしがみついて泣き、行かないでとすがる。胸が張り裂けそうになる
- 午前9時、小児病院に到着。やれやれ、とお辞儀をする
- ブログに塩素と、溺死と、水泳のレッスンと、ついてない1日についての意見を記事にしてやっと

のことで投稿
- たくさんの電子メールに返信をする
- 家にiPhoneを忘れてきたことに気づく。おまけに、デスクに電話がないことに気づく
- 何時間かは自分がまったく連絡不能な状態であることがわかる。モチベーションが上がる。仕事がはかどる
- おばあちゃんに電話をしてオーデンの様子を確認。携帯を持っていないことと、ポケベルもつけていないことを伝える。何かあっても自分で対処してもらうしかない
- ダウンタウンにある地元のラジオ局に行き、公共サービスの広報を録音する。これは20年ぶりに昼食を牛乳だけにするという英断の直後だった。録音中、12回も余計に咳払いをすることになる
- さらにたくさんの電子メールに返信をし、会議に出席
- スペリングミスを修正。メモ：スペルチェックの機能は、大昔には私の脳の中に存在していたスペリングの領域を完全に破壊してしまった
- フィンを迎えに行く。やった〜！
- おばあちゃんの家にオーデンを迎えに行く。もうひとつ、やった〜！
- 犬のルナを迎えに行く。ワン！
- 帰宅して息子たちの夕飯の準備をする。アニー社のマカロニ&チーズ、ブロッコリー、ハム、ヤシの芽、リンゴとアボカド。この状況下ではかなりのご馳走だ

そして、自分で自分を褒めるように背中をなでました。

まったく、家の左の角を3分間持ち上げている方がよっぽど簡単だったかもしれないと思ったくらい大変でした。

誰にでもこんな、大車輪で切り抜けなければならない場面があるでしょう。自分の体を仕事に行けるようにするだけでも人知れずヘラクレス並みの大変な思いをしているというのに。朝から子どもが吐いたり、車が故障したり、エンジンがかからなかったり、牛乳を切らしていたり、保育園が休みだったり、朝から子どものたらしたよだれが服について2回も着替えなくてはならなかったり、停電があったり、吹雪で車のドアが開かなかったり、悪い知らせの電話がかかってきたり、あとは何でしょう？ 犬が逃げ出したりとか。

それでも、自分の中に超人的なヒーロー／ヒロインを見つけ出し、障害に打ち勝ち、時間までに仕事場にたどり着くことができるのです。間に合わなくても、まあそれなりの時間に。そうっと滑り込み、鉛筆を握りしめて、何ごともなかったかのように仕事に取り掛かればいいのです。まるでゆっくりシャワーを浴び、素敵な朝ごはんを食べ、新聞を読み、カプチーノをすすってから、電話で会話を楽しみつつのんびり会社に来たかのように。そう。みんなにそう思わせてやればいいのです。

願わくば私もそうしたかった……。

ウェンディ先生のツイート

「スーパー・ウーマンは女性解放運動の敵である。」
グロリア・スタイネム（シェリル・サンドバーグの著書『リーン・イン：女性、仕事、リーダーへの意欲』より）

77 すべての病には愛の物語があります

ヘルスケアの領域で働く中で出会う素晴らしいことのひとつに、愛の物語があります。子どもが病気になったり、病の診断を受けたりすると、そこからいくつもの愛の物語が生まれるのです。それは、両親、兄弟姉妹、友人、看護師、医師、社会そして仲間たちから自然に出てきます。当たり前のことのように、そしてときには気づかないうちに生まれます。赤ちゃんは痛みを感じると親にすがり、親は心配すると子どものそばを離れません。そして死を認識することで、今の一瞬一瞬を生きることの大切さに気づかされるという奇跡の贈り物を受け取るのです。病の発症や怪我によって、どの子どもの周りにもたくさんの真摯な愛の物語が始まり、みなが愛を再確認するのです。

これは人間が生来持っているものなのかもしれませんが、子どもが病気になったときにこのような愛の物語が広がっていくのを止めることはできないと思います。

医師である同僚が以前に言っていたのですが、人が医者に行く理由は2つあるそうです。ひとつは病の心配（あるいはそれを予防したいという思い）、もうひとつは痛みだそうです。子どもの場合、その（心配か痛みの）どちらかがあるだけで、その子の周りには愛の物語が発生します。即座にそして情熱をもってその子どもに関わり生活を見守る周りの人たちが、その痛みや苦しみを和らげようと惜しみない努力をするのです。そこに愛が広がります。

今気がついたのですが、愛の物語はいつも今抱えている病の一部なのです。その理由はこうです。

最近、友人から彼の子どもが生命の危ぶまれる病の診断を受けたことを打ち明けられました。彼は家族のこれまでの歩みと経験したことを記録し、息子を支援し、そして、闘病のために力を合わせる目的で作ったフェイスブック・グループに私を招待しました。そのフェイスブック・グループを主に編集・管理しているのはその子どもの母親でした。それから100日以上の間、私は毎日のように更新される病状報告や、1カ月以上にわたる入院生活、家族の経験した息子の病気の様子――病院での隔離、退院、再入院、親子の間の親密さ、重苦しい不安、そして治癒に向けての一歩一歩が生む希望などを読んできました。その中で、どんな医学的な詳細よりも強く綴られていたのは、家族の愛でした。このフェイスブック・グループは美しい愛の物語に思えました。母と父の愛、息子の現在と未来に対する愛、神への愛、社会への愛、家族の愛、そして日常生活に戻ることへの愛です。

この素晴らしい家族が息子を抱きしめ、互いを愛する姿を目《ま》のあたりにすることで、私自身も医師として、そして親としての自分の生き方に対する見方が変わりました。毎日彼らの愛の物語を読み、彼らのことを思い、祈ることができるのはとても幸せです。

すべての病には愛の物語があります。

ソーシャルツール、あるいはソーシャルネットワークと呼ばれるものはこのようにして、病、子育て、医療、看護、愛すること、そして生きることに関する私たちの経験を変えているのだと強く思います。そしてこれらの苦難や病は私たちに英知を与え、究極的には私たちをとても強くしているのです。

78 働きながらの完全母乳は至難の業

　2009年、小児科学会誌に、母乳で育てることの重要性と働く母親にとっての母乳育児の困難さについての論文が掲載されました。その論文はビジネス誌でも取り上げられ、さらに社会の注目を浴びました。

　私もこの論文を読み、その後何回も読み直しました。診察室では毎日、母親や両親に対して母乳の大切さについて話をしています。また、仕事への復帰後も母乳を与え続けようとすることの困難さも十分にわかっています。そして、やろうと決心したことができないときの辛さもよくわかっています。

　私も同じ道をたどりました。ひとり目の息子が生まれたとき、私は最初の1週間で9人の授乳コンサルタントを訪ね歩きました。大げさに言っているわけではありません。彼女たちは私を助けようとしてくれましたが、息子は泣き叫ぶばかりでした。それが私にとっての母親業の始まりでした。私は思いつめていて、パニック寸前でした。

　乳首を吸わせ、搾乳し、搾乳した母乳を与え、また搾乳し、そしてまた乳首を吸わせては、眠気でもうろうとしながらひたすら搾乳を続けました。この離れ業を1カ月続けたところで、私は深刻な乳腺炎で4日間の入院を余儀なくされ、抗生物質の点滴を受けました。それでも私はやめませんでした。これまで母乳で育てることの健康効果を学び、子どもの生まれるのを心待ちにし、多くの母親たちにそれをすすめてきたからです。結局、息子が5カ月近くになるまで、もっぱら搾乳ばかりしていました。その頃には母乳の供給は底をついていました。搾乳のためにフラフラになっていたし、仕事場では落ち着いて搾乳できる場所もありませんでした。搾乳のために鍵もかからない診察室を提供されましたが、その診療所では新人だったので、もっとふさわしい場所を要求することはできませんでした。結局タオルで身を隠して搾乳しました。眼は充血し、疲労困憊《こんぱい》して、とうとう私はあきらめて搾乳器と過ごすよりも息子と一緒に過ごすために、粉ミルクに切り替えることにしました。

自分が望んでいたように12カ月まで母乳で育てることはできませんでした。6カ月だけでも良かったのですが、それもできませんでした。でも、その過程でたくさんのことを学ぶことはできました。今になってはっきりわかるのは、家でも、職場でも、サポートして助けてくれるぴったりの人を見つける必要があったということです。

母乳で子どもを育てながら働くということに関する私の見解はこうです。これには計算が関与してきます。

働きながら母乳で子育てをし、母乳の出を維持できている母親は、相当厄介な仕事をしています。もちろんできないことではありません。私がこう言うのは、母乳が最適であるということを信じていないからでも、支持していないからでもありません。でも、新生児を抱えて仕事に復帰するのはとても疲れることだと思います。新生児を母乳で育てるのは喜びをもたらすと同時に疲れることでもあります。働く母親として、その両立というのは手ごわいものです。私の見たところ、母乳を続けようとしている母親が必要としているのは、なぜ母乳を与えるべきなのかということではなく、どうやって与えるかということです。

生まれて最初の2～3カ月間、赤ちゃんの授乳は、多くの女性にとって1日8～9時間の労働に匹敵します。飲みっぷりがよければほとんどの赤ちゃんは12～15分でおっぱいを空にしてくれますが、20～30分も吸いついたままのこともよくあります。つまり、さて授乳しようと座り、右を飲ませ、左を飲ませ、げっぷをさせて、お決まりのおむつ替えを済ませると、あっという間に1時間経っているのです。そして新生児への授乳は1日に8～10回です。1＋1＋1＋1＋1＋1＋1＋1。こう考えると簡単な算数です。最初のうちは授乳だけでフルタイムの仕事なのです。

そういうわけで、赤ちゃんが小さいうちに復職する母親は、複数の仕事を掛け持ちしているようなものです。お母さん、母乳の供給者、そして働き蜂、という仕事を。これは大きなチャレンジです。乗り越えることは不可能ではありませんが、しかし、ひとりの人に働き蜂、母乳製造、ママの三役を期待することには見落とされている点があると指摘する研究があります。

- 生後12週以前に復職した女性は、母乳育児を継続する可能性が低くなります（調査対象の女性たちは平均10週間で復職しています）。
- ストレスや仕事上の役職が高い（柔軟な対応ができなかったり、管理職であったり）ことは母乳育児の継続に影響を与えます。自分自身や患者さんの経験からも、このことは何度も再確認していま す。
- 産休期間が6週以下の女性は、復帰しなかった女性に比べて3倍の確率で母乳育児を断念しています。

母乳育児の中断は、それに関わるすべての人にとってトラウマになりえます。アメリカでは45の州で授乳に関する法律がありますが、公衆わいせつ行為取り締まり法から授乳を除外している州は28しかありません。驚いたことに、職場での女性に関する法律を規定している州は24しかないのです。したがって復職した後、母乳育児の目標を守ることは難しい可能性があり、どこに住んでいるかによってもあなたの実情が左右されるのです。母乳育児の効用は計り知れないものがあります。小児科医が赤ちゃんを母乳で育てるという家族の目標を支援するために労を尽くしているのは、その初期の苦労によってもたらされる利益の大きさを知っているからです。母子の絆の形成、消化器感染症の低減、耳の感染症の低減、肥満の低減、入院治療の減少などは、乳児を母乳で育てる効用のほんの一部です。母乳で子どもを育てることと仕事をすることを同時に成功させているお母さんは素晴らしいです。彼女たちは自分のしていることを誇りに思っていいのです。その功績は称賛に値しますが、一方で仕事をこなし、赤ちゃんの面倒を見て、自分のために栄養のあるものや水分、休養を十分にとり、同時に母乳を作り続けることのストレスは、相当なものです。

●母乳育児をしながらの復職を成功させるポイント

- 赤ちゃんが生まれる前に母乳育児の計画を立てましょう。産前の忙しいときですが、これだけはやりましょう。同僚、スーパーバイザー、上司、あるいは職場で子育て経験のある誰かに相談して、復帰後の仕事のスケジュールの中で授乳あるいは搾乳をする時間と安全で清潔な場所をどのように見つけるかのアドバイスを受けましょう。これは産休に入る前に行ってください。復帰後のあなたの働き方について職場にイメージを持ってもらえるでしょう。

- 味方を集めましょう。夫やパートナー、（職場の内外の）親しい友達と話をして、母乳育児についての自分の目標を伝え、職場復帰の際の手助け（食事の用意、電話対応、搾乳中のメール返信や雑誌の調達など）をお願いしましょう。
- 母乳の出が悪い日があっても、自分を責めないことです。ストレス、脱水、病気、赤ちゃんとの分離、授乳と搾乳の違いなど、乳量に影響を与える要因はたくさんあります。火曜日に職場で60 ccしか搾乳できなくてもあきらめないで。水曜日にどうなるかはわからないのですから。
- 混合であっても、まったく母乳をあげないよりは良いのです。ほとんどの指針や研究は完全母乳と完全人工乳を比較しています。母乳推進者は完全母乳でないといけないような高圧的な口調でよく話をします。多くの母親がそれに責められているように感じると言っています。でも現実的には、多くの赤ちゃんは生後1年間に母乳と粉ミルクを混ぜて与えられており、順調に育っているのです。あなたやパートナーが復職後、粉ミルクを足してあげる必要が出てきても良いのです。粉ミルクも赤ちゃんにとって良いのです。罪悪感をできるだけ取り除いてください。あなたがいない間、パートナーあるいは子どもの育児をお願いしている人に、赤ちゃんが搾乳した母乳を飲み干した後、足りないようであれば粉ミルクを足してもらってください。
- 職場で搾乳できる環境がどのようなものであるかは母乳育児の成功に大きな影響を与えることがわかっています。搾乳場所として今与えられている環境が好ましいものでなければ、より良い場所に変えてもらいましょう。搾乳・授乳のための清潔でひとりきりになることができて、鍵のかけられる、トイレではない場所が与えられることは国（アメリカの場合）の法律です。薄気味悪く、不衛生で、鍵のかからない、寒くて、むき出しの、いやな場所ほど搾乳に悪い影響を与えるものはありません。頼むのが遅すぎるということはありません。いつでもこの問題に立ち返っていいのです、たとえ1カ月間職場の冷蔵室で搾乳を続けた後だったとしても。職場で直接言い出すのに気が引けるときには、自分の上司のそのまた上の役職の人に電話をしてお願いしてみるといいでしょう。

- 馬鹿げたことでもやってみましょう。搾乳用品のバッグに赤ちゃんの写真をいっぱい入れたり、どこに行くにも水筒を持ち歩いたり。仕事上都合の悪い時間であっても、搾乳の必要があるときには休憩を取りましょう。定時に帰りましょう。搾乳で自分の体力が消耗しないように、産前に飲んでいた栄養補給剤を飲み続けましょう。
- 一生懸命やっている自分あるいはパートナーにやさしくしましょう。無理なことは無理なのです。他の人の経験に頼りましょう。友達に相談してみたら、この分野においては味方がたくさんいることに気づくでしょう。
- 母乳育児に関して、現実的で短期的な目標を設定しましょう。毎日、「9カ月まで頑張ろう」というのではなく、「明日の午後4時まで精いっぱいやってみよう」と考え、翌日の午後4時が来たら、また新たな目標を立てましょう。私はこの方法で授乳期間を引き延ばすことができました。
- 母乳育児が難しくなったときこそ、できるだけ自分にやさしくしましょう。あなたの赤ちゃんはこれほど健康と栄養に心血を注いでくれる母親を持ってとてもラッキーなのですから。

79 子育ては複合的な課題

アトゥル・ガワンデ博士のシアトルでの講演を聞く幸運に恵まれました。実は強引に聞きに行ったのです。病院で聞きに行くグループがあると聞いたので、自分も行かせてくれと頼み込んだのです。私は端っこの席に座りました。ふと、中学校のカフェテリアで空席を探したときの記憶がよみがえりました。何とか着席し、講演が終わる頃には、強引に参加するまでのドタバタや席の争奪戦のことなどすっかり忘れてしまっていました。マナーを無視した行動や自己主張の強すぎた面は認めますが、この厚かましさのおかげで医学界のリーダーの話を生で聞く機会を得ることができました。

ガワンデ先生の、手術の現場で合併症や死を究極的に減らすためにチェックリストを使っているという話はとても興味深いものでした。ガワンデ先生の本は（正確に言えば一部ですが）読みましたし、『ニューヨーカー』誌の記事の多くは（こちらはすべてです）読んでいます。彼の文章力と読みやすさ、複雑な問題を上手に解説して、まるで自分自身が思いついたように感じさせる能力には敬服します。彼の主張は決して単純ではありません。ただ、自分の立場を明らかにし、システムの組み立てを解説し、自分の意見をその解決策と合わせて提案して読み手に安心感を与えるのが上手なのです。彼の記事「医療費の迷宮」は、私が今まで読んだ記事の中で最もお気に入りのひとつです。もう何回も読んでいますし、毎週のように子どもたちの世話をしながら思い起こします。医療における過剰な検査についての私の考えを後押ししてくれるのです。以前にも言ったように、小児科においては少ない方が効果的である場合がとても多いのです。

彼がシアトルでの講演で用いた隠喩に私は感銘を受けました。彼がそれを口にしたとき、私はついにんまりしてしまいました。あるエリート集団に入ることを認められたときに見せるような笑顔です。この場合、その集団とは親です。私は母親になれたことの幸運と、どんなに恵まれているかを再認識させられました。その言葉の中に、以前読んだ本で感じたガワンデ先生の素晴らしさが表れているのです。講演の後、彼は聴衆から質問を受けました。聴衆とは、医師や保健関連のビジネスやサービスを行う人、その調整をする人たちです。医療的な問題について議論している中で、彼は以下のような分類を行いました。

- **世の中には簡単な課題がある。**たとえば箱に書かれた指示の通りにケーキを作るような問題です。
- **世の中には複雑な課題がある。**たとえば月旅行のためのロケットを製作して発射させるような問題です。
- **世の中には複合的な要因が絡み単純ではすまない課題がある。**たとえば子どもを育てるような問題です。

よくぞ言ってくれましたガワンデ先生、そう言っていただいて光栄です。

80 親業については医学部では教わらなかった

最近オンラインで、ある記事のサマリーに行き当たりました：「問題行動には悪い子育てが関連している」（"Bad Behavior Linked to Poor Parenting" 略してBBLtPPと呼ばせてもらいます）。ドキドキしながらリンクをクリックし、「医師の夫と2人の息子と、太りすぎのラブラドール犬と一緒にシアトルに住む、ある小児科医を取材しました。彼女はブログを書いているのですが、彼女の子育てには気がかりがいっぱいあるのです……」などといった内容だったらどうしようと考えていました。でも、クリックした先には何も存在せず、エラーメッセージが表示されました。再びやっても同じでした。数分経ってからやっても何も表示されません。どういうわけか、アメリカのニュース専門放送局のページが消えてしまったのです。

安心しました！

私はメディア上でこのようなレポートを見るのが嫌いです。子育てには正しいやり方があるといった迷信を広めるからです。『アメリカン・アイドル』［アメリカのテレビ番組で、全米規模で行われるアイドルオーディション番組］が「ママドル」を公募したときも、私は、ママドルは歌でも歌うのだろうか、それとも何でもこなすかっこいいお母さんが勝つのだろうかと考えたものです。どちらにしても私に勝てる自信はありません。私は立派な子育てをしているわけではありませんので。私がこんな話をするのは、来週保育園の保護者会があるからです。実際のところ、理想的な母親像とはどんなものでしょう、誰がそれを決めているのでしょう？

子育ての過程で素晴らしい視点を与えてもらいながら、子どもを育て、愛し、養い、人生を豊かにするという勤めと喜びは、ひとくくりにはできません。BBLtPPのような記事は、多くの母親たちに胃が痛むような思いと恐怖を突きつけます。私自身も経験していますし、私の患者たちもこのような記事のことをよく話してくれます。そして、次のような質問をするのです、「アボカドより先に桃を食べさせるのは良くないのでしょうか？」基本的な質問のようですが、その奥には自信喪失の念が詰まっています。その目つきは独特で、「私は親として失格でしょう？」と語っています。でも口から出るその思いは「アボカド」と「桃」という単語でしかありません。

子育てに「正しいやり方」と「間違ったやり方」があるという考え方は、医学部や小児科の研修医時代に習ったことではありません。むしろ、2～3回行ったことのあるママさんグループの集まりや、公園に遊びに行ったときや、シアトルで息子に粉ミルクを哺乳瓶で飲ませているときに浴びせられた嫌味なコメントから学んだことです。子育てには基本となる「正しいやり方」と「間違ったやり方」があると決めつける考えを、これ以上メディアが助長する必要はありません。

子育てには安全上おさえておくべきポイントも、明らかにやってはいけないこともあります。もちろん私もそんなに神経質ではありません。私は暴行されたり、虐待を受けたり、捨てられたり育児放棄されたりといった、親の育児能力がないために犠牲になった多くの子どもたちを診てきました。間違った子育てについての線引きがないと言っているわけではないのです。赤ちゃんを正しく眠らせる（科学的に検証された、命を守る）方法も、喉を詰まらせることなくミルクや食事を安全に与える方法も、安全に遊ばせる方法も、より安全に車に乗せて子どもを守る方法もあります。でも、子どもを健康に守り育てるこれらのやり方が、子育ての真髄ではないのです。

子育てとは、その間にあるすべてなのです。

そう、それはモルタルのようなものです。日々、子どもたちとの生活の中で昼も夜もこなしている数々のすることリストの間を埋めるベタベタしたものなのです。月並みに聞こえるかもしれませんが、本当に良いものです。子育てとは、子どもと一緒に楽しんだり笑ったりする瞬間、子どもが泣いたら飛んでいくとき、そしてその子の特性を知り、どうやって子どもに自分を再発見させるかわかっているということです。困難な状況に陥ったときも、そうでないときも、子どもたちを支え続けることが子育てです。子どもにとって信用できて頼りになるモデルとなることと、その子らしくあるためのスペースを提供することです。子どもが育ち、発達するための土台を提供することです。子育ては一人ひとり違うのです。

私はクリニックでも、家でも、いつもたくさんの子育てを見ています。それでも私はこうしたらうまくいく、というマニュアルを持ちあわせていません。

息子たちも私を育ててくれています。彼らの背が伸び、体重が増えるのと同じように、私は世界に対する見識と英知と分別を身に着けていっているのです。

私たちの多くは、常に自己評価をしています。いつでもどこでも自問しています。「これでいいのかしら？　これは悪い親のすることかしら？」そして自分の出す答えが「大丈夫」であることは少なく、多くの場合は「だめ」なのです。

私たちは常に自分を監視し、反省し、友人や家族、同僚や近所の人たちの目を気にしています。

腹立たしいことに、もう一度BBLtPPのリンクを確かめて、再表示をクリックしてみたらちゃんと表示されたではないですか！　その記事の書き出しはこうでした「最新の研究によると、質の悪い子育ては女の子よりも男の子の問題行動の方に強く現れるということです」。

やっぱり私を責める記事でした！　まったくもう。読みたい方はどうぞ読んでください、でも私は事細かにこの記事を解説する気はありません。私の本能が言うことを信じるならば、私たち家族4人はこの家の中で何とかやっていけるでしょう。ママドルであろうがなかろうが、友達や家族の協力のもと、フィンとオーデンの2人の息子が私を育ててくれますから、たぶん「悪い子育て」の研究に取り上げられることもないでしょう。

81 スクールバスに乗って過ごす4時間

私の患者にも、友人の子どもにも、食物アレルギーを持つ子がたくさんいます。今や13人にひとりの子どもに食物アレルギーがあると言われ、ほとんどの学級の中にひとりはそのリスクを抱えた子がいる計算になります。私は重症の食物アレルギーを持つ子を支え育てる親から日常生活について話を聞くことで、彼らが感じている心配と希望と努力が入り混じった気持ちについて理解することができました。親から話を聞き、教えてもらったことで、診療やコミュニティで子どもたちをサポートする方法が大きく変わりました。

親しい友人が「秘密の空想ブログ」というものを書いて私に送ってきました。瞬時にこれは**真実を書いた**ブログ記事だということがわかりました。でも、息子を守り、空想（ブログ）をそれらしいものにするために、彼女は子ども時代に愛読した作家ジュディ・ブルームの知恵を拝借したのです。そして彼女はベロニカというペンネームを選びました。

それからナンシーが、わたしたちはめいめい、アレキサンドラ、ベロニカ、キムバリー、メイビスというような、すてきな秘密の名まえをもつべきだといいだした。ナンシーがもちろんアレキサンドラをとって、わたしにはメイビスをくれた。

『神さま、わたしマーガレットです』（ジュディ＝ブルーム作、長田敏子訳、偕成社）

「ベロニカ」は素晴らしい友達であり、熱心な研究者で、2人の子の母親です。私たちみんなと同じように、彼女も子どもたちを危害から守ろうとして思いもよらない困難にぶつかりました。特に重症の食物アレルギーを持つ息子を守るために。彼女が書いたものから、私は重症で命をおびやかす食物アレルギーのある子どもを愛し、世話をし、支えていくということがどのようなことなのかをはっきりと知ることができました。子どもが学校に行くときに手を振って送り出し、１日胸の中に心配を抱えて待つ気持ちも、本当に突拍子もないことをするしかないときの気持ちも。

スクールバスで過ごす4時間：子育てと重篤な食物アレルギー　ベロニカ・Z著

スクールバスに揺られること4時間。私がいつも遠足についていくからです。先生たちの誰も、息子がアレルギーの発作を起こしたときに必要な、命を救う薬を投与する資格を持っていないからです。今日もその薬は必要ないでしょう。でも、必要になるかもしれないのです。だから私は4時間をスクールバスに乗って過ごすのです。わめきちらす子や歌う子や眠る子に交じってバスに揺られるのです。自分の子は友達と一緒にバスの後ろに座っているのに、私は中ほどで他の子を監督しながら座っているのです。彼はもう私を必要としないからです。少なくとも、もう私と一緒に座る必要がないからです。でも、私には彼が必要なのです。生きていてもらう必要があるのです。予防可能なあらゆる事故に備えなければならないのです。すべての祭日のパーティーにも、誕生会にも、突発的なお祝いにも、遠足にも、前もって準備しておかなければならないのです。その遠足がどんなに遠い片田舎に行くものであっても、そして今日は子どもに何も起きそうになかったとしても。外で調理された料理もなし。予定外のおやつもなし。他の子がこっそりバスに持ち込んだお菓子もなし。食物アレルギーの子のママであること、それが私がいる理由なのです。私はいつもそこにいます。保育園から2年生まではカメレオンマンのように、クラスのボランティアとして常に待機していました。子どもがアレルギーを起こしそうな行事にはいつもお手伝いを申し出ました。息子に生きていてほしいからです。彼にあまり心配をかけたくないからです。そして先生にあまり迷惑をかけたくないからです。このことで大騒ぎをしたくないのですが、息子には生きていてほしいのです。今日はスクールバスに乗ること4時間。それが食物アレルギーのための税金のようなものなのです。高い納税額でしたが納めました。結局、必要のない支出だったのですが、朝の時点ではそれはわからなかったことです。過ぎてしまうまで決してわかりません。だから毎回払うのです。毎回、毎回。

良いこともあります。ハロウィン前のかぼちゃ市や、博物館、音楽会にたくさん行くことができます。クラスの子ども全員の誕生日を知っていて、そのすべての誕生会に手作りのカップケーキを貢物のように持っていきます。でも、誕生日を迎える子どものためではなく、自分の子どものためです。これも食物アレルギー税です。手抜きをして買ってくるのはダメなのです。他の家の子の誕生日でも、ケーキは私が焼くのです。自分の子が安全なカップケーキを食べることができるように、大量のカップケーキを焼くのです。

初めての人にはよくこう言います。テイクアウトも、チンして食べられる冷凍食品も、「今日はピザを取ろう」も、「外に食べに行こう」もできない生活を想像してみてください。すべてを素材から調理するのです。私は家の中にあるすべてのものの原材料を把握しています。食べるという習慣が根底から変わるのです。原材料の表示が大量だと読むだけでいらいらします。だから加工されていない食品を選ぶようになります。オレオでない限り。オレオだけは素晴らしいから。計画していたことがすべて台無しになったときには、この揺るがない糖質が便りです。誰か他の人がクラスにカップケーキを持ってくることになったときや、出張でいないとき、家の小麦粉か砂糖か植物油が切れているとき、そして冷凍庫に作り置きのカップケーキがないときなど。このときこそオレオの出番なのです。

ウェンディ先生のツイート

まったく、子どもはときに残酷です。驚いたことに、食物アレルギーを持つ子どもの3人にひとりは学校でからかわれたりいじめられたりしているそうです。

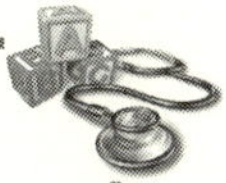

おさえておきたい **ポイント**

アドバイス：離乳食を始める赤ちゃんの場合、新しい食品を始めるときは1日か2日それを繰り返し与えましょう。新しい食感と味や香りを味わわせましょう。3日目以降はまた新しい食品を足していきましょう。このようにすれば、万一アレルギーや消化不良を起こしたとしても、どの食品が原因かがすぐにわかるからです。

研究：2013年の『アレルギーと臨床免疫学』に掲載された論文によると、小麦、ライ麦、オート麦、大麦を5カ月半、魚を9カ月、卵を11カ月以前に食べさせることは、喘息やアレルギー性鼻炎および血液内でのアレルギー反応の発症を低下させるということです。

アドバイス：アレルギーを起こしやすい食品について、食べ始める時期を遅らせることは今では推奨されません。卵やピーナツ、魚、小麦などは1歳になるまでに食べさせることが推奨されています。

82 親業の思わぬごほうび

夫と私はやっと水面に顔を出すことができました。ストレスと、かんしゃくと、すし詰めのスケジュールと、年末年始のばたばたと、仕事上の責務とが複雑に混ざり合った大変な日々にどっぷりつかった後に、ようやく息継ぎができたのです。水面から顔を出した途端、人生の中でも至福の時間がやってきていたことに気がつきました。それは私がいつも叶えたいと思っていた呪文のようでした。その記憶を脳裏に焼きつけるだけでは足りず、何度も何度もその思い出を追体験したくて、再生と巻き戻しのボタンを押し続けたくなるのです。ここでみなさんと共有するのはそういう理由もあるのです。

つまり、こういうことです。最近子どもたちとの食事や夜の団欒《だんらん》、散歩や冒険などで、これ以上何を望むことがあるだろうかと気づいた瞬間はありませんでしたか？　ふと気がつくと、自分はこの場所で、この瞬間のために存在していたのだとわかるようなことが。自分が生きている意味はここにあると思うような瞬間が。

私が思うに、子どもを育てるという貴重な経験に恵まれた人には誰にでも、こうした瞬間が思いもしない形で訪れるようです。たいていの場合は予期せぬときに起きます。子どもや家族とのふとした不思議な瞬間は、計画的に作れるものではありません。休暇で旅行に行っているときとか、ごちそうを食べているときとか、2週間かけて計画したピクニックのときに起きるものではありません。特別なことは何もしていないのです。その瞬間は、まったく予期せぬときに、何の投資も必要とせず、私たちの人生に突然転がり込んできます。初恋に落ちるときのように、足元から私たちをすくいあげ、なんの前触れもなくやってくるのです。

私が思うに、これは今まで親としてがんばって生きてきたことへのごほうびです。

最近、親しい友達とこのような貴重な瞬間について話していました。子どもたちが会話に夢中になっているときとか、ゲームや食事に夢中になっているときとか、お互い仲良く過ごしているときとか、これほど貴重でくつろげることはないと気づいたときに訪れる感覚です。こういう瞬間は病気や恐怖の後に訪れることも多いですが、ときには何のきっかけや苦労がなくてもやってきます。最近、友人が夫婦2人きりで出かける予定をキャンセルした夜にその瞬間を体験しました。2人ともその日はあまりに疲れていたので、出かけずに家で子どもたちと夕飯を食べて寝てしまおうと思っていました。そしてまさしくそのとき、その瞬間が来たのです――みんながつながったのです。子どもたちは夕飯の間じゅう天使のようにふるまい、明るく笑っていて、思いやり深く過ごしてしていました。彼女と夫は顔を見合わせ、自分たちが本当にこの世の何物とも代えがたい、とても素晴らしい食卓を共にしているのだと気がついたのです。

わが家では、木曜日の夜遅く、リビングルームの床の上でそういう経験をしました。6歳の息子が誕生日にボードゲームの「マスターマインド」をもらい、私たち4人はチームに分かれて対戦することになったのです。私にとっては25年ぶりに遊ぶゲームで、みんながそれぞれ興奮してゲームに取り組んでいました。みんなが勝ちたいという意欲に満ちていて、相手を出し抜こうと様々な戦略を立て、考えをめぐらせながらクスクスと笑い合ったりしていました。

そして、みんなで固い木の床に寝そべって、冬の夜の暗闇に包まれて、小さなプラスチックのゲーム版を囲んで家族がひとつになっていました。家族の絆と一体感に満ちた時間でした。これがその瞬間だとわかった理由を説明するのはとても難しいのですが、ただ、**これ以上の幸せはない**と、本当に感じたのです。

83 悩みながら「すべてを手に入れる」

2012年の『アトランティック』誌で、アン・マリー・スローター氏が書いた「女性はなぜいまだにすべてを手に入れられないのか?」というタイトルの記事を読みました。もしそれを読みたければ、半日仕事の手を止めることを覚悟してください。読み通すのに結構時間がかかり、読み終わった後、私はただ茫然と壁を見つめるような感覚を覚えました。この記事の中でスローター氏は、彼女自身の強烈な経験や広い知識を駆使して、働く女性の顕著な問題点を浮き彫りにしています。彼女は2012年頃、働く母親たちが「すべてを手に入れられないこと」に関する論文をまとめ、その中で、私たち働く母親が仕事と子育てを両立していこうとするときに陥りやすい落とし穴について記しています。落とし穴についてよく知っていても、すぐに役立つわけではないのですが。

性的役割の違いや家庭における責任分担の問題、そして家族に対してやらなければならないことと仕事でやらなければならないことのバランスをとるために多くの女性が行っている綱引きのようなやりくりは、今に始まったわけではありません。しかし、スローター氏は、読み手をこの問題にぐいぐい引き込んでいきます。私自身は、このことについて人と話す機会はありませんでしたが、インターネットで見聞きし、釘付けになりました。私の夫でさえ、職場での反響に気がついたので、この記事を掲載した『アトランティック』誌が多くの人々の人生に波紋を投げかけたのは確かです。

この記事に対する私の反応を細かく分けて見ていきましょう。一貫性はありませんし、主張でもなければ反論でもない、単なる思いつきです。

●すべてを手に入れている人はいないのです。誰でも必ず何かを手放しています

私は、「すべてを手に入れた」と思うことはありませんし、すべてを手に入れた人に会った覚えもありません。もしいたとしても、一度にすべてを手に入れたとは思いません。私はといえば、医学の仕事があり、はらはらさせるような子どもが2人いて、夫との良いパートナーシップもあり、世の中を変えたいという夢があり、手厚く支援をしてくれる友人もいて、太りすぎのラブラドールもいます。十分に食べる時間のない日もあれば、食べられる日もあります。ストレスがとんでもなく大きい日もあれば、そうでない日もあります。よく笑い、ちょっと時間をとって立ち止まる日もあれば、15時間以上働く日もあります。息子たちに囲まれ、はらはらしながら過ごす日もあります。患者さんと一緒に診察室にいる自分しか想像できない日もあれば、どこか別の場所にいる自分を想像できる日もあります。

不安なのは子どもたちと離れているときで、何か欠けているような気持ちになります。子どもたちに必要とされることは刻々と変化し、仕事と家庭のバランスも刻々と変化します。その間ずっと、子どもたちとの距離をはっきりと感じさせられるのです。息子たちのすぐそばにいることができたなら、どんなに楽でしょう。これは、親になったその日から始まる現実です。

スローター氏は、このような経験は女性と男性では随分違うのではないか、と指摘しています。そして、もし社会が仕事と家庭における二重の役割をもっと支援してくれたらこの状況は変わってくる

だろう、とも。

たとえそうであっても、私たちはどうしても手放してしまったものの方に視点を向けてしまうため、実際のうわさ話の中では、「すべてを手に入れる」という概念がゆがめられてしまいます。教養があり、仕事ができる人ほど、子どもたちが生まれた瞬間から**何か**を手放すことになってしまうのです。そして、専業主婦であれ、働く母親であれ、このことが苦痛になります。そんなときに、働いていようと子どもたちと家にいようと、「あなたは何かを手放してしまっていますよ」と言ってくる人は必ずいるのです。

どちらにしても、このような会話が成り立つのは、（仕事に関して）選べるという特権があるときだけではありますが。

そして、このような会話において、いまだ悪戦苦闘しているのが女性たちなのです。もちろん、男性も悪戦苦闘しているのは知っています。しかし、（スローター氏と同様に）私の経験では、このような選択に際して苦しんでいるのは女性たちだと思います。多くの場合、会話の早い段階でそのような苦しみは見えてきます。妊娠して、（短い）産休をとって――やがて、赤ちゃんが生まれた後、人々は私たちがどうするつもりなのかを尋ね始めます。そして、私の経験では、そのような質問が途絶えることはありません。

女性には、今でも（男性の）1ドル分の仕事に対し、70セントしか支払われません。そして、様々な調査によると、たとえば、女性医師は患者と接する時間をより長くとることを選ぶ傾向があるため男性医師に比べ収入が低い、ということがわかりました。ですので、働く女性は「すべて」を求めるというよりは、何か違うものを求めているのかもしれません。私がスローター氏の記事を読んで学んだことは、私も「すべて」を求めているわけではないということです。何もかも手に入れることが目標ではありません。私は、与えられたものを生かし、子どもたちがくれる贈り物を満喫し、そして、できる限り還元したいのです。私は、自分が選んだ道を楽しみたいのです。スローター氏の記事を読むと、そのような自分自身の気持ちがどこかへ行ってしまいます。

●迷い

私は今ももちろん悩んでいます。他の人はすべて手に入れているのではないかと思ったり、自分自身もそう望むべきなのかと思ったりします。いずれ、「完璧に」働いていると言うお母さんに出会うかもしれません。あるいは、同僚、友人、家族から、仕事を辞めて火曜日に子どもと一緒に公園にいることを喜んでいるお母さんの話を聞くこともあるかもしれません。このような話の中では、そのお母さんは空を見上げ、「完璧だわ」と思うのでしょう。育児に関するこのような話を聞くと、私は胃が痛くなり、体が震え、間違った道を歩んでしまったのではないかと思ってしまいます。そして、悩みます。

私は、夏を子どもたちと過ごすためにクリニックを辞めた同僚に別れを告げたばかりで、そのことでも悩んでいます。彼女は子どもたちのスケジュールに合わせられるような仕事を探すつもりのようです。彼女が大切に思っている仕事を辞めることに対し葛藤しているのには気づいていましたが、生活を変えるという勇敢な選択をするのも見ました。思慮深く賢明で、大切な選択だと思います。でも迷います。

私は、他の働く女性の方法論や理論（たとえばスローター氏が提示したような）が、私自身の公私のバランスの均衡と成功にも光を与えてくれると信じてよいのか悩んでいます。問題なのは、どの親も同じような状況に置かれているわけではなく、同じような目標を掲げているわけでもなく、同じような教育を受けているわけでもなく、同じスキルがあるわけでもなく、同じ子どもたちやパートナーを有するわけでもないということです。私たちがそれぞれ歩む人生は、世界でたったひとつしかないものなのです。

方向転換をしなければならないような障壁があったとしても、それぞれの人の考え方によって、その重みは違ったものになります。だからこそ、私たちは悩み続けるのです。

●クローン

私は、「すべてを手に入れるのか」、それともバランスを長く保つことを目指すのか、という問題になったときには、ひとつの解決法に行きつきます。それは、クローンです。私のクローンをいくつか作れるのなら、クリニックで患者さんを診察し、息子たちと惑星を探し、健康に関する講演をし、そして、自分のケアをすること（運動、健康に良い食事、休養、黙想、娯楽など）がすべて同時にできます。また、私を頼りにしてくれるすべての人のためにいつも多様な時間を過ごすことができ、自分が最も行きたい道を選ぶこともできます。そうなったら、私も本当にすべてを手に入れることになるでしょう。

もちろん私のこの神経症的な解決法は、子どもたちと混沌とした生活を送る、働く高学歴の親たちのバランスと幸せを追求することに関して『アトランティック』誌が提示した内容に対する、ばかげた反論です。そして、真の教訓になると思います。仕事と子育てのバランスを完璧にとるなんて誰もできないのです。完璧を目指す前に、幸せの目標を見直さなければなりません。人間らしく行動しなければいけません。日々を楽しみ、変化を味わい、よく見聞きすることです。そうすればいつか、私たち働く母親にも、もう十分満足だと思える日がくるでしょう。

84 タイガー・マザー

「タイガー・マザー」について、著書と40～50件以上のレビューを見ました。あなたがもし何らかの理由で彼女のことを聞いたことがないのなら（そんな方がいるのでしょうか？　どこかの審査員にぴったりでしょうね）、エイミー・チュア氏が自称「タイガー・マザー」その人です。彼女は、2011年1月8日号の『ウォール・ストリート・ジャーナル』紙に「中国人の母親はなぜ優れているのか？」という記事を書きました。それが、エイミー・チュア時代の始まりでした。それ以来、彼女の著書『タイガー・マザー』（朝日出版社）についての話題で持ち切りになっています。私のクリニックでも、「タイガー・マザー」の話をするお母さんが今でもいます。

この著書が世に出たときには、私はタイガー・マザーのことやメディアが騒いだことについては書きたくなかったですし、メディアの熱狂をさらに盛り上げるようなこともしたくありませんでした。正直に言うと、私は彼女の噛みつくような言葉について特別に文章を書くことに、恐れをなしていたのです。初めは私も何も特別に付け加えることはないと思っていました。私は彼女のメッセージ（厳しくて、条件つきの愛情、虐待と侮辱、「業績＝幸せ」であること）は好きではありませんが、おそらく彼女も私の考え方を好きではないと思います。私は、自分自身、友人、家族、そして同僚に対して、大きな期待を抱いています。私は自分の子どもたちに、自身で挑戦し、コミュニケーション能力を磨き、愛することを覚え、人生を楽しめるような好環境に身を置けるように一生懸命勉強をしてほしいと思っています。**彼らには役に立つ人間になってくれることを期待しているのです。**私は吠えることはあるかもしれませんが、噛みついたりはしません。殴ったり、お尻を平手打ちしたり、わしづかみにしたり、侮辱することもありません。私自身も人々の期待に応えられないのと同じように、人生のある時点で、多くの人々が私の期待に応えられないものだと思っているのです。私は寛容性を信じています。私の愛情や尊敬の気持ちは、その人の成績、業績によって揺らぐことはないのです。

子どもたちの攻撃性は許せないのに、どうして自分自身の攻撃性は許せるのでしょう？　虐待は、握りこぶしで殴る力以上に複雑なものです。はっきりさせておきたいのは、私は子どもたちのことを「くず」と呼ぶことはないということです。

私は彼女の本を読みたいとは思いません。彼女に関する文章を読めば読むほど、彼女の言うことを知りたくなくなります。ペギー・オレンスタインの書いたものを読んだ方がましです。でも、タイガーの言うことについて他の人が何を考えているのかを知りたくて、つい読んでしまいます。これは、紛《まぎ》れもなく社会現象となっています。エイミー・チュア氏は、明らかに感情的な反応を巻き起こしました。興味深いのは、（特権階級に属し、高学歴で、良いコネを持っていて、裕福な中国系アメリカ人のお母さんなら、彼女の子育てが優れていると信じるという）チュア氏の考えではなく、国民の反応です。つまり、彼女の考えに対して、みな何かしら言いたいことがあるということです。わが国の片隅で、より優れた子育てをしていると思っている母親がいることを、私たちはどうして気にするのでしょう？　彼女が達成と幸せを同一視し、また、「欧米人」のことを弱いと思っていることをどうして気にするのでしょう？　知性というものが音楽の才能や競争やＳＡＴ試験でのスコアだけで計れると彼女が信じていることをどうして気にするのでしょう？　彼女には、人間性、そして人と人との関係がどのように形成されるのかについての知識がかなり欠如しています。私たちが彼女のことを気にするのは、おそらく彼女が自分が正しく、自分の方が優れていると言えるくらい強いからだと思います。チュア氏は、乱暴な物言いをしますが幸運な人です。なぜなら、彼女の子どもたちは健康に恵まれているからです。

私がこれまで読んだ反響の中で最も忘れられない次の文章を読んでください。そして、エイミー・チュア氏の数々の言葉の魔力を阻止してください。

子どもに先立たれた母親の反論　カリン・タウン

最近2週間で、エイミー・チュアさんの話題や彼女の著書『タイガー・マザー』の宣伝があちこちで見受けられるようになっています。『ウォール・ストリート・ジャーナル』、『ニューヨーク・タイムズ』、『シアトル・タイムズ』、『タイム』そして、『ピープル・マガジン』でも、取り上げています。彼女の語りの前提にあるものは私を苛立たせましたが、なんとかそれに耐えました。私を苛立たせたのは、きっと彼女の意図だと思います。お断りしておきますが、私は彼女の本を読んでいません。でも、彼女が書いた文をたくさん読み、私の生活が彼女の生活といかに違うのかもわかっています。子育ての本や哲学書に書いてあるような、どのように子どもを正しく育てるか、どのように正しくしつけるか、子どもの潜在能力をどのように最大限引き出すか、などのいわゆる「正しい方法」とされるものは、もはや、私たちの家族にはあてはまらないということが、私にはだんだん明らかになってきています。なぜなら、それらの本においては、子どもが心身ともに特別なケアが必要な状態ではないこと、そして、子どもががんにかかって死ぬことがない、ということが前提になっているからです。

ベンが病気になる前は、私は、「正しく」完璧な方法で子育てをしようとしていました。私のもとには、ハウツー本がずらりと並んでいました。でも、ベンが病気と診断されてから、それらすべてが吹き飛んでしまいました。ベンが私の想像を超える苦しみにもがき、私の目の前で亡くなったのを見たことは、言うまでもなく人間として、そして親としての私を根底から変えました。弟のライアンには、良いか悪いかはともかく、まったく違った母親がいます。ライアンに対する私の目標はとても単純です。すなわち、生きていてもらうことです。確かに、私は彼が社会に貢献してくれる人になってほしいとは思います。彼には大学に行ってほしいです。でも、私の期待は、チュアさんの期待とは大きく異なったものです。私は西洋的な親なのでしょうか？　あるいは、「ゴールデン・レトリバータイプ」の親なのでしょうか？　そうかもしれません。そうでなければ、たぶん私は、人生が一瞬で変わること、そして子どもたちの命が最終的に自分たちの手ではコントロールできないことを悟らざるをえなかった「子どもに先立たれた母親」なのだと思います。

自分がコントロールできる状況にある場合には、このように思います。「ライアンには幸せであってほしい。そして、彼が楽しみ、好きで、かつ好かれるようなことをしてほしい」と。それ以外のことは、競争で手に入れるものです。彼が音楽の天才になろうがハーバード大学に行こうが、私は気にしないでしょう。もちろん、彼が自らそのような夢を持ち、実現したのであれば、私は彼を誇りに思うでしょう。しかし、いわゆる世の中の物差しで計る彼の成功、あるいは不成功は、私にとってはほとんど意味はありません。私は、彼が1日に3時間バイオリンの練習をしなかったからといって怒り狂うこともありませんし、どのような状況下であれ食べさせないなんてことはありえません。子どもが鼻チューブから栄養をとるようになると、そういう心境になるのです。私が現時点で唯一自分の力不足だと思うのは、彼が自らの生命を脅かすようなことをすることです。もし、ライアンが彼の兄のいるところへ行きかねないような馬鹿なことをしたら、私は、ニュージャージー州の湿気が私のストレートヘアにダメージを与えるよりも早く怒ります。それでも、彼に「くず」と言うことは絶対にないと保証します。そして、もし、チュアさんの娘が人工呼吸器につながれ、意識がなく、かろうじて生きている状態になったとしても、彼女がやはりそのような言葉を娘さんに言うのか、疑ってしまいます。

脳の発達の専門家からすると、おそらく私たちは家でテレビを見すぎているようです。私たちは他の家族よりも、ベッドの上で飛び跳ねているでしょうか？――たぶんそうだと思います。私は息子に彼が食べたいものを与えているでしょうか？――はい、与えています。ライアンが、外で過ごす時間はあるでしょうか？――はい、もちろんです。私は周囲の人々にライアンを好きでいてほしいのです。では、私は、ライアンのことを絶え間なく誉めて、虹や彼の頭上を舞う蝶を想像する一方で、彼のたった3歳の脳が望むことは何でもさせているでしょうか？――もちろん、そんなことはありません。でも、「正しいこと」はそれほど多く存在しないのです。私たち3人は、ただ、もうひとりの家族がいない状態で、毎日できる最善のことをしようとしているだけです。そして、私は、どんなことがあっても決してチュアさんの娘が命を脅かすような病気と診断されることを願うことはありませんが、チュアさんのような人々が一瞬でも私の身になってくれることを願っています。そうすることで、彼女たちが子育ての仕方について独善的になることが少なくなると思いますし、おそらく少しの間でも、彼女たちがこうなってほしいと思う子どもの姿ではなく、ありのままの子どもの姿を愛することができるようになると思います。私も、もしベンに対して、彼が将来こうなるだろうという姿だけを愛していたら、かなりがっかりしていたかもしれません。

私は、オーボエの音楽コンクールでたくさん入賞し、アイビー・リーグの医科大学に行き、良い仕事をして革新的なキャリアを築き、素敵なパートナーと結婚をし、2人の可愛い息子を育てる幸運に恵まれました。でも、SAT試験で完璧なスコアを出したことはありませんでしたし、ミスもしましたし、いろいろなことをやめました。業績や失敗が自分の価値や幸福や目的意識を決めないのは明らかです。私はデーヴィッド・ブルックス氏が「エイミー・チュアは意気地のない人である」と言ったことに賛同します。ブルックス氏は、「音楽を4時間練習するには集中力が必要だが、14歳の女の子たちと泊まりがけで夜を過ごすほど大変な仕事はない」と指摘しています。大切なのは情緒性であり、それは学校生活で学ぶものではなく、数学的に計算することもできません。

私の母はタイガーマザーではなく、むしろライオンのようでした。わめいたり、期待をかけたり、私のために何かをしたり、行動したり、責任を負ったりはしました。しかし、それ自体は条件つきのものではなく、侮辱もいっさいありませんでした。両親は、成績のためにお小遣いをくれたり、あるいは罰を与えたりはしませんでした。彼らは、私が学校で必要としているものを見つけられると言っていました。私の同僚が「自立の精神は内部から湧き出てくるもの」と書いていたのと同様に、それは私自身の中から湧き出てくると私の親は信じていました。私の〝ライオン・マザー〟は、そう、意図的に境界線を引き、境界線を越えると許さないことをほのめかしていましたが、同時に、私の好みや説明をよく観察し、聞いてくれました。それが功を奏したのだと思います。

子育ての方法は無数にあります。

『タイガー・マザー』は、計算されていて、間違いだらけで、それに疑いを持つ人は、時間とエネルギーを浪費させられてしまいます。「回想録」のような子育て本とされていますが、私はこの本は、売るために、そして人の感情をかき立てるために書かれたと信じています。

●最終的にはここにたどり着きます

いつも自分を振り返らなければならないのは、多くの親にとって気の重いことです。インターネットにアクセスしやすいことや、母親たちのブログを通したつながり、新しい社会メディアの登場、伝統的なメディア、義母トルーディに対してジェーンおばさんが考えていることについてなどの情報のおかげで、私たちは、おしゃぶりや授乳、抗生物質や環境ホルモンのビスフェノールA（BPA)、どのように子どもを寝かしつけるか、子どもたちにどのようなスポーツをさせるのかなどに関してみながどのように考えているのかを知ることができます。子育てについては、誰にもその人なりの意見があるようです。誰も、何かの折りには、自分が**正しい**と思っています。おそらく正しいのでしょう。ですが、インターネットにアクセスすると、自分たちのやっていることに対して他人が異なる意見を持っている場所にすぐにたどり着きます。私たちは影響を受けやすいので、すぐに自分たちの直感や選択を信じられなくなってしまうのです。

私たちは何と〝素晴らしい〟子育て環境にいるのでしょう。

夜遅くに、あるいはご飯を食べさせながら、あるいは仕事の前に、あるいは搾乳をしているときに、私たちは常にインターネットを見てしまっていますね？　親は毎日毎日オンラインで、健康や子育ての情報、コミュニティ、仲間を探しているのです。私はこのオンラインで検索するという行為は、多くの場合は仲間を求めているのであり、自己嫌悪に陥りたくてやっているわけではないと信じています。チュア氏に関する問題について話をしたくなり、オンラインで情報を探しているうちに道に迷ってしまうのが問題なのです。私たちは満たされる代わりに、何かが欠けているような気分になるのでしょう。ブログや子育てのマニュアルや、回想録などを読んで、しばしば不安な気持ちになってしまうのです。

これが、チュア氏がカーネギー・ホールのように人々の心の琴線に触れた理由です。『ウォール・ストリート・ジャーナル』紙の記事で、この本が子育て本ではなく回想録であると書かれて以来、エイミー・チュア氏は出てこなくなってしまいました。『ウォール・ストリート・ジャーナル』紙の記事のタイトルに対しても、彼女は最終的なコメントを出していないということをどこかで読みました。また、彼女が自分の子育て方法を「優れている」と書くつもりはなかった、ということもどこかで読みました。しかし、とりわけ完璧を目指し、それに抜きん出ている人にしては、それは妙な反論に見えます。

社会的なつながりがあるということは、幸福にとって大変重要です。子育てを楽しむことも同様です。

タイガー・マザーの騒ぎを経て、私たちが本当に自分たちに問いかけなければいけないのは、いつになったら私たちが今日の親のあり方を好きになれるのか、ということでしょう。

おさえておきたい　ポイント

カリン・タウン氏はこの本に彼女のブログ記事を掲載することに同意してくださいました。

ベンについて：ベンジャミン・ウォード・タウンは、２００５年7月17日にジェフ・タウンとカリン・タウン夫妻のもとに誕生しました。彼は意志が強く情熱的な、可愛らしい男の子でした。そして、車やテニスやゴルフや海辺、家族が大好きでした。２００７年8月、2歳の誕生日の1カ月後に、彼はステージ4のハイリスクの神経芽腫と診断されました。外見からわかる症状は、目の周囲の変色だけです。化学療法を6回、外科手術、造血幹細胞移植、放射線治療、5コースの抗体療法などの治療が行われ、２００８年7月には寛解状態に入りましたが、同年10月には再発してしまいました。２００８年12月30日にベンは永眠しました。

ベンの両親は、病気との闘いに力を尽くし、他の人々の命のために尽力してきました。本当に感銘を受けます。

85 「家内」と呼ばれること

些細なことですが、タイトルの「家内（the wife）」という言葉は、私をとてもいらいらさせます。その言葉を聞くと、私の中でそれが鳴り響き、不快な気分になります。

きっと地球上のほとんどの妻や母親はその言葉を気にしないと思うのですが、私は気にします。どんな具合に私がその言葉を聞くのか、そのシーンを見てみましょう。

診察室の中で、子どもが真ん中に、父親が左にいます。悪気はないのですが（あるいは、けなしているのか）、父親が「〝家内〟が、この発疹について、先生に尋ねてほしいと言っています」と言います。

私は普通、大げさな反応や批評や感情を出すこともなく、静かに聞きます。これはきっと私の個人的なこだわりなのでしょう。でも、頭の中では警鐘が鳴っています。まるで、女性全体が「家内」と要約されるかのごとく感じてしまうのです。

「〝私の妻（my wife）〟が、この発疹について、先生に尋ねてほしいと言っている」という言い方であれば、警鐘は鳴りません。

「〝子どもの母親（his mother）〟が、この発疹について、先生に尋ねてほしいと言っている」でも、警鐘は鳴りません。

でも「〝家内（the wife）〟が、この発疹について、先生に尋ねてほしいと言っている」だと、警鐘が鳴るのです。

さて、本人に許可をとった上で、私のパートナーであり夫であり、子どもたちの父親である夫のことを同じように〝うちの亭主（The Husband）〟と呼んでみることにします。今日も、そして、おそらく明日も。彼は、そのことを気にしないようです。すっきりしました。

〝亭主〟よ、ありがとう。

86 魔法

最近特にそう思うのですが、健康は魔法のように感じられることがあります。何人もの友人や家族が、深刻な病気になったり、再発したりしてきました。幸運なことに、私が深刻な病気を診せていただいた患者さんたちと同じように、その病気は、私を恐れさせ、悲しませ、ときには夜中に目覚めさせることもあります。病気になるということは、日々の暮らしがいつも通りに進まないということです。病気であること、先が見通せない不安、そして現実の問題は、たくさんの贈り物の箱、クリスマスの音楽、点灯されたツリーなど、喜びにあふれた12月にはとりわけ重く感じられます。まさに歓喜の中の恐怖です。病気や恐怖は現実のものとなり、残りの人生がぼんやりとしたものになります。私はますます痩せこけて傷つきやすくなり、そして今は感情的になっているように思います。健康のありがたみに気づかされもします。視点が変わったのです。

私が以前に歯にドリルで穴が開けられたときは（誰かによって歯に穴が開けられるのは本当に怖いものですよね?）、とても怖かったのですが逃げませんでした。つまり、健康であり、幸運であると感じることに対する見方は、そうでない人たちの中にいるとはっきりするということです。人生を過小評価するのか、過大評価するのか、それは健康だと感じるのがいかに良いことなのかを実感することで決まります。

他の魔法もあります、私のひとり目の息子が3歳だったとき、転倒して腕の皮膚を大きく切ってしまったことがありました。救急部を受診して縫合してもらったのですが、その後の傷口や腕がきれいに元通りになるのを見て、これは魔法だと思いました。皮膚の治癒力は魔法です。

他にも魔法のような出来事があります。私には何が起こったのか、どの星が横切ったのか、どのように風が正しい方向に吹いたのか、わかりませんが、2人目の子どもが歩き始めた日は、まるで魔法のように感じました。彼は休暇中のある夜、私の方に向かって6歩歩きました。そして、それをもう一度繰り返しました。夜が深まる頃には、プロボクサーのように汗びっしょりになっていました。彼は自身の目標に立ち向かい、勝利したのです。誇らしげに部屋を歩き回っていました。どうしてこのようなことが起こったのか、小さかった私の赤ちゃんは大きな男の子になり、部屋を歩き回ったのです。

私の長男が初めてパンツを履いたときにも魔法は起こりました。小児科医が2歳から3歳の間のどこかでトイレトレーニングのことを話すのはご存じですね。長男のフィンの場合、その時期はとっくに過ぎていました。走り回り、笑いながら肩越しに後ろを振り返る3歳の彼の姿を想像してみてください。ところがつい最近、オーデンが歩けるようになったまさにその日に、フィンは年上の従兄に刺激を受けて、パンツが履けるようになったのです。

歩けるようになること、パンツが履けるようになること、そして皮膚の治癒力、すべて魔法にかかったように実現します。

新たにがんと診断された私の友人、長期間治療を続けている私の2人の家族、そして痛みと闘っている愛しくも勇敢なすべての人たちに、魔法が訪れますように。

87 マリッサ・メイヤーさんへの公開状

マリッサ・メイヤーさんが第一子出産後1～2週間で仕事に復帰することを発表したことを受けて、最近、ツイッター上で、多くの親や小児科医から、たくさんの批判のツイートが見られるようになりました。

このことに関して、まず私の推測をお話ししたいと思います。

メイヤーさんは、きっと質の高いヘルスケアをすぐに受けられる状態にあるのだと思います。すなわち、産婦人科専門医や小児科専門医にすぐにアクセスでき、また、必要があれば、授乳に関する相談もすぐにできる状況にあると思うのです。彼女なら、出産後1～2週間で仕事に復帰するために医学的根拠のある情報がほしければ、すぐに必要なデータを得ることができるでしょう。彼女はグーグルで働いたことがあるので、オンラインで必要な情報を見つけ出すことにも長けていると思います。

この推測が事実なら、私はメイヤーさんに、心からの敬意を表したいと思います。彼女が伝統的な選択をしないことを非難するのは、無意味です。彼女は若くして飛び抜けて素晴らしい経歴を築いてきました。『フォーチュン』誌上位500社の中で、最も若いCEO（最高経営責任者）です。彼女は、実際的知識、技量、想像力、そして不屈の精神を兼ね備えている人です。グーグルにおける初めての女性エンジニアだったメイヤーさんのおかげで、私たちは、Gmail、グーグルの検索エンジン、地図、画像など、それまでとはまったく違ったインターネット上の世界を楽しめるようになったのです。

教育機関であろうとなかろうと、リーダーシップをとる役職における女性の比率の増加を期待し、取り組むのなら、仕事と出産・育児を同時にこなすことはできないということをよく認識しなければなりません。つまり、より多くの女性が大きな会社や組織の舵取り役になることを願い、待っているだけではダメなのです。結局は仕事に復帰するときに、家庭のことや子どもたちの健康や幸せのためにどれだけ尽力するのかを問題にしているにすぎません。出産後1週間休むのか、6カ月休むのかを。

メイヤーさんは、家族にとって良いかどうかという観点から決断をされていると思います。彼女自身の雇用を確保し続けることや、会社を前進させるために必要とされている彼女の価値も、その一部に含まれます。人は、自分自身の行動が影響を与えうるすべての人々のことを考えたときに、良い決断をすることができます。いろいろな選択肢に対し、どのような優先順位をつけるのかをわかっているのは自分だけです。彼女の夫がこれからどのような計画をしているのかはまだ聞いていません。彼女の夫が赤ちゃんの世話をすることだってありうるのです。私たちはどうして育児は共同でするものという意識を忘れてしまうのでしょう？

さらに、この議論には、もうひとつの重要な事実が欠けています。私がクリニックでお会いする多くの母親は、外では働いていません。在宅で仕事をしながら子育てをする女性たちは、出産後数日以内に仕事に戻っています。在宅勤務のお母さんたちも、よくひとりで2～4人の子どもたちを連れて、産後3日でクリニックに来ます［アメリカでは入院期間が48時間と短いので、産後3日目の新生児健診（黄疸や脱水などのチェック）が必要となる。日本では入院中に行う血液検査も全て外来で行う］。この事実は、在宅のお母さんも責任を持って仕事をしていることを示しています。

メイヤーさんがクラウドソーシングを利用して彼女の子どもの名前を募集したことへの批判から、彼女への揶揄はまだ続いています。母親としての生活が始まったというのに、彼女の実際的知識、技術者として素早く対応する技量を非難する理由を見つけ出し、彼女を攻撃していることに、私は開いた口が塞がりません。

素晴らしいことに、この地球において、これから彼女がお子さんと共に築き合い、大事にしていく親密な絆には誰も近づくことはできないのです。**彼女はもしかしたら助言を必要としていないのではないかと思います。**

マリッサ・メイヤーさん、ご出産おめでとうございます。人生で最も貴重な変化の時期を、喜び一杯で過ごせますように。そして、ご家族と共にあなたの赤ちゃんの健康と生命力を感じとる時間的、空間的なゆとりがありますように。あなたが私たちのためにしていることに、私は畏敬の念を抱いています。そして、これからもあなたがご自分の息子のために素晴らしい決断をしてくださることを信じています。

おさえておきたい **ポイント**

アドバイス：仕事と育児の間で完璧な「バランス」をとるという考え方は、時間と共に変わってきています。私の臨床経験から学んだことは、「働き方を考え直す力を大切にしなさい」ということです。

88 母の日の贈り物

私はすでに10年分の母の日の贈り物をもらいました。それは2つあり、値段はたった25ドルです。ある水曜日のことでした。その日私は、会議、母の抗がん剤治療、(結局とらなかった)昼食、ブログ、患者からの電話、地域のテレビ局へのインタビュー対応などの過密スケジュールに追われていました。私は猛スピードで動いていました。重い内容から軽い内容まで、私のしたことはどれも、まったく異なる次元のものでした。要はジェットコースターのように胃が急降下したり、指がピクピク震えたりするような日々を送るのが私は好きなのです。

その日の最後に、『リアル・シンプル』という雑誌の編集者で、『ちょっと休ませて‥心を病んでいるワーキングマザーのための言葉』(未邦訳)を執筆したクリスティン・ヴァン・オグトロップさんに会いました。私は彼女に自己紹介をし、続いて他の多くの人々も言うに違いない、次のようなことを言いました。「素敵な雑誌で大好きです。こんなに物がきれいに整理整頓されるなんて驚きです。それに引き換え、私の家は散らかり放題。何時間も働いて、子どもたちはパンツを脱いではだかで走り回っているのが好きなんです」。すると、彼女はこう言いました。「私の家も、『リアル・シンプル』というにはほど遠い状態ですよ。他のご家庭と同じです。私も長時間働いていますが、同時に母親でもあり、忙しく、あちこち振り回されているのです」と。

それにしても、彼女の生活は比較的うまく回っているように見えました。

彼女の本には、子育てしながら働いているときに陥りやすい精神状態について、そして、神経症と自己診断するのも理解できる、ということについて書かれています。それはアドバイスではありません。

彼女は次のようなことも言いました。

- 私は自分のしていることも家族のことも大好きです。素晴らしい人生を生きています。(私もそうです。)
- 私の子どもたちには、絶対に書こうとは思わない弱い点があります。(私もそうです。)
- 私の周囲には男の子が多く、スポーツもたくさんします。(私も同じです。)
- 人生において仕事と子育てを楽しむことは、ものの食べ方と似ています。ハンバーガーを食べた次の日には、サラダを食べて、バランスをとるのです。(私も同じです。)

そのとき彼女は、無意識のうちに母の日の贈り物を私にくれたのです。飾らず、生の声で、率直で簡潔な贈り物を。

彼女は、自身が編集者で、平日にはニューヨークに通勤していること、家には3人の男の子がいること、そして本を執筆したばかりであることを説明してくれました。本には、彼女の友人たちが、どのように生活をし、子どもを育て、働き、寝ているのかを書いたのだそうです。彼女は、私がいつもクリニックで親に言っているのと同じことを語りました。「絶対に正しいやり方などはどこにもないのよ、あなたにとって一番役に立つものを選べばいいの」と。

そうして、彼女は、宅急便でその贈り物を私に送ってくれました。

「心を病んでも大丈夫です。人々がそうすべきと思う以上に多くの力を注ぐものがあることは素晴らしいことです。(逆に、人々が思うレベルに届かなかったとしても素晴らしいことです)。あなたが、実りの多い生活をし、力を注ぐ対象をどれも手放したくないのであれば、そうすればいいのです。」

贈り物の第2弾は、今朝もらうことができました。このところ、息子たちと共に、あれこれ忙しい時間を過ごしてきました。私は働くときにシッターを雇っていません。今朝は、2時間の時間的余裕ができました。外は快晴で、緑と青の光線が輝いていました。私たちは電車や飛行機で遊びました。みんなで朝食を食べました。

すると、息子のフィンが、保育園に預け始めて以来初めて、私が去るときに泣いたのです。このことには、私も胸が張り裂けそうな気持ちになりました(後で泣いてしまいました)が、同時に、彼もいろいろな方向に引き裂かれていると感じていることに気がついたのです。つまり、彼は保育園も好きだけれども、私と同様に、朝の時間を楽しんでいたのです。

他のみんなからは、私がすべてを同時にはできないと、ずっと言われ続けてきましたが、クリスティン・ヴァン・オグトロップさんと私の長男の

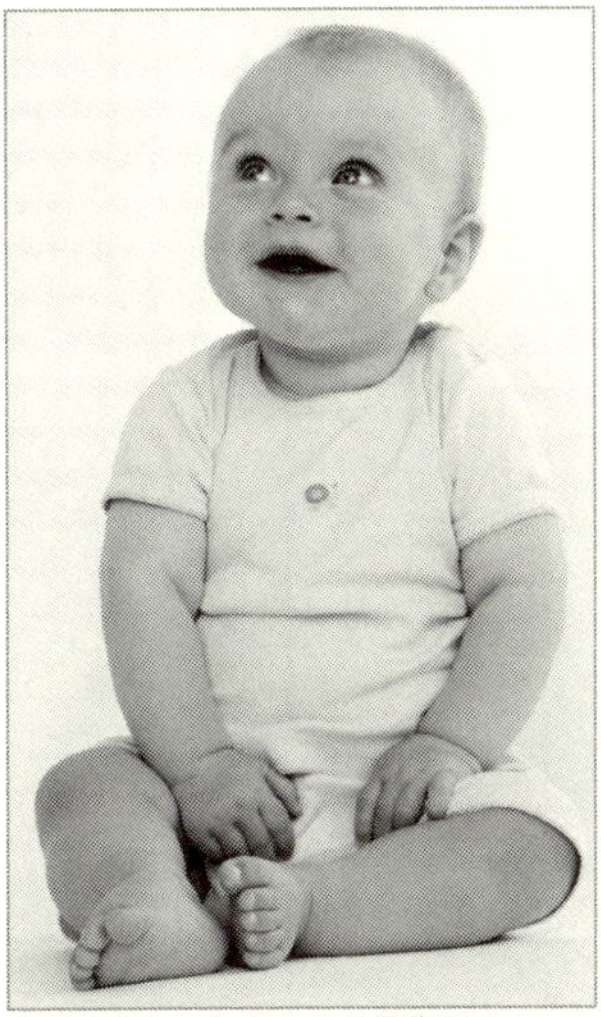
Janet Klinger Photography
息子の赤ちゃんのときの写真です！

フィンは、私でもできるということに気づかせてくれました。

少々心を病んでも、私なら問題ないと思います。フィンとクリスティン、素敵な贈り物をありがとう。母の日当日ではなくても、母の日、おめでとう。

ウェンディ先生のツイート

今日も４歳の息子と別れてきました。ときどき彼は１日中母親を必要とするときがあります。どのようにしたら、ワークライフバランスにつきものの胸が張り裂けそうな気持ちから逃れられるのでしょう。

89 「うまく」やるということ：母としての誕生日

決まって年に4回、私はワークライフバランスの危機に見舞われます。というのも、私の家族の誕生日の時期はホリデーシーズンに重なるのです。だから、考えることがたくさんあります。祝祭日や誕生日はとても大切な瞬間であり、時の流れの指標でもあるのですから。カレンダー上でも、自分の心の中も、内省と家族集合の予定のことでいっぱいになります。

だから、みんながツリーに飾りをつけたりキャンドルを吹き消したりする時期というのは、私にとってはたぶん、最も自分の選択にもがき苦しむときなのです。母として、あるいは医師として、妻あるいは娘として、コミュニティの一員あるいは一個人として、すべてを「うまく」やろうとするあまりに。

毎年、息子たちの誕生日には泣いています。それは喜びから湧き出る涙であり（あらあら、うちの坊やたちったら歳が増えるのがとてもうれしいのね、特別な日の喜びも年々大きくなっているわね）、悲しみから出る涙でもあります。それは、公私のバランスの変化だとか、目的や目標、そして日々のマインドフルネスといった問題について、いつも抱えている葛藤からくるものです。私は働きすぎだろうか、何かを置き去りにしてはいないか、できる限りいるべき場所にいるだろうか？　もっと家にいるべきだろうか？　もっと執筆に携わるべきだろうか？　もっと多くの患者さんを診察するべきだろうか？　今日よりも多くの人々を救えるだろうか？

私の心は乱れ、何が正しいのかわからなくなります。家族の誕生日にはもう溶けんばかりです。これは本当に辛いことです。誰でもそうですが、年月が過ぎて、やがて訪れる死を意識するようになると、後悔したくない、と強く思うのでしょう。

やっかいなのは、私の周りにいる親の言葉です。この7年以上、みんな同じことを言い続けています。あなたもきっと言われているでしょう。食料品店の店員、上司に同僚、親友、国中の医師たち、クリニックに来る親たち、私の母、コーヒーショップのバリスタ、駐車場で手伝ってくれる人。私の息子たちを見ると、みんながみんなまったく同じことを言うのです。

「あっという間ですよ」

この台詞（そして、それに続くお決まりの忠告）を聞いたことがないと言うなら、あなたは子どもを連れて家の外に出たことがないか、大きな重い岩の下で身動きがとれなくなっているのでしょう。

そういうわけで、息子たちの誕生日がそれぞれ、感謝祭やクリスマスや新年のお祝いと重なる中、私は精一杯人生を生きる、というかけがえのない泥沼へと浸かっていくのです。息子たちは何物にも代えがたく大切であり、私の人生で彼らが最優先であることははっきりしています。自分の両親をいたわり支えることが優先事項であることもはっきりしています。でも、週末に友人に言われたように、「自分自身の人生を大切にせずにはいられない」のです。そして、その人生には、母親業だけではなく、仕事や、自分自身のケア、友達との関係、周囲の人々への貢献も含まれています。

こうして私は今日も。クルクルと回りながら、しまいにはぐらぐらゆれ出すコマのようにここにいるでしょう。そしてロウソクが吹き消されるたびに、全部「うまく」やれているだろうか、と問うのです。

おさえておきたい ポイント

アドバイス：子ども時代がマッハのスピードで過ぎていったとしても、きっと大丈夫ですよ。わが子が子どもである時期はどんどん過ぎていきます。先輩の親たちの言うことは正しいのです。時間を止めることはできないのですから、それは避けようのない不都合な真実なのです。1日また1日と息子たちは大きくなっていき、きっと良い方向へ向かっていくでしょう。

90 ティナ・フェイの年3回のむせび泣き、母の戦い、そして休戦

ティナ・フェイ、あなたの言うとおり、働く母として私たちが「両立」について尋ねられるのは、不公平です。それから、働くことと親であることにまつわる悩みは、私も同じ。あなたにとって年3回のむせび泣きが、私にとっては年4回の危機であること以外は。

コメディー女優であり脚本家でもあるティナ・フェイは、第二子を出産したとても陽気なお笑い役者にして、大成功している有名人であり、さらに優等生的な母親であるということで、一時期『ニューヨーク・タイムズ』の紙面を賑わせました。私が「淑女のスポーツ欄」と好んで呼んでいる「サンデイ・スタイルズ」欄でのことでした。誰が言い出した愛称なのか知りませんが、この欄は誰かの結婚話、質の良くないテレビ番組、コーヒーや着飾ったプードルを携えマンハッタンを行く人のスナップ写真などの記事を特徴としています。でも、それを軽んじるつもりは毛頭ありません。そこには1週間ずっと心にとどまる小さな珠玉の物語がしょっちゅうひそんでいるからです。フェイ女史に関する記事は、私の心を打ちました。この地上で最も愉快な人物のひとりである彼女が、私と同じことを言っていたのです。まあ、同じような、でしょうか。私たちの共通点といえば、働く母であるということだけかもしれませんが、それだけで私はもっと彼女の話を聞きたいと思ったのです。

ティナも母親なので、私たちと同じように、仕事、いわゆる「両立」、親であることという別々のポジションを守ることを課されています。作家のカーティス・シテンフェルドは、フェイ女史が新刊

『ボッシーパンツ』（未邦訳）の中で、「女性にとって最も失礼な質問は、『いったいどうやって両立しているの？』よ」と力説していると書いています。要するに、そんなのは古い考え方だということです。女性たちは男性の同僚たちと違って、ことあるごとに、たとえ育児を分担している場合でも、自分の選択に疑念を抱かされています。間違いなくその質問だけで、働く母親の奮闘はどこかへ消えていってしまいます。そして結局のところ、ジェンダーの不平等はいつまでも続いていくことになるのです。どうして私と夫ではこうも違うのでしょう？　夫だって私と同じくらいの時間、仕事をしています。なのに、誰も彼に公私のバランスについて、あるいは（家事育児の）分担について尋ねることはありません。事実、彼が私のようにこの葛藤に引き込まれることなどないのです。これにはきっと文化的な規範が関係しているに違いありません。

私は、働く母としての年4回の危機について何度も話してきました。そう、それはまだ終わっていません。というのも結局のところ、仕事と育児の両立、バランス、話しあいなんて、答えの出ないなぞなぞなのですから。ことあるごとに自分の役割に疑念を抱かせられる文化にとらわれながら、いったいどうしたら世の役に立ち、満足を覚え、しっかり働き、親として絶妙にうまく役割をこなし、自分の選択に満足できるというのでしょうか。フェイ女史はこう述べています。「『どうやって両立しているの？』と尋ねられて、年に3回オフィスで激しくむせび泣いているなんて、思わせてはいけないでしょ」。そして賢くこう言うのです。「でも、家庭で子育てをしている友人たちだって年に3回むせび泣くのよ、だからお互い様としなきゃ」。

こうして母の戦いは休戦を迎えます。やれやれ。

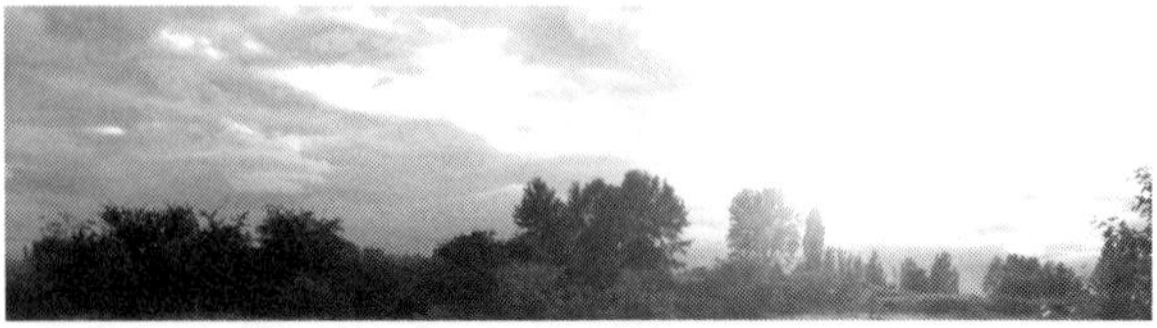

91 ある瞬間

この章は休憩時間としましょう。みなさんと分かちあいたい知恵もなく、知らせたい知識や研究成果もなく、詳しく伝えたい速報ニュースもありませんので。今日はそういう言葉がなかなか浮かんでこない日、だからちょっと休憩しましょう。なぜって？　行方不明の子どもたち、傷つけられた子どもたち、殺された子どもたちについての悲惨なニュースを耳にしたからです。そのせいで息が詰まりそうでした。書きかけの原稿が5本ありますが、とても終わりそうにありません。それに先週末は日帰りでミネソタに飛び、父親を亡くしたばかりの親しい友人を元気づけてきました。今日は水曜日ですが、まだ少し疲れが残っています。そのうえ、この7日間ほど体調が悪くてかなり辛い気分でした。こうして個人的には長かった1週間の後で、気力をふりしぼって何とかまた立ち上がろうとしながら、こう悟るのです。たいていのことは思い通りにならないのだ、と。自分自身の健康から、家族の健康、友人や大切な人たちの身の安全や危険、そして自分自身の未来さえ、何もかも。

けれども、ふとした瞬間にすっかり元気になれるのが私たちのいいところです。傾いた太陽の下の、何でもない瞬間。テクノロジーや時計から解き放たれた飾りのない瞬間——愛する人々に囲まれた瞬間。私にとって誰が、何が、最も大切なのかを教え、より**はっきりさせてくれる**瞬間です。

　昨日、太陽が沈む頃、息子たちはヒースの茂みの間を駆け回っていました。彼らはちょっとした冒険をしていました。「オフロード」を走っていたのです。私は広い空の下で、丘と湖の間に立ち、夫と2人の息子たちと共にいました。それはこの先もきっと忘れない、まさに奇跡のような素晴らしい思い出となりました。この瞬間が私を甦らせてくれました。幼い息子たちを育てていることの特権。彼らの存在によって感じる喜び、そしてその成長を見守れることを心から幸運に思いました。

　これが休憩です。闇夜の中に黄金の光を見出すまなざし。あなたが空を眺めるひとときだってそうです。

　こうして、私は自分自身を癒し、明日は患者さんたちのもとへ戻り、語りたいことをもっとたくさん抱えて復活することでしょう。

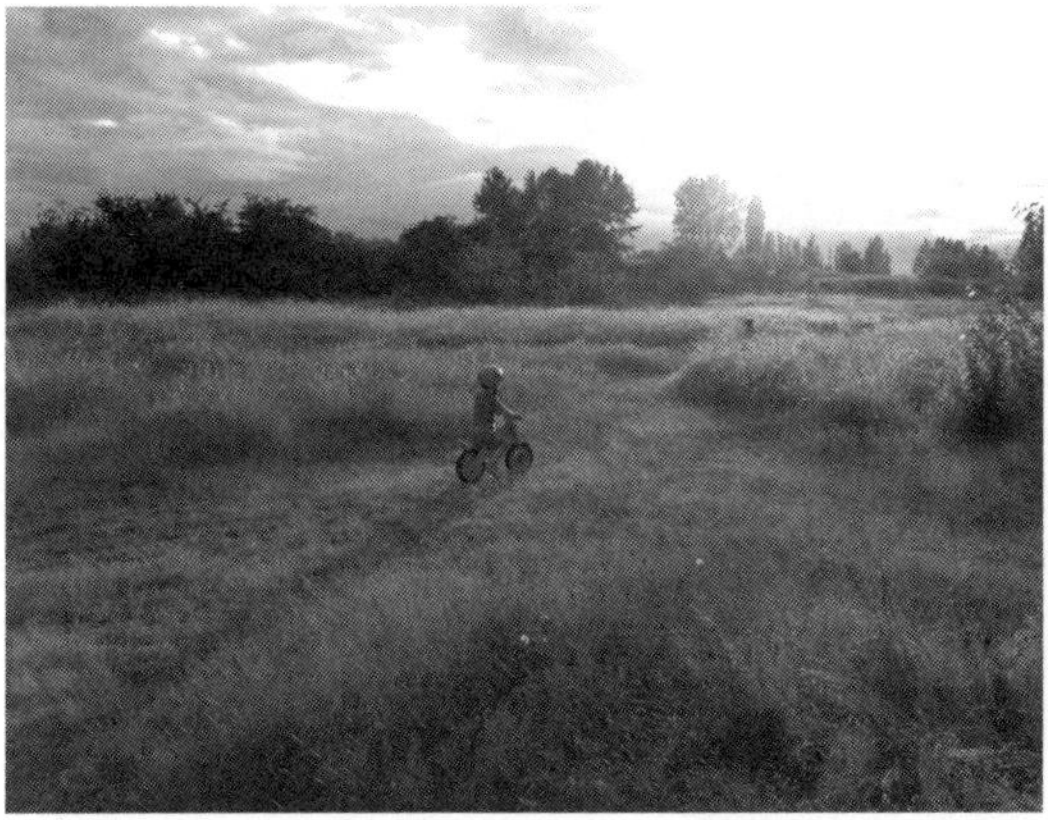
Wendy Sue Swanson, MD, MBE, FAAP

92 働く母でいることが大好き

わが子の社会的・情緒的健全さは母親自身にかかっています。

私は働く母でいることが大好きです。仕事への愛情は日々変化して、潮のように引いてはまた満ちてきます。2013年の春、人生で最高の、本気で順位づけしても5本の指に入る素敵な日がありました。私にとって驚くようなことではなく、それは仕事の日でした。でも、それまでとは違って、初めて息子を仕事に連れて行った日なのです。

毎春「職場に子どもを連れてこようデー」という活動がありますが、実際はいつでもそうすればいいのです。いいときを選んで子どもを仕事に参加させましょう。ワークライフバランスという恐るべき試練を切り抜けていかなくてはならない、混乱することの多いこの生活だって、信じがたいような幸運なのだとあなたにもすぐにわかりますよ。

いいときを選んで子どもを仕事に参加させましょう。

6歳児を連れて出張に行くのは、まるで海で2艘の巨大な船が出会ったかのようでした。幼いわが子は突然、いつもとは違った世界へと迎え入れられました。私はいつもよりもずっと、仕事の中で自分らしさを発揮できたと感じました。それにね、息子はとても目を輝かせていたのです。1日中。

わが家のパソコンに貼られた付箋のひとつには「素晴らしい1日を創ろう」と書いてあります。ポジティブ心理学という分野の創始者として知られるマーティン・セリグマン博士の言葉を引用したものです。彼は「素晴らしい1日を創る活動」という構想を考案しました。

素晴らしい、あるいは有意義な1日を創ることについてはいつも語ってきましたが、肝心なのは仕事もその一部だということです。もしもあと1日しか生きられないとしても、私は午前中の何時間かは仕事をするでしょう。疑うべくもありません。私は医師として働くことが大好きなのです。もちろん、母親であることだって大好きです。これらの役割をどちらも大切にするにはスキルが必要で、私だっていつもできているわけではありません。

それから問題点としてしばしば感じていることですが、ワークライフバランスや育児に関する書物の多くは、とりわけ女性に向けて書かれたものは、家庭の外で働く私たちが、家族、子ども、そして自分自身に対して責任を果たしているか、傍から見ている人々に疑問を抱かせているように思います。あたかも家族以外のものを大切にしたいと認めることが、家族をないがしろにしているかのようです。私の心の中ではそのようなことはないのですが。

私にとって第一に優先すべきは間違いなく子どもたちなのですが、うまく言葉にできない葛藤もあって、それは（お給料も必要ですが）ただお金を稼ぐためだけに働いているのではないという事実です。私は物事を成し遂げ、世界をもっと良いものにするために働いているのです。

2013年の春、オランダで開催されたTED（技術Technology、娯楽Entertainment、デザインDesignの略です）で講演をしました。幸運なことに、6歳になる息子のフィンも3列目で聴いていました。息子が生まれてから職場復帰して以来、これほど満ち足りた気分になったことはありませんでした。彼がそばにいることで、他の仕事の日ほど後ろ髪を引かれる思いをせずにいられました。それに、息子が思いがけない新たな視点から母親がどんな人なのか理解したこともはっきりと見てとれました。

多くの人にとって、毎日のように子どもを職場に連れてくるなどありえないということはよくわかります（私だってヨーロッパでの講演なんて毎日はありませんよ！）。でも、「子どもを職場に連れてこようデー」でもそうでなくても、いい機会があればいつだって、子連れで出勤してみることをおすすめします。ほんの１〜２時間でいいのです。子どもにとって「仕事に行く」ということを、現実の、体感できる、生き生きとしたものにしましょう。

息子と共に仕事の日を過ごすことの意義やそれで満ち足りた心になることなどは、予想もしていませんでした。フィンと一緒にオランダ旅行をするのはまたとない素敵な経験になるだろうな、という期待はありましたが、長い仕事の１日がこれほどまでに有意義で刺激的なものになろうとは思ってもみませんでした。ＴＥＤ講演会の日、彼は１日中席に着いていて、たくさんの仲間たちに会い、すべて理解しているようでした。講演の内容は誕生から死までにわたり、午前中は幼少期について、最後の方は人生の終末および年をとり死ぬことで得られるポジティブな経験に焦点をおいていました。盛りだくさんでしたが、息子は１日中ずっと興味を示し、静かにしていました。

その夜遅く、ホテルのベッドで話をしながら、私はようやく理解しました。好奇心旺盛な子どもにとって、大人たちと過ごす１日がどれほど奥深いものであるか。好奇心とやる気に満ちた子どもが、このような日々をどれほど必要としているか。子どもを侮ってはいけない、と気づかされたのです。息子はベッドに横になり、その日に集めた折鶴に囲まれながらこう言いました（引用します）、「ねえママ、生きるってとっても素敵なことなんだね」

「ええ、坊や、きっとそうね」、突然のことにドキドキしながら答えました。すると彼はこんな驚くべきことを口にしたのです。

「ママ、死ぬのだって素敵なのかもね」

こうして私は、どんなときもできる限り息子たちを仕事の場に参加させるべきなのだ、と悟ったのです。教育を受け、他者の人生をより良いものとする機会を与えられ、やりがいのある仕事をする幸運に恵まれたこの贅沢を、子どもと分かち合いましょう。私は働く母でいることが大好きなのだ、という事実をより確かなものとしてくれる貴重な経験ができました。

93 赤ちゃん象と働く母

働く母としての危機は定期的に訪れますが、ときにいつもとはまるで違う形でやってきます。はっきり覚えているもののひとつは、いつもと変わらないある木曜日、息子たちと離れて14時間働いた日のことでした。午前7時前に家を出て午後9時頃まで帰らなかったので、息子たちとは丸1日顔を合わせませんでした。でも、それが危機の理由ではありません。私はとても充実した自分の時間を過ごしていました。クリニックで25人以上の診療にあたり、ソーシャルメディアでの仕事をいくらか進め、自分が力になれる機会があることを心から楽しんだのです。変化が起きたのは、「プラネット・アース」シリーズの1枚目のDVDを見ることにした後のことでした。私はDVDをデッキに入れました。

番組は、働く女性とは何の関係もありません。BBCのプロデューサーたちがワークライフバランスについて考えさせようと意図したとは思いません。けれどもそこには、子育て、コミュニティとのつながり、自然界における自分の居場所、そして子どもたちに対する責任などのすべてが描かれています。私たちの惑星が住み良い場であることは、言うまでもなく今の私たちの取り組みにかかっています。地球環境を守るために私たちがやるべきことは、埋め立てられるプラスチックを減らすことにとどまりません。森林や原野を愛し楽しみ、自然を荒さずに生活や旅をすることをどうやって身に着けるか、家の壁の外では何が問題となっているかを子どもたちにどうやって理解させるか、そして、どうしたら子どもたちが自分の頭で考えることができるようになるか、なのです。

そのBBCの番組は様々な種類の動物たちの抱卵（ペンギンにはびっくり）や子育て、生き延びて死んでいく様子を記録すると共に、この地球をあらゆる輪郭と視点から浮き彫りにしています。

私はただひたすら、動物の母親たちから目を離せずにいました。 ところどころ、私は緊張を覚えました。砂嵐に視界を奪われて木にぶつかりそうになる子象を助ける母象。あるいは、幼い子熊に歩き方を教えるホッキョクグマ。動物たちは母親のそばに寄り添っていました。長時間の移動で疲れたのか、座り込む子どもたち。それをせき立てる母親たち。部屋を暗くしてベッドに潜り込んでからも、動物の母親たちのことを考えて目が冴えたままでした。

丸3時間の番組の中で、父親について触れられたのは交尾行動以外ありませんでした（本当の話です）。描かれていたのはただ母親だけが、子どもたちを引き連れ、砂漠を行進し、冬眠の後に餌を与え、歩き方や餌の取り方、生き延びる術《すべ》を教える姿でした。衝撃的でした。だから、とても強い緊張を覚えたのでしょうか。列の先頭に立ってわが息子たちを率いるのは私ではないことがしばしばあります。私はクリニックで他の子どもたちと共にいるのです。あるいは物を書いたり、ツイートしたり、会議に出たり。バランスの取り方に関するこの葛藤は、変えようのないものなのでしょうか。

私が感じているのは罪悪感ではありません。それよりもっと複雑なものです。

今日、友人が電子メールで言っていました。「子どもたちと離れる寂しさでひどく意気消沈した状態から、ワクワクする充実した仕事をする高揚した状態へ完全に切り替わるの。現実に私がいる世界に楽しい中間地帯があるなんて思えないわ」

そうでしょうか？

アメリカ小児科学会フェローであり、私にとっては医学部時代の敬愛する指導者であるスティーヴン・ルードウィック医師が講演で語り、のちに書き起こされて小児科学会誌に掲載された、こんな話があります。その内容はワークライフバランスでした。彼は38年前の研修医時代に子育てをした奮闘について語り、ワークライフバランスはすべての人にとっての問題である、しかしながら子育ての女性は、ときにその重責の「不均等な分担」を負わされている、と述べています。そして小児科医たちに「多重婚のための努力」をするよう求め、３つの婚姻関係のバランスを保ちながらどれも尊重することをすすめていました。彼は、配偶者や家族との結婚、仕事との結婚、自分自身との結婚、という優先順位で語っています。それから彼は、３つの関係が均等に重なりあった図を示しました。彼はこう言っています。小児科医として私たちが先頭に立って職場保育（できていません）と柔軟な勤務時間（できていません）を創設し、２週間の休暇を取る（これもできていません）べきだ。自分にとって一番重要な課題についてじっくり考えるための内省の時間を生活の中で見出す方法を探すべきだ、「ノー」と言うことを学ぶべきだ、と。

中国の哲学の言葉で、彼は講演を締めくくりました。

> 幸福とは、愛する誰かがいること、
> するべき何かがあること、
> そして、望む何かがあること。

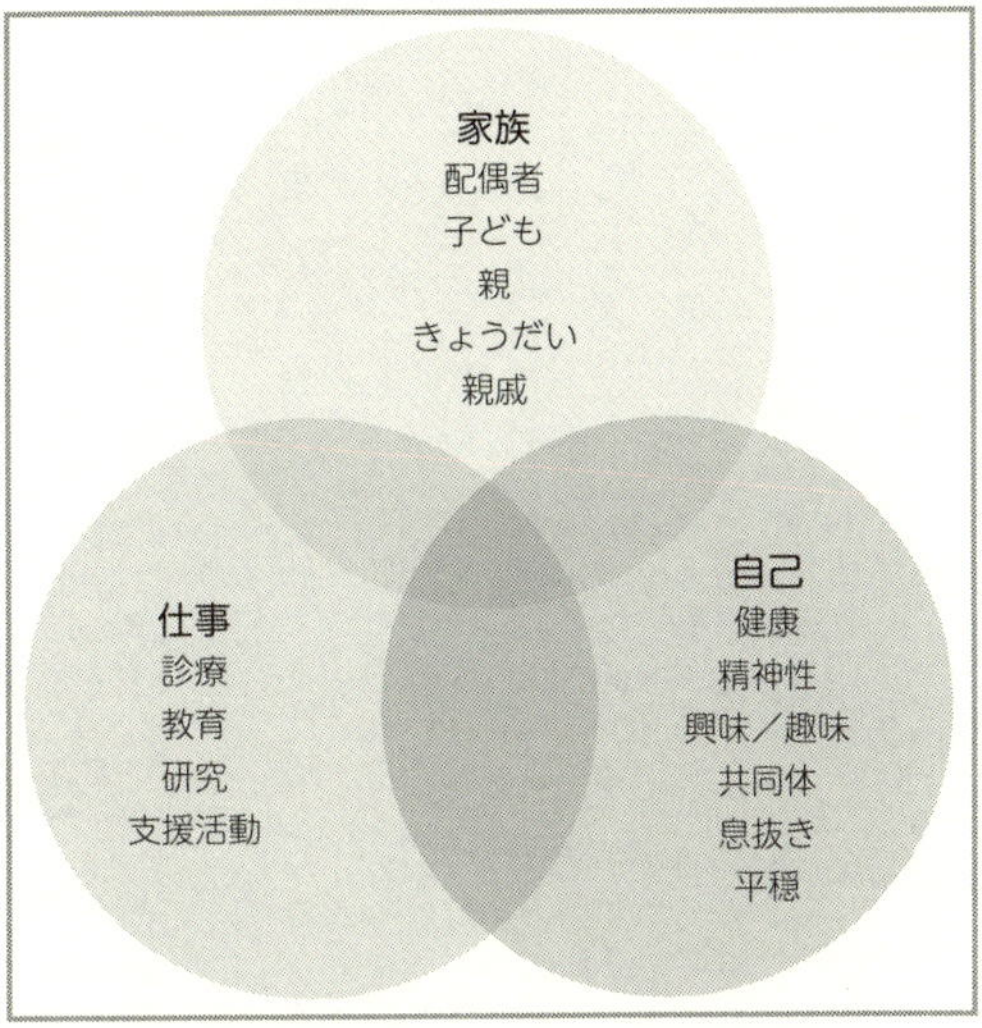

Source：Ludwig S. The Joseph W. St Geme Jr Lecture: Striving for "*Polygamy*." Pediatrics. 2011;127(2):358-362

このことを思い出して、私はいくらか心が安らかになりました。けれど、嵐のように目まぐるしい日常の中で幼い息子たちのそばにもっといられるようにするにはどうすればいいのか、まだまだ考えなくてはなりません。

94 『タイム』誌の記事とほどほどの子育て

4歳になる子どもを椅子の上に立たせて授乳する様子に「十分に母親業をしていますか？」というキャッチコピーを添えた『タイム』誌の表紙を見たことはありますか？　あれが世に出た日、患者さんたちがクリニックでその話をすることはありませんでしたが、電子メールの受診トレイはいっぱいになりました。育児法を他人と比較したり、本質的にはどんな育児法が最も優れているかについて情報を交わしたりしては、日々みんな不安や悩みの中で泳ぎ回っているのを見聞きし感じています。現代の子育ての目標は、完璧の追求です。私たちの金字塔は、他者に打ち勝つことの上に建てられるのです。これはもはや、手ぎわよくこなすどころではありません。仲間たち**よりうまく**できるくらいタフでいられるかどうかの話なのです。『タイム』誌は、私たちが本当に「十分に母親業そのものをしている」かどうかよく考えるべきだと言うのです。

> **自分の選択についてあまり悩まずにいられればよかったのに。**

あらかじめ言っておきますが、あなたは自分のしたことになぜあんなに悩んだのだろう、と不思議に思いながら、この先13もの決断をしていくことでしょう。あれこれ思い出したことなんて、ほとんど気にならなくなっていきます。「自分の選択についてあまり悩まずにいられればよかったのに」これは、私の子よりも年上の子を育てている親たちから何度も繰り返し耳にする言葉です。

母親同士でしのぎを削るこの時代、私たちが絶えず考えすぎに陥るのはメディアにとって好都合です。疑いによって雑誌は売れ、ウェブページの閲覧数は増え、本も売れるからです。母親たちが『タイム』誌の表紙についての意見をフェイスブックに投稿しては炎上して、結局すぐ削除するのを目にしました。『タイム』誌が、修正を加えたスーパーモデル風の美女の刺激的な画像を母の日の表紙にすることで、私たちはいつも自分自身と自分の決断について問いかけることになります。この記事、この表示、このタイミング、これが現代のテクノロジーです。かつて恐竜がこの惑星を支配していましたが、現代はネットの声が支配しています。

あなたの子育てや数々の決断。いいですか？　もちろん、そのままで十分なんですよ……。

例の表紙は実のところ母乳育児とはまったく関係がないのですが、話に乗ってみましょう。私の意見では、いつ授乳をやめるかの判断はただ2人、子どもと母親との間でなされるものです。赤ちゃんが成長し、体の動きや独立心や新たな自主性が発達するにつれて、1歳頃には自分で食べられるようになり、固形物を喜んで食べ、ストローマグや普通のコップで飲めるようになります。こうなると授乳の必要性は減っていきます。でも、いつやめるかを決めるのは小児科医の私でしょうか？　小児科医として言うならそれは私の仕事ではありません。「正しい」やめどきについての科学的根拠はあまりないのですから。それにウィリアム・シアーズ博士は、アタッチメント・ペアレンティングという素晴らしい贈り物を私たちにもたらしました。彼はスポック博士の偉業を取り入れ、さらに発展させてこう言いました。できるだけ赤ちゃんに寄り添い、親密さをもって育児を行い、それを楽しんでよいし、楽しむべきだと。

素敵ですね。私もちょっと参考にさせていただくとしましょう。

問題なのは、働いている母親やいくつもの役割を負った母親が、１００％のアタッチメント・ペアレンティングは困難で負担が大きく、十分にできていないと感じると、不安でいっぱいになるということです。

そこで私たちみんながするべきなのは、どのような育児スタイルであれ、ほどほどにしておいて、気にいった要素や提案だけを選びとって残りは無視することです。今や母親や父親としての真の勝利は、パッとほどほどのところを見つけて、絶えず問いかけながら、迷うことなくまっすぐ進むことなのかも知れません。

母親たちを不安にさせる、あるいは母親たちが自分のしていることを広めようとする（『タイム』誌の表紙が意図するような）世の流れは、何の助けにもなりません。特に、私たちが週末に人生最高の素晴らしい贈り物、つまり母親になるという恵みを祝おうとするときには。

就学前まで長期に授乳することで子どもが受ける悪影響を示したデータはありません。おそらくはその逆で、一部の母乳推進者たちは、12カ月を過ぎても授乳することが、栄養面でメリットがあると言っているのです。

重要なのは、子育てのことで疑いを持ったり自信をなくしたりする必要はないということです。４歳に近い息子に授乳する華やかな美女の画像を見た私たちの心情（あなたのはどうであろうと）は、本当のところ、アタッチメント・ペアレンティングをするかどうか、乳児期を過ぎても授乳を続けるかどうか、おくるみを使うかどうか、ニンジンより先に豆を食べさせるかどうかなどということと、あまり関係がありません。例の表紙を見てドキッとさせられることや、あっという間に伝染する母親たちの葛藤、そしてそれに続く罪悪感の方が問題です。これこそが緊張感／深刻な話／疑い／母親たちの「戦い」が子育ての姿なのだと私たちに思い込ませるために、メディアが生み出している現在進行形の概念なのです。

コンピュータの電源を切り、本を手放しましょう。自分が選んできたことを楽しみ、前へ進みましょう。わが子という人生最大の贈り物があるのです。

・接種の間隔は、4週間＝28日で計算し、4カ月以上の間隔は暦月を用いる。
・渡航ワクチン接種の要件と推奨については、http://www.cdc.gov/travel/page/vaccinations.htm を参照［渡航ワクチン接種推奨に関する日本語情報源：http://www.forth.go.jp/useful/vaccination.html］。
・原発性または続発性免疫不全症の人へのワクチン接種については、ACIPの「原発性または続発性免疫不全症の人へのワクチン接種（Vaccination of persons with primary and secondary immunodeficiencies）」の表13（http://www.cdc.gov/mmwr/preview/mmwrhtml/rr6002a1.htm）、アメリカ小児科学会の Immunization in Special Clinical Circumstances In: Pickering LK, Baker CI, Kimberlin DW, Long SS eds. Red book: 2012 report of the Committee on Infectious Diseases. 29th ed.Elk Grove village, IL:American Academy of Pediatrics を参照。

種し、3回目は初回接種から6カ月後に接種する（初回接種から24週間以上あける）。

キャッチアップ接種：

・13～18歳でワクチン未接種の場合、女児（HPV2またはHPV4）および男児（HPV4）に一連のワクチンを接種する。

・キャッチアップ接種では、推奨される定期接種の間隔（上記参照）を用いる。

13. **髄膜炎菌結合型ワクチン（MCV）（最低年齢：Hib-MenCYは生後6週、メナトクラ［MCV4-D］は生後9カ月、メンベオ［MCV4-CRM］は2歳）**

定期接種：

・11～12歳でMCV4ワクチンを接種し、16歳で追加接種する。

・11～18歳で、ヒト免疫不全ウイルス（HIV）に感染している場合は、MCV4を8週間以上あけて2回接種する。MMWR2011;60:1018-1019を参照（http://www.cdc.gov/mmwr/pdf/wk/mm6030.pdf）。

・生後2カ月～10歳で高リスクの場合は以下を参照。

キャッチアップ接種：

・13～18歳でワクチン未接種の場合、MCV4ワクチンを接種する。

・初回接種が13～15歳の場合、16～18歳の間に最短で8週間以上あけて追加接種する。

・初回接種が16歳以上の場合、追加接種は必要ない。

・キャッチアップ接種のその他の詳細については、表2参照。

高リスクの人のワクチン接種：

・生後19カ月未満で、解剖学的または機能的な無脾症（鎌状赤血球症を含む）の場合、Hib-MenCYを2・4・6カ月および12～15カ月に接種する。

・生後2～18カ月で、持続性の補体欠損症がある場合、Hib-MenCYを2・4・6カ月および12～15カ月のスケジュールで接種するか、MCV4-Dを生後9カ月から開始し、8週間以上間隔をあけて2回接種する。生後19～23カ月で、持続性の補体欠損症があり、Hib-MenCYとMCV4-Dのいずれの接種も済んでいない場合、MCV4-Dを8週間以上あけて2回接種する。

・生後24カ月以上で、持続性の補体欠損症があるか、解剖学的または機能的な無脾症（鎌状赤血球症を含む）があり、Hib-MenCYとMCV4-Dのいずれの接種も済んでいない場合、MCV4-DまたはMCV4-CRMのいずれかを2回接種する。MCV4-D（メナクトラ）を無脾症（鎌状赤血球症を含む）の小児に接種する場合、2歳まではMCV4-Dを接種しないこと。PCV13がすべて完了した後、少なくとも4週間以上あけること。MMWR2011;60:1391-2を参照（http://www.cdc.gov/mmwr/pdf/wk/mm6040.pdf）。

・生後9カ月以上で、アフリカの髄膜炎ベルト地帯の国々の居住者または渡航者、ハッジ（大巡礼）を行う者は、血清型A株髄膜炎菌および血清型W-135株髄膜炎菌を予防するために適切な配合および回数のMCV4を接種する。Hib-MenCYの接種歴があっても、髄膜炎ベルト地帯への渡航またはハッジをする小児には十分でない。MMWR 2011;60:1391-2を参照（http://www.cdc.gov/mmwr/pdf/wk/mm6040.pdf）。

・ワクチンと同じ血清型による大流行の起こっている地域に滞在する小児は、年齢と処方が適切な一連のHib-MenCYまたはMCV4を接種する。

・高リスクの人への追加接種については、http://www.cdc.gov/vaccines/pubs/acip-list.htm#meningを参照。

追加情報

・ワクチンの禁忌と使用上の注意、ワクチンの追加情報について、ワクチンを接種する医療提供者は、関連する予防接種実施諮問委員会（ACIP）の勧告（http://www.cdc.gov/vaccines/pubs/acip-list.htm）を確認すること。

RR-8）を参照（http://www.cdc.gov/mmwr/pdf/rr/rr5908.pdf）。

・9歳以上の場合、1回接種する。

生後6カ月～8歳の小児：

・2012～13年度は、初めてインフルエンザワクチンを接種する小児には、4週間以上あけて2回接種する。詳細な指針については、2012年のACIPインフルエンザワクチン推奨の接種ガイドラインMMWR2012;61:613-618を参照（http://www.cdc.gov/mmwr/ pdf/wk/mm6132.pdf）。

・2013～14年度は、2013年のACIPインフルエンザワクチン推奨の接種ガイドラインを参照。

9. 麻疹（はしか）・おたふく風邪（流行性耳下腺炎）・風疹（MMR）ワクチン（最低年齢：定期接種の場合、生後12カ月）

定期接種：

・MMRワクチンの初回は生後12～15カ月で接種し、2回目は4～6歳で接種する。初回接種から4週間以上あければ、2回目は4歳未満で接種してもよい。

・生後6～11カ月の乳児がアメリカから海外に渡航する場合には、出発前にMMRワクチンを1回接種する。該当の小児には、MMRワクチンを2回再接種する。1回目は生後12～15カ月で（その小児が疾患リスクの高い地域に滞在する場合は生後12カ月）、2回目は4週間以上あける。

・生後12カ月以上の小児がアメリカから海外に渡航する場合には、出発前にMMRワクチンを2回接種する。初回は生後12カ月以降に接種し、2回目は4週間以上あける。

キャッチアップ接種：

・学童期の小児および青年全員がMMRワクチンを2回接種すること。2回の接種は4週間以上あけること。

10. 水痘（VAR）ワクチン（最低年齢：生後12カ月）

定期接種：

・VARワクチンの初回は生後12～15カ月で接種し、2回目は4～6歳で接種する。初回接種から3カ月以上あければ、2回目を4歳未満で接種してもよい。初回接種から4週間以上あけて2回目を接種した場合は有効とみなすことができる。

キャッチアップ接種：

・免疫が明らかでない7～18歳全員に、（MMWR 2007;56〔No.RR-4〕参照〔http://www.cdc.gov/mmwr/pdf/rr/rr5604.pdf〕）、水痘ワクチンを2回接種する。7～12歳の小児の場合は、推奨される最短間隔は3カ月である（初回接種から4週間以上あけて2回目を接種した場合は有効とみなすことができる）。13歳以上では、接種の最短間隔は4週間である。

11. A型肝炎ワクチン（HepA）（最低年齢：生後12カ月）

定期接種：

・生後12～23カ月の小児に、連続2回のHepAワクチン接種を開始する。2回の接種間隔は6～18カ月あける。

・生後24カ月未満でHepAワクチンを1回接種した小児は、初回接種から6～18カ月後に2回目を接種する。

・2歳以上でHepAワクチン未接種の場合、A型肝炎ウイルス感染に対する免疫が必要なときには、HepAワクチンを6～18カ月あけて2回接種してよい。

キャッチアップ接種：

・2回の接種の最短間隔は6カ月である。

特殊な集団：

・ワクチン未接種で、ワクチンプログラムの対象年齢が高い地域に居住しているか、感染リスクが高い場合、HepAワクチンを6カ月以上あけて2回接種する。

12. ヒトパピローマウイルス（HPV）ワクチン（HPV4［ガーダシル］とHPV2［サーバリックス］）（最低年齢：9歳）

定期接種：

・HPVワクチンを11～12歳児に0・1～2・6カ月のスケジュールで3回接種する。女児にはHPV4またはHPV2を、男児にはHPV4のみを接種する。

・一連のワクチン接種は9歳から開始できる。

・2回目は初回接種から1～2カ月後に接

・キャッチアップ接種のその他の詳細については、表2参照。

高リスクの人へのワクチン接種：

・生後24～71カ月で、特定の基礎疾患（脚注6c参照）がある小児で、過去にPCVを3回接種している場合は、PCV13を1回接種する。過去のPCV接種が3回未満の場合は8週間以上間隔をあけてPCV13を2回接種する。

・6～18歳で、解剖学的または機能的な無脾症（鎌状赤血球症を含む）、HIV感染症、免疫低下をきたす疾患、人工内耳、または脳脊髄液漏出があり、過去にワクチン接種をしていない場合は、PCV13を1回接種してもよい。MMWR 2010:59（No. RR-11）を参照（http://www.cdc.gov/mmwr/pdf/rr/rr5911.pdf）。

・2歳以上で、特定の基礎疾患（脚注6b、6c参照）がある場合、PCVの最終接種から8週間以上あけてPPSV23を接種する。

6b. 肺炎球菌多糖体ワクチン（PPSV23）（最低年齢：2歳）

高リスクの人へのワクチン接種：

・2歳以上で、特定の基礎疾患（脚注6c参照）がある場合、PCVの最終接種から少なくとも8週間以上あけてPPSV23を接種する。解剖学的または機能的な無脾症（鎌状赤血球症を含む）、または免疫低下をきたす疾患がある場合、5年後にPPSVを1回再接種する。

6c. 2歳以上でPPSV23が適応となる医学的状態と、生後24～71カ月でPCV13の使用が適応となる医学的状態

・慢性心疾患（特にチアノーゼ性先天性心疾患と心不全）、慢性肺疾患（高用量経口ステロイド薬治療中の喘息を含む）、糖尿病、脳脊髄液漏出、または人工内耳があり、免疫学的には正常な小児。

・解剖学的または機能的な無脾症（鎌状赤血球症およびその他の異常ヘモグロビン症、先天性または後天性の無脾症、脾臓機能障害を含む）のある小児。

・HIV感染症、慢性腎疾患、ネフローゼ症候群、免疫抑制薬治療または放射線療法を伴う疾患（悪性新生物、白血病、リンパ腫、ホジキン病など）、臓器移植、先天性免疫不全など、免疫低下をきたす疾患がある小児。

7. 不活化ポリオワクチン（IPV）（最低年齢：生後6週）

定期接種：

・一連のIPVを生後2・4・6～18カ月で接種し、4～6歳で1回追加接種する。一連の最終接種は4歳の誕生日以降とし、前回接種から少なくとも6カ月以上あけること。

キャッチアップ接種：

・生後6カ月間では、最低年齢と最短の間隔は、蔓延するポリオウイルスにさらされる切迫したリスクがある場合（ポリオの流行地域への渡航、大流行時など）にのみ推奨される。

・4歳より前に4回以上接種している場合、追加接種は4～6歳とすること。

・3回目の接種が4歳以降であり、前回接種から少なくとも6カ月以上あいている場合は、4回目の接種は必要ない。

・一連の接種の一部としてOPVとIPVを両方接種した場合、現在の年齢にかかわらず計4回接種すること。

・IPVは18歳以上のアメリカ居住者へのルーチンの接種としては推奨されない。

・キャッチアップ接種のその他の詳細については、表2参照。

8. インフルエンザワクチン（最低年齢：不活化インフルエンザワクチン［IIV］の場合は生後6カ月、インフルエンザ弱毒生ワクチン［LAIV］の場合は2歳）

定期接種：

・インフルエンザワクチンは、生後6カ月以上の全員に毎年接種する。健康で妊娠中でない2～49歳の人の大部分に、LAIVまたはIIVを接種する。ただし、LAIVは以下のいずれかに該当する場合は接種すべきではない。①喘息患者、②過去12カ月間に喘鳴《ぜんめい》のあった2～4歳の小児、または③インフルエンザ合併症の素因となるような他の基礎疾患がある人。LAIVを使用する場合のその他の禁忌の詳細は、MMWR 2010;59（No.

ない。

・キャッチアップ接種のその他の詳細については、表2参照。

4. 破傷風・ジフテリア・百日咳（Tdap）ワクチン（最低年齢：ブーストリックスの場合は10歳、アダセルの場合は11歳）

定期接種：

・Tdapワクチン1回を11～12歳で全員に接種する。

・Tdapは、破傷風、ジフテリアトキソイド含有ワクチン最終接種からの間隔にかかわらず接種できる。

・Tdapワクチンは、過去のTd（破傷風・ジフテリア）またはTdapワクチン接種からの年数にかかわらず、妊娠のたびに1回接種する（妊娠27～36週が望ましい）。

キャッチアップ接種：

・7～10歳で一連の小児用DTaPワクチンの接種が済んでいない場合は、キャッチアップ接種の初回としてTdapワクチンを接種すること。追加接種が必要な場合はTdワクチンを用いる。この場合、青年用Tdapワクチンを接種すべきではない。

・11～18歳でTdapワクチンを接種していない場合は、接種した後で、その後10年ごとにTdワクチンを追加する。

・7～10歳の小児にDTaPワクチンを偶発的に接種した場合は、キャッチアップ接種として数えることができる。この接種は青年用Tdap接種として数えることができる。または11～12歳でTdapの追加接種を受けてもよい。

・キャッチアップ接種のその他の詳細については、表2参照。

5. インフルエンザ桿菌b型（ヒブ）結合型ワクチン（最低年齢：生後6週）

定期接種：

・ヒブワクチンを新生児全員に初回の一連の接種および追加接種する。初回の一連の接種は生後2・4・6カ月で接種。ただし、PRP-OMP（PedvaxHIbまたはComvax）は生後2・4カ月で接種し、生後6カ月は適応ではない。追加接種は生後12～15カ月。

・ハイベリックス（PRP-T）は、少なくとも1回ヒブを接種している場合に、生後12カ月～4歳で追加（最終）接種でのみ使用すること。

キャッチアップ接種：

・生後12～14カ月で1回目を接種した場合、1回目から8週間以上あけて追加接種する（最終接種として）。

・最初の2回がPRP-OMP（PedvaxHIBまたはComvax）で、生後11カ月未満で接種した場合、3回目（最終）の接種は生後12～15カ月で、2回目から8週間以上あける。

・初回接種が生後7～11カ月の場合、初回接種のヒブワクチンの種類（PRP-TまたはPRP-OMP）にかかわらず、2回目は4週間以上あけ、最終接種は生後12～15カ月とする。

・ワクチン接種をしていない場合は、生後15カ月以降に1回のみ接種する。

・キャッチアップ接種のその他の詳細については、表2参照。

高リスク状態でのワクチン接種：

・ヒブワクチンは、通常は5歳以上では推奨されない。ただし、5歳以上でヒブワクチン接種をしていないか一部接種しており、白血病、悪性新生物、解剖学的または機能的な無脾症（鎌状赤血球症を含む）、ヒト免疫不全ウイルス（HIV）感染症、またはその他免疫低下をきたす疾患がある場合は、ヒブワクチンを1回接種する。

6a. 肺炎球菌性結合型ワクチン（PCV）（最低年齢：生後6週）

定期接種：

・PCV13ワクチンを生後2・4・6カ月で接種し、生後12～15カ月で1回追加する。

・生後14～59カ月で、年齢に応じた一連の7価PCV（PCV7）ワクチンを接種している場合は、補助的に13価PCV（PCV13）を1回接種する。

キャッチアップ接種：

・生後24～59カ月で、年齢に応じた接種が完了していない健康な小児全員にPCV13を1回接種する。

脚注：0～18歳に推奨される予防接種スケジュール（アメリカ、2013年度版）

以下に言及するワクチンの使用についての詳細な指針は、http://www.cdc.gov/vaccines/pubs/acip-list.htm を参照してください。

1. **B型肝炎（HepB）ワクチン（最低年齢：出生時）**

定期接種：

出生時

・単価のHepBワクチンをすべての新生児に退院前に接種する。

・B型肝炎キャリアの母体から生まれた新生児には、HepBワクチンおよびB型肝炎免疫グロブリン（HBIG）0.5 mLを出生後12時間以内に接種する。該当する新生児について、HBsAgおよびHBsAgに対する抗体（抗HBs）の検査を、HepB接種完了1～2カ月後、生後9～18カ月時（できれば次回健診時）に実施すること。

・母親のHBsAg状態が不明な場合、出生時の体重にかかわらず、全員に生後12時間以内にHepBワクチンを接種する。体重2000g未満の新生児には、出生から12時間以内にHepBに加えてHBIGを接種する。母親のHBsAgの状態をできるだけ早く調べ、HBsAg陽性の場合、体重2000 g以上の新生児にはHBIGを接種する（生後1週間以内）。

出生時の接種以降の接種：

・2回目は生後1カ月または2カ月で接種すること。単価のHepBワクチンは、生後6週以前の接種で用いること。

・出生時に接種していない乳幼児は接種可能になり次第、HepB含有ワクチンを0カ月、1～2カ月、6カ月のスケジュールで3回接種する必要がある。図2参照。

・1回目と2回目の間は4週間以上あけ、2回目と3回目の間は8週間以上あける。HepBワクチンの最終接種（3回目または4回目）は、生後24週以降で、かつ初回から16週間以上あける。

・出生時接種後にHepBを含む混合ワクチンを接種する場合、計4回のHepBワクチンが推奨される。

キャッチアップ接種：

・ワクチン接種をしていない場合は、3回接種すること。

・成人用製剤（Recombivax HB）の2回接種（4カ月以上あける）は、11～15歳の小児への使用が認可されている。

・キャッチアップ接種のその他の詳細については、図2参照。

2. **ロタウイルス（RV）ワクチン（最低年齢：RV-1［ロタリックス］とRV-5［ロタテック］とも生後6週）**

定期接種：

・一連のRVワクチンを乳児全員に次のように接種する：

1.RV-1を用いる場合、連続して2回、生後2・4カ月で接種する。

2.RV-5を用いる場合、連続して3回、生後2・4・6カ月で接種する。

3. 一連の接種のいずれかがRV-5の場合、または一連の接種のうちいずれかのワクチン製品が不明な場合は、RVワクチンを計3回接種すること。

キャッチアップ接種：

・初回接種の最高年齢は生後14週6日である。

・ワクチン接種は生後15週0日を過ぎた乳児では開始するべきではない。

・最終接種の最高年齢は生後8カ月0日である。

・RV-1を初回と2回目に接種した場合、3回目は適応ではない。

・キャッチアップ接種のその他の詳細については、図2参照。

3. **ジフテリア・破傷風・百日咳（DTaP）ワクチン（最低年齢：生後6週）**

定期接種：

・DTaPワクチン5回を生後2・4・6・15～18カ月、4～6歳に接種する。3回目から6カ月以上経過している場合、4回目を早めの生後12カ月で接種してもよい。

キャッチアップ接種：

・DTaPワクチンの5回目（追加接種）は、4回目を4歳以降に接種した場合は必要

表 2. 接種開始の遅延または 1 カ月以上の接種の遅れがある生後 4 カ月～ 18 歳向けのキャッチアップ接種スケジュール（アメリカ、2013 年度版）

下記の表は、ワクチン接種が遅れている子ども向けのキャッチアップ接種スケジュールと最短の接種間隔を示しています。複数回接種するワクチンは、接種から接種まで間があいた場合でも、再度始めから接種する必要はありません。子どもの年齢に当てはまる欄を参照してください。この表は、必ず表 1 および脚注とあわせて使用してください。

生後 4 カ月～ 6 歳					
ワクチン	初回接種の最低年齢	接種間隔の最短期間			
		1 ～ 2 回目	2 ～ 3 回目	3 ～ 4 回目	4 ～ 5 回目
B 型肝炎[1]	出生時	4 週間	8 週間かつ初回から 16 週間以上、最終接種の最低年齢は生後 24 週		
ロタウイルス[2]	6 週	4 週間	4 週間[2]		
ジフテリア・破傷風・百日咳[3]	6 週	4 週間	4 週間	6 カ月	6 カ月[3]
インフルエンザ桿菌 b 型[5]	6 週	初回接種が 12 カ月未満の場合 4 週間、12 ～ 14 カ月の場合 8 週間（最終接種として）、15 カ月以上の場合追加接種は不要	現在の月齢が 12 カ月未満の場合 4 週間[5]、12 カ月以上かつ初回接種が 12 カ月未満かつ 2 回目接種が 15 カ月未満の場合 8 週間（最終接種として）[5]、前回接種が 15 カ月以上の場合追加接種は不要	8 週間（最終接種として）、この接種は 12 カ月未満で 3 回接種した 12 ～ 59 カ月の小児にのみ必要	
肺炎球菌[6]	6 週	初回接種が 12 カ月未満の場合 4 週間、12 カ月以上または現在の月齢が 24 ～ 59 カ月の場合 8 週間（健康な小児の最終接種として）、24 カ月以上の場合健康な小児への追加接種は不要	現在の月齢が 12 カ月未満の場合 4 週間、12 カ月以上の場合 8 週間（健康な小児の最終接種として）、前回接種が 24 カ月以上の場合は健康な小児への追加接種は不要	8 週間（最終接種として）、この接種は 12 カ月未満で 3 回接種した 12 ～ 59 カ月の小児または月齢を問わず 3 回接種した高リスクの小児にのみ必要	
不活化ポリオ[7]	6 週	4 週間	4 週間	6 カ月[7]、最終接種の最低年齢は 4 歳	
髄膜炎菌[13]	6 週	8 週間[13]	脚注[13]参照	脚注[13]参照	
はしか・おたふく風邪・風疹[9]	12 カ月	4 週間			
水ぼうそう[10]	12 カ月	3 カ月			
A 型肝炎[11]	12 カ月	6 カ月			
7 ～ 18 歳					
破傷風・ジフテリア・百日咳[4]	7 歳[4]	4 週間	初回接種が 12 カ月未満の場合 4 週間、12 カ月以上の場合 6 週間	初回接種が 12 カ月未満の場合 6 カ月	
ヒトパピローマウイルス[12]	9 歳	定期接種の間隔が推奨される[12]			
A 型肝炎[11]	12 カ月	6 カ月			
B 型肝炎[1]	出生時	4 週間	8 週間（初回接種から 16 週間以上あける）		
不活化ポリオ[7]	6 週	4 週間	4 週間[7]	6 カ月[7]	
髄膜炎菌[13]	6 週	8 週間[13]			
はしか・おたふく風邪・風疹[9]	12 カ月	4 週間			
水痘[10]	12 カ月	現在の年齢が 13 歳未満の場合 3 カ月、13 歳以上の場合 4 週間			

注：上記の推奨スケジュールは次ページの脚注とあわせてお読みください。

表 1. 0〜18 歳に推奨される予防接種スケジュール—— 2013 年度版（接種が遅れるか接種の開始が遅かった場合は、キャッチアップ接種スケジュール〔表 2〕を参照）

これらの推奨スケジュールは、後出の脚注とあわせてお読みください。接種が遅れるか開始が遅かった場合は、表 1 の で示す期間の中でなるべく早い機会に接種してください。最短の接種間隔を確認するには、キャッチアップ接種のスケジュールを参照してください（表 2)。学校の入学と思春期の接種に該当する年齢を**太字**にしています。

ワクチン	出生時	1 カ月	2 カ月	4 カ月	6 カ月	9 カ月	12 カ月	15 カ月	18 カ月	19〜23 カ月	2〜3 歳	**4〜6 歳**	7〜10 歳	**11〜12 歳**	13〜15 歳	16〜18 歳
B 型肝炎[1]（HepB）	1 回目	2 回目					3 回目									
ロタウイルス[2]（RV）、RV-1（2 回接種）、RV-5（3 回接種）			1 回目	2 回目	脚注 2 参照											
ジフテリア・破傷風・無細胞百日咳[3]（DTap：7 歳未満）			1 回目	2 回目	3 回目			4 回目				5 回目				
破傷風・ジフテリア・無細胞百日咳[4]（Tdap：7 歳以上）														(Tdap)		
インフルエンザ桿菌 b 型[5]（ヒブ）			1 回目	2 回目	脚注 5 参照		3 または 4 回目、脚注 5 参照									
肺炎球菌性結合型[6a,c]（PCV13）			1 回目	2 回目	3 回目		4 回目									
肺炎球菌多糖体[6b]（PPSV23）																
不活化ポリオ[7]（IPV）（18 歳未満）			1 回目	2 回目			3 回目					4 回目				
インフルエンザ[8]（IIV、LAIV)、一部 2 回接種、脚注 8 参照							年 1 回接種（IIV のみ）							年 1 回接種（IIV または LAIV）		
はしか（麻疹）・おたふく風邪・風疹[9]（MMR）							1 回目					2 回目				
水ぼうそう[10]（VAR）							1 回目					2 回目				
A 型肝炎[11]（HepA）								連続 2 回、脚注 11 参照								
ヒトパピローマウイルス[12]（HPV）（HPV2：女児のみ、HPV4：男女とも）														連続 3 回		
髄膜炎菌[13]（Hib-MenCY：6 週以上、MCV4-D：9 カ月以上、MCV4-CRM：2 歳以上）							脚注 13 参照							1 回目		脚注

すべての子どもに推奨する年齢範囲

キャッチアップ接種に推奨する年齢範囲

特定の高リスク群に推奨する年齢範囲

キャッチアップ接種と特定の高リスク群に推奨する年齢範囲

定期接種で推奨せず

この表には、2013 年 1 月 1 日時点での推奨スケジュールが記載されています。推奨される年齢で受けなかった接種については、可能な場合、次回の通院時に接種します。一般に、同等の成分のワクチンを別々に接種するよりも混合ワクチンが推奨されます。ワクチンを接種する医療提供者は、予防接種実施諮問委員会の勧告で詳細な推奨内容を確認してください。勧告は、オンラインで確認できます（http://www.cdc.gov/vaccines/pubs/acip-list.htm)。ワクチン接種後に発現した臨床的に重大な有害事象は、ワクチン有害事象報告システム（http://www.vaers.hhs.gov）から、または電話（800-822-7967）で報告してください。ワクチンで予防可能な疾患が疑われる症例は、州または地域の保健衛生局に報告してください。ワクチン接種についての注意事項や禁忌など、さらに詳細な情報は、CDC オンライン（http://www.cdc.gov/vaccincs）または電話（800CDC-INFO [800-232-4636]）で入手できます。

このスケジュールは、予防接種実施諮問委員会（http://www.cdc.gov/vaccines/acip/index.html)、アメリカ小児科学会（http://www.aap.org)、アメリカ家庭医学会（http://www.aafp.org)、アメリカ産科婦人科学会（http://www.acog.org）によって承認されています。

謝辞

シアトル小児病院の広報活動のアドバイザーであるジェニファー・シーモアには、本当にお世話になりました。ジェニファーは私のアイデアを支持し、涙と成功に満ちた取り組みの中、いつもそばにいてくれました。私が自分の考えや仕事を展開させてきた数年間、いつも相談役になってくれました。私と同様、ジェニファーは医師と患者を結びつけるブログなどのインターネット発信によるテクノロジーの力を信じています。彼女とシアトル小児病院のチームは、健康に関するコミュニケーションの場を変えるにあたって、大いに力になってくれました。私が執筆や新しい試みにこれほどまで深く携わっている間、デーヴィッド、アリス、マイク、ルイーズ、クレイグ、メアリー、スコット、ダイアナ、そしてステイシーとの協力関係はとても貴重なものでした。

健康とソーシャルメディア分野の優しい仲間や常に指導者になってくれた人々にも感謝します。ブライアン・バータベディアン、クレア・マッカーシー、ナターシャ・ブルガート、スザンナ・フォックス、ロニー・ザイガー、アレックス・ドゥレーン、デーヴ・チェイス、アランナ・レヴァイン、アリー・ブラウン、ジェニファー・シュー、ローラ・ジャナ、ターニャ・アルトマン、ジョルダン・シュライン、エドガー・マーカス、ポール・オフィット、ケリー・チードル、そして、デーヴ・ドブロンカート。彼らのビジョンと勇気、仲間意識と友情に支えられました。加えて、ツイッター上にも、何万人もの感謝したい人がいます。ありがとう。

そして、最も信頼できるアドバイザーは私の家族です。毎回、私が書いたすべてのブログを夫のジョナサンと母のカレンが読んでくれました。母は、私が小学校5年生のときと同じように、赤いペンで手直ししてくれますが、いつも、私よりも幅広い視野で物事をとらえています。私が「書き物を終わらせるためにあと1時間だけちょうだい」というときに、母がどれだけたくさんの間、息子たちの面倒を見てくれたことか。日中は大学で小児放射線科医をしている夫も、夜は何でも言い合える親友で、あらゆる面において何日もかけて丁寧にアドバイスしてくれました。私があわただしい日常を送っているその横で、彼はいつも冷静沈着で、プロフェッショナリズムと共にあり、他に並ぶ者のないほど穏やかなリーダーシップでもって子どもや息子たちのために良いことをし続けてくれました。彼は、この世界を長期的な視点で見ているのです。彼のサポートと、私の仕事へのたゆまない貢献がなければ、そしてヘルスケアを改善できると信じている私のことを彼が信頼してくれなければ、私はこの勢いを維持できなかったことでしょう。

ジョナサンのようなパートナーがいることは、私の人生にとって最も贅沢なことです。彼の両親のビルとルイス・スワンソンからも歓迎され、受け入れられ、支えられ、祝福されているというのは幸運で幸せなことです。私は義理の両親を深く敬愛しています。

いつも大好きなシンディニーと今は亡きステファン・ラルソン先生にも、とてもお世話になりました。ラルソン先生は私がまだ小さかったときに医学の道へと招き入れてくれた人です。彼がいなければ、私は医学の力で何かを成し遂げたり癒したりできるという可能性には一生気づかなかったでしょう。私が子ども時代を終えようとしている頃、ラルソン一家は文字通り、そして精神的にも私の家族でした。無私の寛大さで、私を現実世界へと送り出してくれたのです。すべての子どもたちがこの寛大さに出会えると良いと思いますが、めったにあることではありません。

最後に、精一杯の感謝の気持ちを、ここ数年間にエヴァレット・クリニックで出会った患者さんとそのご家族、そしてシアトル・ママドック・ブログ（www.seatlemamadoc.com）の読者のみなさんに捧げます。私の感謝の気持ちは尽きません。親御さん、医師、子どもたち、イノベーター、営業担当の方、ティーンのみなさん、倫理の専門家、心理学者、ブロガー、反体制活動家のみなさん、そしてサポーターのみなさんすべてから、私は信じられないほど多くのことを学びました。ヴィッキー、ジェン、クレア、スザンナ、キャロライン、ポール、マーク、フレッド、ケイティー、エミリー、ケリー、マイケル、キャスリーン、エド、ジェイ、ステイシー、スージー、エヴェリン、そしてマット。あなたたちに私がどれだけ助けられたか、あなたたちにはわからないでしょうが、感謝の気持ちを伝え続けたいと思います。果敢にも発言してくれた方々、フォローしてくれた方々、私がミッションを忘れずしっかり立ち続けることを助けてくれた方々――あなたたちは非常に大きな存在です。

インターネットと、本の中のたくさんの言葉が命を救うと信じているみなさん、前に向かって進み、この仕事に取り組むエネルギーを持ち続けましょう。子どもたちの命がかかっています。

あとがき――翻訳者を代表して

この本は、子育てに関する親の悩みにブログで答えてきたアメリカのママドクターが、その内容を本にしてさらに多くの人の目に触れるようにしたものです。子育てだけではなく、親自身の充実した生活のために多くのページを費やしているこの本には、洋の東西を問わず、日本の悩める親にも共通する大切なテーマがたくさん詰まっています。

まず共感したのは、テレビやメディアとのつきあい方について書かれた9章から12章です。現代社会で子育てする中、私自身、テレビやパソコン、スマホなどの液晶画面と切り離しては生活できないことを痛感しています。しかし２００８年から2年間、メディアの浸透という点では日本より30年進んでいると言われるアメリカで子育てをしながら、私には疑問ばかりが残りました。アメリカ留学生活で心に誓ったのは、子どもが「これはバーチャルの世界のできごとであって真実ではない」「この映像も、実際に行って、見て、体験して得られる刺激や喜び、驚きにはかなわない」ということがわかる年齢になるまでは極力子どもたちにテレビを見せないようにしようということでした。そして当時よりもっと進んだ現状が、これらの章には書かれていました。私がテレビによる悪影響に対して神経質すぎるのかと感じることもありますが、30年先を進むアメリカから、そして、著者から教えてもらったものを活かさない手はないと思います。

日本ではあまり話題になっていませんが、国を越えて必要な項目として、子どもたちを守り災害に備えるための防災キットについての31章は、他の育児書ではお目にかかれない、貴重な内容です。そして、日頃から災害時に妊婦さんや赤ちゃんを守るために自治体と取り組んだり研修をしたりしている私にとっても、とても勉強になりました。医学専門誌ではなく『エコノミスト』（イギリスの商業誌）の記述を引用し、まずは仲間を作るところから、と行動のハードルを下げ、家族やペットのために何をどこに備えればよいか具体的に書かれているところなど、参考になる点がたくさんあります。

　ワークライフバランスを考える面でもこの本はとても役に立ちましたが、最も助けられたのは「マインドフルネス」に関する37章だったかもしれません。余裕のない自分の感情のせいで孤独になったり、他人には話せないと落ち込んだり、怒りがわき起こったりするとき、その根源を掘り下げ、そしてそこから先をどうするかを考え、子どもたちのそばにいる方法を見つける時間、それがマインドフルネスそのものなのです。忙しい毎日の中で自分をかえりみる時間なんて取れっこない！　初めはそう思っていました。一方、自分が真剣に子どもたちと向き合い慈《いつく》しんでいるその努力が、自分の怒りやイライラした一言で台無しになるのを何度も経験してきました。私が子どもたちに対して感情的になるのは、この本に書かれている通り、彼らが最も身近で大事な存在だからなのです。私自身が精神的に成長して、子どもに心をかき乱される自分を認め、受け入れることは、他の困難な事柄に立ち向かい、自分の進む道を拓くことにも繋がります。まだまだ道のりは長いですが、自分が子どもたちに「マインドフルネス」という、心を安定させる方法を練習させてもらっていると思って、何度も失敗しながら、反省しながら、一瞬一瞬を大切に感じ、味わって、今の自分との対話を深めていきたいと思います。

また、子どもの健康面で助けられたのは感染症、特にシラミに関する32章です。わが家でも何度かシラミ感染を体験しました。子どもたちの髪を洗い、櫛でとかし、シラミの卵を髪の毛から取りながら、その地道で暗い雰囲気の作業に惨めな気持ちになったものです。そのとき、夫が子どもたちの髪を眺めながら「どんなにか、かゆかっただろうな」とつぶやきました。それを聞き、私は目が覚めたような気持ちになりました。子どもたちのシラミを敵のように憎んでやっつけようと奮闘していましたが、母親の顔つきが変わり自分を治療しようと躍起になっているのを見て、子どもたちは不快な気持ちになっていたかもしれないな、と気づき、シラミを敵対視する心を改めたのです。この本は、シラミに対する私の偏見を明快に解決してくれました。同様に、この本を読んだみなさんは、子どもがもらってくるどんな病気に対しても動じなくなり、もっと病気をポジティブに捉えられるようになるかもしれません。予防できる病気とできない病気があり、どれにも正しい対処法がある。この本に書いてある方法は、日本中の子を持つ親にぜひとも知らせたいところです。

第4部「ワークライフバランスと母親業」には、自分が実際に直面していることが書かれていました。ある小児科医が、私たちは家庭と仕事と自分の人生と、3つの対象を相手に重婚をしなければいけない、と語ったというエピソードを読み、私はどの関係に対しても罪悪感を抱いていたように感じました。しかし、そう思う必要はないのだ、重婚できる環境を整えるのは当たり前で、私が欲張りなのではなかったのだ、と安心することができたのです。私が後輩のワーキングマザーたちからの相談に答える際、完璧ではなくほどほどの子育てで満足するスタイルなど、本書に書かれていることを思い起こしてアドバイスしたことは一度や二度ではありません。そして実際、ここから得た知識が本当に役に立ちました。

多忙な訳者、監訳者の多彩な文章を、統一した読みやすいものにまとめるために的確な指示を出し、ブラッシュアップし、誰にもわかりやすい1冊の本に仕上げるには、優れた編集担当者の英語力と全体のバランス感覚、センス、監訳者への励ましが不可欠です。私は2歳児のママでもある彼女のおかげで500頁を超える分量を纏め上げることができました。

この翻訳企画が立ち上がった2015年、尊敬する徳田安春先生（臨床研修病院群プロジェクト群星沖縄センター長）から「ママドクター、と言ったら一番に頭に浮かぶのが吉田先生でしょう」と翻訳の取りまとめ担当として推薦していただき、私がどれだけ感動したか、とても言葉では書き尽くせません。また、アメリカ小児科学会の編集した書籍ということで、日本小児科学会会長（当時）の五十嵐隆先生（国立成育医療研究センター理事長）に翻訳出版のお話をし、総監訳をご快諾いただけたことで、さらに弾みがつきました。

多くの人の思いと優しさが詰まったこの本を出版できるのは、どんなに幸せなことかわかりません。

海を越えて渡ってきたこのアドバイスが、子育てと自分の人生に対し、果敢に挑戦している多くの親仲間の役に立ちますように。

吉田穂波

●訳者一覧●

[総監訳者]

五十嵐 隆（いがらし・たかし）　国立成育医療研究センター 理事長

[監訳者]

吉田穂波（よしだ・ほなみ）　神奈川県保健福祉局

[翻訳協力者]

伊藤 香（いとう・かおり）　帝京大学 医学部 救急医学講座

[訳者]　・五十音順。　・＊は翻訳担当箇所を示す。

相崎扶友美（あいざき・ふゆみ）　さいわいこどもクリニック
＊第1部の見開き図と「はじめに」、27～28章

明石定子（あかし・さだこ）　昭和大学 医学部 乳腺外科学部門
＊37～39章、44～47章

江藤陽子（えとう・ようこ）　みさと健和病院 内科
＊48～54章

大友夏子（おおとも・なつこ）　日立製作所 本社健康管理センタ
＊89～94章

大西由希子（おおにし・ゆきこ）　朝日生命成人病研究所 糖尿病代謝科
＊76～82章

梶保祐子（かじほ・ゆうこ）　東京警察病院 小児科
＊22～26章

後藤美賀子（ごとう・みかこ）　国立成育医療研究センター 妊娠と薬情報センター　＊65～71章

佐藤詩子（さとう・うたこ）　三楽病院 小児科
＊第2部の見開き図と「はじめに」、33～36章

鈴木さやか（すずき・さやか）　東京大学医学部附属病院 耳鼻咽喉科
＊1～6章

高池浩子（たかいけ・ひろこ）　東京女子医科大学病院 糖尿病センター

＊13～16章

竹内 牧（たけうち・まき）　東京大学医学部附属病院 腎臓・内分泌内科

＊第4部の見開き図と「はじめに」、72～75章

建石綾子（たていし・あやこ）　河北サテライトクリニック 家庭医療科

＊29～32章、40～43章

中村佳恵（なかむら・よしえ）　東都文京病院 小児科

＊17～21章

平野真希子（ひらの・まきこ）　帝京大学医学部附属病院 耳鼻咽喉科

＊第3部の見開き図と「はじめに」、55～57章

広田由子（ひろた・ゆうこ）　昭和大学江東豊洲病院 臨床病理診断科

＊58～64章

細谷紀子（ほそや・のりこ）　東京大学大学院 医学系研究科 疾患生命工学センター 放射線分子医学部門　＊83～88章

松本ルミネ（まつもと・るみね）　東京大学医学部附属病院 検診部

＊7～12章

吉田穂波（よしだ・ほなみ）　神奈川県保健福祉局

＊「まえがき」、「謝辞」、「ウェンディ・スー・スワンソンという人」

［著］**ウェンディ・スー・スワンソン**（Wendy Sue Swanson）
シアトル小児病院の小児科医、作家、教育者。夫と２人の息子とシアトルに在住。シアトル小児病院デジタル・ヘルスケアセンターでエグゼクティブ・ディレクターを務める。2009 年よりシアトル小児病院の協力を得て、ブログ「シアトル・ママ・ドック」（www.seattlemamadoc.com）を開始。ソーシャルメディアを通じて患者と医療提供者との間のかけ橋となり、ヘルスケアの改善に情熱をそそいでいる。アメリカ小児科学会ほか、情報発信やメディアに関するいくつかの病院や組織で重要な役割を担っている。

［総監訳］**五十嵐 隆**（いがらし・たかし）
1978 年東京大学医学部医学科卒業。都立清瀬小児病院、ボストン小児病院などに勤務の後、2000 年より東京大学医学部小児科教授。東京大学医学部附属病院副院長、東京大学教育研究評議員を兼務。2012 年より国立成育医療研究センター理事長。
東京大学医学博士。東京大学名誉教授。日本小児科学会専門医。日本腎臓学会専門医。元日本学術会議第二部会員、元日本小児科学会会長・理事、元日本腎臓学会理事、元日本小児腎臓病学会理事長。American Academy of Pediatrics 名誉会員。
現在、東京大学医師会会長・理事、日本小児保健協会理事、日本保育協会理事、日本こども環境学会副会長・理事、日本小児科学会監事、日本学術会議連携会員を兼務。

［監訳］**吉田穂波**（よしだ・ほなみ）
産婦人科医師・医学博士・公衆衛生修士。1998 年三重大学医学部卒業。2004 年名古屋大学大学院にて博士号取得。ドイツ、英国、日本での医療機関勤務などを経て、2008 年ハーバード公衆衛生大学院に入学し、3 歳、1 歳、生後 1 カ月の 3 人の子を連れて夫と渡米。2 年間の留学生活を送る。留学中に第 4 子を出産。2010 年に公衆衛生修士を取得後、同大学院のリサーチ・フェローとなり、日米で少子化研究に従事。2012 年より国立保健医療科学院生涯健康研究部主任研究官。国内外で周産期医療の研修や研究、母子保健事業の支援、災害時の母子支援事業構築を手がける。2013 年に第 5 子を出産。仕事と育児の両立で多忙を極めるなか、ママドクターとして雑誌の取材やインタビュー、講演を通じて、子育て世代のサポートに力を尽くす。2017 年 4 月より神奈川県保健福祉局にて地域や自治体における母子支援連携ネットワークの構築に取り組む。著書に『「時間がない」から、なんでもできる！』（サンマーク出版）など多数。

ママドクターからの幸せカルテ
子育ても仕事も楽しむために

2017年4月11日　初版第1刷発行

著　者　ウェンディ・スー・スワンソン
総監訳者　五十嵐 隆
監訳者　吉田穂波
発行者　西村正徳
発行所　西村書店　東京出版編集部
〒102-0071 東京都千代田区富士見2-4-6
Tel.03-3239-7671　Fax.03-3239-7622
www.nishimurashoten.co.jp
印刷・製本　中央精版印刷株式会社

ISBN978-4-89013-473-1